Karl F. Masuhr

—

Ärzte, Dichter & Rebellen

Der Autor Dr. med. Karl F. Masuhr war Neurologe an der FU Berlin und Landesarzt, Leiter der Neurologischen Abteilung in Zell/Mosel, verfasste u.a. das Neurologie- Lehrbuch der Dualen Reihe (2013) mit integrierter Psychosomatik, Die Visite (2014) und Neuropathische Schmerzen (2016).

Karl F. Masuhr

Ärzte, Dichter & Rebellen

Psychosomatische Aspekte ihres Wirkens

Königshausen & Neumann

Bibliografische Information der Deutschen Nationalbibliothek

Die Deutsche Nationalbibliothek verzeichnet diese Publikation in der Deutschen Nationalbibliografie; detaillierte bibliografische Daten sind im Internet über http://dnb.d-nb.de abrufbar.

Gedruckt auf säurefreiem, alterungsbeständigem Papier
Umschlag: skh-softics / coverart
Umschlagabbildung: *Der Tod des Marat*, Gemälde von *Jaques-Louis David* (1793)
Bindung: docupoint GmbH, Magdeburg

Printed in Germany
ISBN 978-3-8260-6300-8
www.koenigshausen-neumann.de
www.libri.de
www.buchhandel.de
www.buchkatalog.de

Für Lilian, Julian und Florian Masuhr

Geleitwort

Im letzten Jahrhundert der mehr als 300-jährigen Geschichte der Berliner Charité gab es unter den bekannten Ärzten und Forschern nicht nur Nobelpreisträger der Medizin, wie zum Beispiel Robert Koch (1843–1910), Paul Ehrlich (1854–1915) und Emil von Behring (1854–1917), sondern auch eine Reihe namhafter Schriftsteller, die mit Romanen, Gedichten oder Dramen hervortraten. Jeder zehnte der in diesem Buch vorgestellten Arztdichter war an der Charité tätig, unter anderen Alfred Döblin, Gottfried Benn, Peter Bamm und Heinar Kipphardt.

Die expressionistischen Dichter Alfred Döblin („Berlin Alexanderplatz“) und Gottfried Benn („Morgue-Zyklus“) gelten heute als bedeutende Vertreter der literarischen Moderne. Peter Bamm („Die unsichtbare Flagge“) vertrat als Sanitätsoffizier und einer der wenigen Medizin-Schriftsteller im Zweiten Weltkrieg die vom NS-Regime verratenen humanistischen Ideale. Heinar Kipphardt („Bruder Eichmann“) wechselte von der Charité zum Deutschen Theater und dann vom Osten in den Westen.

Viele der hier erwähnten 53 Autoren haben in der Psychiatrie und Neurologie gearbeitet. Bei dem allgemein wachsenden wissenschaftlichen Interesse an der Nervenheilkunde gelang es ihnen, die Medizin mit schöner Literatur zu verbinden. Sie wurden dafür mit Literaturpreisen ausgezeichnet, aber auch häufig attackiert und verfolgt. Der Neurologe Jens Petersen, der den Ingeborg Bachmann-Preis (2009) erhielt, äußerte sich zu seiner ärztlichen und schriftstellerischen Tätigkeit mit den Worten:

> „Vielleicht gibt es keinen schöneren Beruf, keinen, der einen das menschliche Leben in seiner Bandbreite von der Geburt bis zum Tod so intensiv erfahren lässt, der Gelegenheit gibt, Menschen unterschiedlichster Schichten und Kulturkreise in Momenten der Wahrhaftigkeit kennenzulernen.“

Karl F. Masuhr, der Autor des Essays „Ärzte, Dichter und Rebellen“, der als Neurologe an der Freien Universität Berlin tätig war, zeigt auf, wie die Erfahrungen im Umgang mit menschlichem Leben und Leiden das literarische Werk dieser Autoren beeinflussten. Zweifellos kommen – und auch das zeigt Masuhr – ärztliche und psychologische Erfahrungen der schriftstellerischen Arbeit zugute, doch sei ein individueller Widerstand geradezu „konstitutiv für das komplexe Zusammenspiel von Medizin und Poesie". Denn nicht nur in der Literatur, sondern auch in der Medizin sind divergierende Vorstellungen angelegt, die, von beiden Seiten kommend und in beide Richtungen gehend, Widerstand herausfordern. Das Buch ist weit mehr als eine Sammlung biographischer Details. Es zeigt die prägende Wirkung ärztlichen Erlebens für das literarische Engagement der Protagonisten.

Professor Dr. med. Karl Max Einhäupl, Vorstand der Charité

Inhalt

Prolog: Wie gefährlich ist Poesie? 11

Teil I Ethos und Widerstand

1 Dichtung ohne Grenzen
Rebellion gegen die Vergänglichkeit. Schreibende Ärzte und Ärztinnen ohne Grenzen 21

2 Reim und Ruhm
Erwartungen an ein Dichterleben. Biographik und biographische Medizin 31

3 Widerstand und Wissenschaft
Friedrich Schillers Vita, seine Dramen und medizinischen Schriften 45

4 Virtuelle Drehbühne
Georg Büchners Revolution und die Stimmen des Franz Woyzeck 55

Teil II Psyche und Poesie

5 Krisen und Krankheiten
Arthur Schnitzler und Anton Tschechow Sterben ist schlafen 67

6 Eros, Poesie und Traum
Liebeslyrik und Traumnovelle 79

7 Affekt und Effekt
Vokalwechsel und Verwandlungen 93

8 Lied und Leid
Der Dichterkreis, das Kernerhaus und die Geister 117

Teil III Paradoxien

9 Totstellversuche
Menschen wie tot oder untot: Playing dead 127

10 Doppelleben
Die Lyriker William C. Williams und Gottfried Benn 141

11 Wunde und Wende
Gottfried Benn und Michail Bulgakow 149

12 Arzttum, Dichtertum, Kämpfertum
Sanitätsoffiziere und Dichter, Dichterinnen und Ärztinnen an der Front ... 161

Teil IV Geist der Generationen
13 Nervenheilkunde und Funktionswandel
Mitchell, Döblin, Benn, Wolf, Wolff, Kipphardt, Sacks, Augustin, Antunes, Goetz ... 171
14 Arztkinder und Arztdichter
Cervantes, Günther, Schiller, Büchner, Flaubert, Schnitzler, Proust, Wilde, Aichinger u.a. ... 195
15 Rivalität in der Familie
Verrat von Verwandten. Vatermord. Großmutterrollen. Das NS-Kontinuum ... 217
16 Verletzlichkeit
„Das magische Gefühl, unverwundbar zu sein." Die neuen Rebellinnen und Rebellen ... 233

Epilog: „Abenteuer in zwei Welten" ... 251

Anhang:
Literatur ... 261
Abbildungsnachweis ... 281
Register ... 283
Dank ... 301

Karl F. Masuhr:

Ärzte, Dichter und Rebellen – psychosomatische Aspekte ihres Wirkens

Prolog: Wie gefährlich ist Poesie?

So war es und wird's ewig sein
Wer Freiheit liebt, den sperrt man ein,
Daß für ihn Luft und Sonnenlicht
Nur karg, zerhackt durch Gitter bricht;
Doch wer mit feigem Sklavensinn
Die Tyrannei nimmt schmeichelnd hin,
Den Nacken kammerdien'risch beugt,
Ein stets zufried'nes Lächeln zeigt,
Das ist führwahr der gute Mann,
Dem freien Lauf man gönnen kann.
Theobald Kerner[1]

Drei Mediziner, die als Dramatiker hervortraten, *Friedrich Schiller* (1759–1805), *Georg Büchner* (1813–1837) und *Arthur Schnitzler* (1862-1931) können die Richtung des Diskurses anzeigen: Auf der Suche nach Spuren der Psychosomatik in der Literatur finden sich wegweisende Texte dieser Dichter. Sie hatten im Umgang mit kranken Menschen psychologische Einblicke in das dynamische Dreiecksverhältnis von Körper, Geist und Umwelt gewonnen. *Schiller* und *Büchner* verfassten ihre ersten Dramen jeweils in der letzten Dekade vor den großen Revolutionen von 1789 bzw. 1848. *Schnitzler* debütierte etwa 100 Jahre nach *Schiller* und 50 Jahre nach *Büchner* mit Dramen- und Prosatexten, als er – synchron mit dem Auftakt der Psychoanalyse – traumartige Gedankenflüge in die Literatur unternahm und den inneren Monolog für die deutsche Sprache entwickelte.

Wie oft aber vor Risiken gewarnt wird, die von einer *Entgrenzung der Medizin*[2] ausgehen, so selten stellt sich die Frage nach einer vergleichbaren Gefährdung des Menschen durch Literatur. Welche Sprengkraft hat Poesie? (1. Kapitel). Eine Karikatur kann tödliche Folgen haben – aber ein

---

1 Theobald Kerner: *Hohenasperg* 1851. In *Justinus Kerner*. Otto J. Grüsser (Hg.), Heidelberg 1987, S. 256.

2 Vgl. Willy Viehhöfer, Peter Wehling (Hg.): *Entgrenzung der Medizin.* Bielefeld 2011.

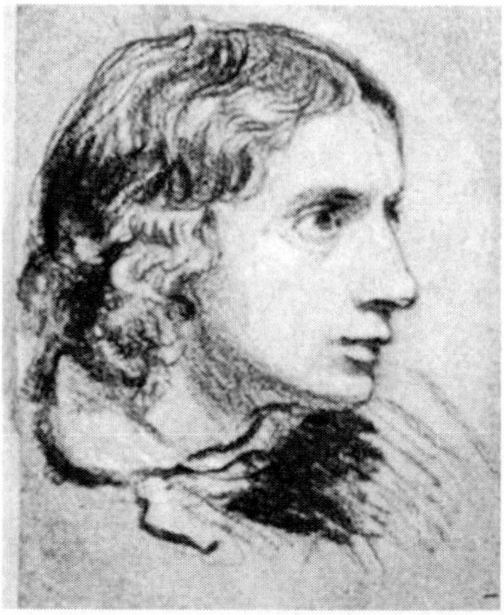

Abb.1: John Keats, Lyriker der Romantik und Wundarzt.

lyrischer Vers? Von Gedichten scheint keine Bedrohung auszugehen, wirken sie doch wegen ihrer meist friedlichen Botschaft und des Gleichmaßes an Rhythmus oder Reim eher wohltuend und beruhigend. Dagegen konnte ein Freiheitsdrama in der *Sturm und Drang-Zeit* nicht nur Aufregung, sondern auch Aufruhr hervorrufen. So berichtete ein Zeuge über die Uraufführung von *Friedrich Schillers* Schauspiel *Die Räuber* am 13. Januar 1782:

> Das Theater glich einem Irrenhause, rollende Augen, geballte Fäuste, stampfende Füße, heisere Aufschreie im Zuschauerraume! [3]

Als Folge dieser Aufführung bildeten sich in Süddeutschland kleine Räuberbanden. Nicht minder riskant wirkte sich damals ein Prosatext aus: Für die fatale Nachwirkung eines viel gelesenen Liebesbrief-Romans[4] wurde der Begriff *Werther-Effekt* geprägt. Wegen der damit verbundenen realen Suizidgefahr wird vor der Ansteckung mit dem nach wie vor virulenten „*Werther-Fieber*" gewarnt. Wen aber sollten beispielsweise die romantischen Gedichte von *John Keats* (1795–1821) oder *Justinus Kerner* (1786–1862) in Unruhe und Angst versetzen? Diese Lyriker der Biedermeierzeit beherrschten nicht nur das Medizinerlatein, sondern auch die Heilkraft der Poesie. Half eine Arznei nicht, so konnte ein erbaulicher Vers nicht schaden. Oft war es ein – im Vergleich zu dramatischen und epischen Texten anderer Schriftsteller – ganz harmloses Gelegenheitsgedicht, ein Kinder- oder Liebeslied: Lyrik besänftigt die Kleinen, bringt sie in den Schlaf und weckt bei der ersten Liebesbegegnung junger Menschen

---

3 Vgl. Peter-André Alt: *Friedrich Schiller. Leben – Werk – Zeit*. München 2000, S. 282.
4 Johann Wolfgang Goethe: *Die Leiden des jungen Werthers* (1774).

die angenehmsten Empfindungen, wie vor zwei Jahrhunderten die romantischen Verse des 23-jährigen Wundarztes und Lyrikers *John Keats* – im dialogischen Austausch – mit der 19-jährigen Modistin *Fanny Brawne*:[5]

> A thing of beauty is a joy for ever: [...]
> and so live ever – or else swoon to death.
>
> Wo Schönheit ist, ist Freude auch für immer: [...]
> So ewig leben – sonst im Tod vergehen! [6]

Seit Urzeiten ermuntern Gedichte und Lieder die Menschen zum Feiern und Trinken, besonders wenn Musikanten zum Tanz aufspielen. Das vorherrschende Lebensgefühl kann von der Einsicht in die Vergänglichkeit des Schönen (2. Kapitel) oder von Freiheitssinn und Aufbegehren gegen die Obrigkeit bestimmt sein (3. Kapitel), aber auch von revolutionärem Elan zu resignativer und fatalistischer Lethargie wechseln (4. Kapitel). Doch die nüchternen Erwartungen der Ärzte und Ärztinnen an ein Dichterleben, ihre kreativen Phasen und Krisen (5. Kapitel), schlagen gelegentlich in pure Lebenslust um, vor allem wenn das Dasein erotisch aufgeladen ist (6. Kapitel). Die im letzten Jahrhundert gegen den Wind gesungenen Protestlieder, wie zum Beispiel *The Times They are A-Changin,*[7] wurden durch den Literaturnobelpreis 2016 veredelt. Es sind aber nicht nur Liedtexte, sondern auch Sprechgesänge, Poetry *Slam*-Vorträge und ganz textfreie Techno-Rhythmen, die derzeit Menschenmengen in Rauschzustände versetzen. Abertausende Jugendliche harren dicht beieinander aus, halten sich aufrecht – in endloser Standing Ovation – und recken die Arme bis hinauf zu den *Pop*- und *Punk*-Rockern oder *Hip-Hop*-Rappern:

> I stand here, a manifestation of love and pain,
> With veins pumping revolution.[8]

Ganz anders verhält sich das in großen Konzerthallen sitzende ältere Publikum. Es klatscht und nickt im Viervierteltakt volkstümlicher Musik, ein wirklich harmloses Vergnügen.

Doch die Dichter pflegten gewiss nicht nur den Gesang von Nachtigallen und Schwänen einzufangen oder Rosenduft, Sternenglanz und

---

5 Jane Campion: *Bright Star. Die Geschichte von John Keats und Fanny Brawne.* Gedichte in der Übersetzung aus dem Englischen von Marie Gothein, S. 15 und 213ff., Frankfurt a.M. 2009. Die englischen Gedichte wurden der Ausgabe: H.W. Garrod (Ed.): *Keat's Poetical Works.* Oxford 1956 entnommen.

6 Ebd., S. 213, letzter Vers aus *Bright Star!* von John Keats.

7 Bob Dylan: *The Times They are A-Changin'* (1964).

8 Donovan Livingston (D.D.LIV(E) in seiner *Lift off* – Hip-Hop-Abschlussrede als M.A. an der Harvard Universität 25.5.2016.

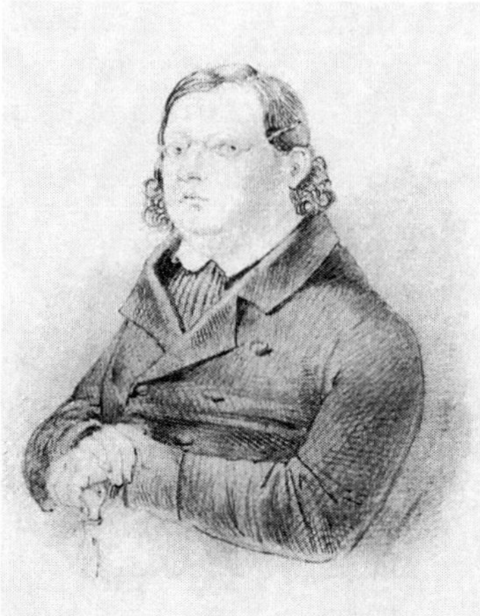

Abb. 2: Justinus Kerner, Schwäbischer Dichter und Oberamtsarzt

Rauscherlebnisse in ästhetische Formen zu gießen, sondern schreckten auch nicht davor zurück, Zorn, Wut und Empörung mit viel Ironie und Sarkasmus, wenn auch metaphorisch verhüllt und kunstvoll verziert, in Worte zu fassen.

Viele Schriftsteller, die die Literatur mit der Medizin verbanden, forschten auf dem Gebiet der Nervenheilkunde. Neuerdings wird unter dem Titel *Gehirn und Gedicht* nach den Spuren neuronaler Prozesse in der Poesie gesucht und genau analysiert, wie wir unsere Wirklichkeit konstruieren und warum uns bestimmte Verse nicht „aus dem Kopf" gehen.[9] Oft sind es Forscher, die mit verteilten Rollen das Leib-Seele-Problem angehen: Je ein Experte für Körper und Psyche, zum Beispiel ein Neurobiologe und ein Verhaltenspsychologe, die zeigen zu können glauben, *Wie das Gehirn die Seele macht.*[10] Sollte aber die Psyche in einem neuronalen Netz gefangen sein, das die vollkommene „Anpassung des Organismus an die Umwelt" besorgt?[11]

Dagegen lautet die analytische Kurzformel: Kein Effekt ohne Affekt. Der spielerische Vokalwechsel zeigt die Bedeutung des Lautaustauschs für die Poetik und Psychosomatik, für musische und mimetische Momente im Kinderlied und in der Lied- und Leid-Lyrik (7. Kapitel). Die politischen Gedichte, angefangen von den Lob- und Preisliedern, über Klagelieder bis hin zu den gewagten Gesängen der Barden, gingen oft mit dem Kalkül einher, die Gunst einer Dame oder eines Herrschers zu erwerben. Umso

---

9 Raoul Schrott und Arthur Jakobs: *Gehirn und Gedicht*. München 2011.

10 Gerhard Roth und Nicole Strüber: *Wie das Gehirn die Seele macht.* Stuttgart 2015.

11 Ebd. S. 92.

mehr mag die fatale Wirkung eines Verses aus der Zeit der deutschen Romantik überraschen:

Justinus Kerner, der schwäbische Arztdichter, der ebenso unerschrocken wie erfolgreich mit dem stärksten aller natürlichen Gifte (Botulinumtoxin) experimentiert hatte, geriet eines Tages in panische Angst und wollte sogar das Land verlassen, als er erfuhr, welche Gefahr von einer einzigen seiner klingenden Metaphern ausgegangen war (8. Kapitel). Er hatte mit einem trefflichen Vers, wenn auch *„etwas kühn"*, wie er bekannte, seine Zeitgenossen bei Hofe als *„goldbordierte Knechte"* karikiert.[12] Fortan musste er wie viele Dichter befürchten – und das war wohl noch nie ein reiner Wahn, – von staatlichen Stellen überwacht zu werden. Besonders bemerkenswert ist, dass seine rege Forschungsarbeit auch zur Ablenkung der Geheimpolizei diente, weil medizinische Schriften den Argwohn der Zensoren weniger erregten als die „gefährliche Poesie".[13]

Als die Mysterienspiele aus der Mode und die Totentänze zum Stillstand gekommen waren, nahm die aufgeklärte Einstellung der Menschen zum Tod experimentelle Formen an, die öfter in einem skurrilen *Totstellversuch* des Helden gipfelten: Wer sich schlafend stellte, um in einer kontemplativen Stunde ungestört zu sein, konnte sich notfalls auch totstellen, um auf diese Weise neue Erkenntnisse zu gewinnen (9. Kapitel).

In den Biographien über „große Ärzte" und „große Dichter" werden deren psychosomatische Kenntnisse – und Krisen – meistens, wenn überhaupt, nur am Rand erwähnt, ganz zu schweigen von der Beurteilung des „Rebellentums" aus historischer und heutiger Sicht. Die *Kunst des Weglassens*[14] wurde von einigen Chronisten allzu penibel betrieben: Sie beschränkten sich auf das reine „Dichtertum" der Autoren und das „Arzttum" der Mediziner, wodurch das „Rebellentum" als Tertium comparationis ganz entfiel. Offenbar verfügen aber gerade die Ärzte und Dichter, die ein „Doppelleben" führen, über ein Sensorium, das sie befähigt, nicht nur Diagnosen zu stellen und Verse zu schmieden, sondern darüber hinaus auch das wahrzunehmen, was die schönen wie die heilenden Künste in Bewegung bringt. Deshalb widersetzten sie sich stets allem, was ihren Aktivitäten im Weg stand (10. Kapitel). Sie gehörten zur Avantgarde der literarischen Moderne: Dichter und Dichterinnen ver-

---

[12] Zum Oxymoron „goldbordierte Knechte" vgl. Friedrich Pfäfflin (Hg.): „Das Schattenspiel kann ich in Wahrheit nicht vollenden..." Justinus Kerner 1786-1862. Marbacher Magazin 39, 1968, S. 16.

[13] Ebd. S. 17.

[14] Die *Kunst des Weglassens* bezog *Gotthold Ephraim Lessing* (1729–1781) auf die bildende Kunst. Nach dem II. Weltkrieg wurde diese Kunst u.a. auch von dem Psychiater *Gerhard Kloos* ausgeübt, um die Spuren der NS-Zeit aus seinen Schriften und seiner Biographie zu entfernen. Vgl. Kapitel 15.

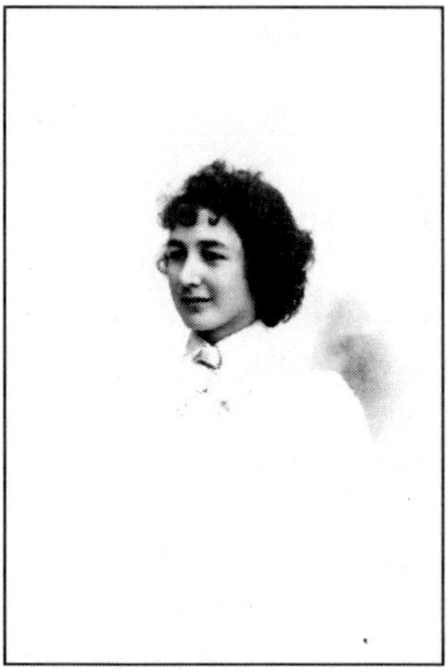

Abb. 3: Harriet Straub, die „Wüstenärztin“ und Schriftstellerin (1872–1945)

wandelten vieles, was sie selbst beobachteten, erlebten und verkörperten, in Lyrik oder Prosa, teils in Form verhüllender Chiffren: ein ästhetisches Spiel des lyrischen Ich, teils in medizinischer Diktion – unter beispielloser Verwendung von pathologisch-anatomischen Befunden (11. Kapitel).

Nach frühen Erfolgen kamen einige Arztdichter an die Grenzen der ästhetischen Allianz von Heil- und Dichtkunst. Sobald sie versuchten, strukturelle Schranken zu überwinden, gerieten sie in Konfliktsituationen. Wenn es hieß: *Arzttum ist immer Kämpfertum*,[15] gingen sie auch unter die Soldaten, allerdings nur selten konform mit einem diktatorischen Regime. Die meisten Arztdichter dienten ihrem Land als Sanitätsoffiziere, einige desertierten (12. Kapitel).

In der Monographie mit dem Titel *Doktor und Poet dazu. Dichterärzte aus fünf Jahrhunderten* wird betont, dass viele Autoren imstande gewesen seien, den Zwiespalt zwischen Medizin und Poesie zu bewältigen. Doch leider habe es immer an Ärztinnen in der schönen Literatur gefehlt. Dies sei dem historisch späten Beginn des Frauenstudiums geschuldet: Unter den zahlreichen Poeten finde sich „keine einzige“ Medizinerin.[16]

Ein kleines Buch mit dem Titel Die *großen Ärzte im Porträt* [17] stellt *Hildegard von Bingen* (1098–1179) vor, jene heilkundige Äbtissin, die „Prophetissa teutonica“ und erste Mystikerin des Mittelalters, die sogar Kaiser Barbarossa ins Gebet nahm. Schon zu Lebzeiten wurde sie als Heilige verehrt, doch es verging ziemlich ein Jahrtausend, bis sie anno 2012

---

15 Vgl. Alexander Neumann: *Arzttum ist immer Kämpfertum.* Düsseldorf 2005.
16 Wilhelm Theopold: *Doktor und Poet dazu.* Mainz 1968, S. 9.
17 Kay Peter Jankrift: *Die großen Ärzte im Porträt.* Wiesbaden 2007, S. 61f.

zur Kirchenlehrerin erhoben und heiliggesprochen wurde. Ihre Visionen hatten nichts mit Spiritismus zu tun: Der Neurologe *Oliver Sacks* (1933–2015) führte beispielsweise ihre *Vision von der Stadt Gottes* auf das Erlebnis einer Migräne-Aura zurück. Ihre *Vision von Leib und Seele* ist ein lyrischer Text mit dem Gedankenflug der Vernunft in die Literatur:

> Im Geist und im Willen zeigt sich die Vernunft wie der Klang der Seele. Sie vollendet Gottes- oder Menschenwerk. Der Klang hebt nämlich das Wort in die Höhe, wie der Wind den Adler aufhebt, um fliegen zu können.[18]

Während der ritterliche Minnesang des Mittelalters die Frau vielfach auf einen begehrten Gegenstand der höfischen Dichtkunst reduzierte, griff in der Neuzeit eine Reihe von Autorinnen aus eigener Lust an der Poesie zur Feder. Hinzu kam das allgemein wachsende wissenschaftliche Interesse an der Medizin, besonders an der Nervenheilkunde (13. Kapitel). Es verwundert aber nicht, dass im 19. und selbst noch im 20. Jahrhundert nur wenige Ärztinnen neben ihrem Einsatz für Kranke und der Arbeit für die eigene Familie auch noch literarische Texte verfassten, wie zum Beispiel *Harriet Straub* (1872–1945), eine der ersten approbierten Medizinerinnen, die sich zudem in der Frauenbewegung engagierten, wie auch *Hertha Nathorff* (1895–1993), *Charlotte Wolff* (1897–1986) und *Nawal El Saadawi* (*1931).

Harriet Straub (*Hedwig Mauthner*) hatte nach dem Medizin- und Philosophiestudium ein Jahrzehnt lang arabische Frauen in der Sahara behandelt. Sie schrieb zwischen 1909 und 1933 zahlreiche Prosatexte, darunter *Heiße Sonne. Aischa. Der schwarze Panther* und *Aus Anette Drostes Leiden*. In ihrem Buch *Zerrissene Briefe* bekannte sie:

> Ich wäre gern dabei, wenn die alten Götzen zusammenpurzeln, ich hab hier, in der Stille der Wüste den Axthieb gehört, der ihre Wurzeln zerstört und wenn die Splitter fliegen, da wär' ich gern dabei, bei der Arbeit und beim befreienden Lachen.[19]

Individueller Widerstand ist offenbar konstitutiv für das komplexe Zusammenspiel von Medizin und Poesie. Aus diesem Grund werden nicht nur Texte zensiert, sondern oft auch deren Autoren und Autorinnen stigmatisiert: Die Pathologisierung der rebellierenden Außenseiter reicht vom späten 19. über das gesamte 20. Jahrhundert bis in die Gegenwart. Und damit nicht genug: Sie werden politisch verfolgt, inhaftiert, aus dem Land gejagt, in den Tod getrieben oder exekutiert. Doch der Widerspruchsgeist, den man den Dichtern unter den Arztsöhnen (14. Kapitel),

---

[18] Hildegard von Bingen: *Der Weg der Welt – Kapitel 6.* Oldenbourg 1929.

[19] Harriet Straub (1912): *Zerrissene Briefe.* Freiburg 1990. Mit ihrem Ehemann *Fritz Mauthner* (1848–1923) arbeitete sie am *Wörterbuch der Philosophie* zusammen.

vor allem aber den Rebellen und Revolutionären ganz und gar austreiben wollte (15. und 16. Kapitel), erscheint heute überall in der Welt auf Theaterbühnen, Filmfestspielen und Buchmessen. Was ihre Texte performativ vermitteln: *Literatur und Widerstand*[20] heißt *Widerstand Schreiben*[21] und *Literatur ist Widerstand.*[22]

---

[20] Hans Joachim Schädlich: *Literatur und Widerstand.* In: *Der andere Blick.* Reinbek b. Hamburg 2005, S. 11–15.

[21] Audrey Huntley: *Widerstand schreiben!* Münster 1996.

[22] Klaus Müller-Salget: *Literatur ist Widerstand.* Innsbruck 2005.

Teil I Ethos und Widerstand

1. Dichtung ohne Grenzen

Rebellion gegen die Vergänglichkeit. Schreibende Ärzte und Ärztinnen ohne Grenzen

Das Wissen hat Grenzen, das Denken nicht.
Albert Schweitzer[1]

Am Anfang des Diskurses steht die Überlegung, unter welchen Voraussetzungen Medizin und Dichtung eine Verbindung eingehen können. Bei dem Versuch, das Dickicht medizinhistorischer Bibliotheken zu durchdringen und das Geflecht der literaturwissenschaftlichen Überlieferungen, Sagen und Mythen zu durchbrechen, stößt man auf Archive, in denen Ärzte und Dichter getrennt voneinander aufbewahrt werden, so als hätten sie dort schon zu Lebzeiten reaktions- und beziehungslos geruht oder wie *Kaiser Barbarossa* Jahrhunderte verschlafen.

Warum es so wenige bekannte Ärzte und Dichter in Personalunion gibt, erklärt sich wahrscheinlich daraus, dass der sogenannte *Arzt-Dichter* erst vor einem halben Jahrhundert entdeckt wurde.[2] Bis zu diesem Zeitpunkt gab es anscheinend auch keine Dichterin, die zugleich Ärztin war. Stattdessen wird regelmäßig die heilkundige Ordensfrau *Hildegard von Bingen* als erste Zeugin für das Gelingen der Allianz von Medizin und Poesie im Mittelalter aufgerufen. Von einem gelehrten Mönch des 10. Jahrhunderts, genannt *Notker der Arzt* oder *Notker der Dichter,* ist wenig, nicht einmal das Geburtsdatum bekannt. In der Renaissance-Literatur begegnet man dem Ordensmann, Arzt und Dichter *Francois de Rabelais* (geboren 1483 oder 1494), jenem berühmten Wortkünstler, der sich in seiner vierten bzw. fünften Lebensdekade für die Ausübung der Heilkunde entschieden hatte. Er soll wegen seiner satirischen und ketzerischen Schriften gelegentlich gescholten, verboten und eingesperrt worden sein. Die *Plaisanterie rabelaisienne*, sein freimütig-derber Witz, wird heute noch geschätzt.

An dem interdisziplinären Experiment der medizinischen Dichtkunst war zwar vorrangig die christliche Theologie beteiligt; aber von Zeit zu

---

1 Richard Brüllmann (Hg.): *Albert-Schweitzer.* Unveröffentlichte Skizzen und Vorlesungen im Archiv Günsbach zum Thema „Kultur und Ethik in der Weltanschauung der Weltreligionen". Hersfeld 1986.

2 Dieter Kerner: *Arzt-Dichter. Lebensbilder aus fünf Jahrhunderten*. Stuttgart 1967.

Zeit wirkten noch heidnische Götter mit: *Apollon* und *Eros*. Das apollinische Zusammenspiel von Medizin und Poesie war in der frühen Neuzeit ein Glücksfall. Doch der Einfluss des Liebesgottes auf den „medicus poeta" überdauerte die Jahrhunderte. Dies belegen Gedichte von *Paul Fleming* und *Johann Christian Günther, Friedrich Schiller* und *John Keats.*

Mit Feder und Skalpell – Grenzgänger zwischen Literatur und Medizin[3] ist der Titel eines Bildbandes, in dem 20 Ärzte und ein Zahnarzt porträtiert werden. Im Vorwort heißt es, nach „weiblichen Schriftstellern im Ärztekittel" habe man vergeblich Ausschau gehalten. In diesem reich illustrierten Band wird die spannende Frage, wer von den bekannten Autoren – ob aus Neugier, Angst, Freiheits- oder Mutwillen – gelegentlich eine Grenze überschritt, gar nicht erst angeschnitten, scheint es doch dem Herausgeber nicht möglich zu sein, wegen der „ungeheuren Zahl an schreibenden Ärzten allein in der neuzeitlichen deutschen Literatur" das Thema einzugrenzen. So beschränkt sich dieses Sammelwerk auf „ärztliche Lebensläufe, die den Hintergrund des literarischen Schaffens abgeben".[4]

Ein Essay mit dem Titel *Fachleute für menschliche Leiden*[5] weist bereits im Untertitel auf die Grenzenlosigkeit des Arzt-Dichter-Diskurses hin:

Anmerkungen zu einem Thema ohne Grenzen
Der Arzt und die Literatur oder
Die Rebellion
gegen die Vergänglichkeit:[6]

Dies ist der Moment, da der Arzt, Dichter und Rebell als Figur auf der inneren Bühne des Publikums erscheint. Zunächst bewegt er sich zwar noch zwischen Literatur und Medizin, überquert dann aber die Grenzen in vielerlei Hinsicht: als Forscher und Entdecker, Abenteurer oder Soldat und als flüchtender Rebell, wie zum Beispiel *Friedrich Schiller*, *Georg Büchner* und *Alfred Döblin*. Einige Arzt-Dichter schildern ihre Konflikte und Krisen, die wie *Grenzsituationen*[7] oder auch gelegentlich wie *Grenzerfahrungen*[8] anmuten, vor allem *Arthur Schnitzler* und *Gottfried Benn*.

---

[3] Harald Salfellner (Hg.): *Mit Feder und Skalpell. Grenzgänger zwischen Medizin und Literatur.* Prag 2014.

[4] Ebd. S. 9.

[5] Marcel Reich-Ranicki: *Herz, Arzt und Literatur. Zwei Aufsätze.* Zürich, 3. Aufl. 2007.

[6] Ders. S. 33: Die Literatur kann niemanden heilen, gewiß, aber wer erzählt, wer dichtet, will die Zeit aufhalten; wer Romane verfaßt oder Theaterstücke, widersetzt sich dem Chaos und der Willkür. Der Arzt und Schriftsteller – sie rebellieren gegen die Vergänglichkeit. Sie haben stets das gleiche Ziel vor Augen: die Verteidigung des Lebens. Und einen gemeinsamen Feind: den Tod.

[7] Nach *Karl Jaspers* sind Grenzsituationen bestimmte Lagen, in denen der Mensch Krisen (Krankheit, Tod, Schuld, Flucht) erlebt und an die Grenzen seines Seins stößt. Vgl. Karl Jaspers: *Psychologie der Weltanschauungen.* Heidelberg 1919.

[8] Vgl. Gerhard Unterthurner: *Foucaults Archäologie und Kritik der Erfahrung: Wahnsinn – Literatur – Phänomenologie*. Wien 2007.

Das Zusammenwirken von Dichtkunst und Medizin, das auch als „ideale Symbiose" bezeichnet wird, kommt besonders der Literatur zugute:[9]

> Ohne Arthur Schnitzler, Alfred Döblin und Gottfried Benn – dies ist keineswegs übertrieben – lässt sich die moderne deutsche Literatur überhaupt nicht mehr denken.[10]

Auf dem interdisziplinären Symposium *Literatur und Medizin* (2004) wurde die Auffassung vertreten, es sei sicher mehr als ein Zufall, dass „drei der bedeutendsten Schriftsteller der deutschsprachigen Moderne" – *Schnitzler*, *Döblin* und *Benn* – „von Haus aus" Mediziner waren; denn sie hätten aus eigener Anschauung gewusst, was Krisen sind:

> Denn die Fähigkeit zur feinen Selbstwahrnehmung, der analytische Blick, der Menschen und Gesellschaften gleichermaßen durchschaut, die Vertrautheit im Umgang mit Gedanken und Träumen – das alles sind Voraussetzungen, die sowohl dem Arzt wie dem Schriftsteller zugutekommen.[11]

Die heilende Wirkung der Sprache ist zwar seit der Antike bekannt. Aber die Wirkung der Poesie auf die Medizin scheint ungleich geringer oder zumindest schwerer identifizierbar zu sein. In jedem Fall gingen die Arzt-Dichter ein doppeltes Risiko ein; denn sowohl unter dem Dach der Dichtkunst als auch im Keller der Heilkunde lagert Sprengstoff. Bezogen auf das Verhältnis von Medizin und Poesie und der Dichter zur Literatur ist dies durchaus wörtlich zu nehmen. *Friedrich Schiller* wird beispielsweise als „explosive Persönlichkeit" charakterisiert,[12] und man hat auch behauptet, *Georg Büchner* sei ein potenzieller revolutionärer Brandstifter gewesen, denn er hätte, so hieß es,

> seit der Ungeist in ihn gefahren war, auf jede nur mögliche Weise versucht, die Welt, in der er lebte, anzuzünden.[13]

In letzter Zeit belegen einige literarische Ereignisse – und ein Strafgerichtsprozess – die Sprengkraft der Verbindung von Medizin und Literatur:

Während der Psychiater *Antonio Lobo Antunes* mit dem portugiesischen Literaturpreis (2007) und der Chirurg *Uwe Tellkamp* mit dem Deutschen Buchpreis (2008) ausgezeichnet wurden, ferner im darauffolgenden Jahr der Neurologe *Jens Petersen* den Ingeborg-Bachmann-Preis, der Psychiater *Ernst Augustin* den Mörike-Preis, die Psychoanalytikerin *Alice Jones* den First Annual Poetry Prize der USA erhielten, und dem

---

9 Vgl. Hanne Kulessa: *Herznaht*. Hamburg 2001, S. 202.

10 Marcel Reich-Ranicki 2007, S. 32. Vgl. Kapitel 2, S. 38.

11 Klara Obermüller: *Der Mensch in seiner ganzen Schwäche.* In: *Literatur und Medizin.* Peter Stulz, Frank Nager, Peter Schulz (Hg.) Zürich 2005, S. 242.

12 Vgl. Dieter Kerner 1967, S. 192.

13 Ebd. S. 78.

Psychiater *Rainald Goetz* der Georg-Büchner-Preis (2015) verliehen wurde, verurteilte das Haager UN-Tribunal im Jahr 2016 den Politiker, Psychiater und Schriftsteller *Radovan Karadzic* (alias *Doktor David Dabic*) zu 40 Jahren Gefängnis. Der Schuldspruch erfolgte wegen seiner Verantwortung für Völkermord, Verbrechen gegen die Menschlichkeit und Kriegsverbrechen im Balkankonflikt (1992–1995). Der ehemalige Serbenführer hatte sich früher auch als Schriftsteller betätigt und fünf Lyrikbände herausgegeben. Das Material seiner Metaphern ist explosiv, wie dies die folgenden Verse demonstrieren:

> Endlich werde ich die
> Morgenbombe werfen und
> man wird nur noch das
> Lachen eines launischen
> einsamen Menschen hören.[14]

Im Bosnienkrieg klang die Feldherrnstimme des *Radovan Karadzic* wie ein verzerrtes Echo aus der NS-Zeit. Der Strafgerichtsprozess rief die Erinnerung an den *„Euthanasie"*-Arzt und Lyriker *Werner Catel* (1894-1981) wach. Dieser hatte ebenfalls fünf Gedichtbände herausgegeben. Bezeichnend sind seine Verse über den *„guten Retter"* aus dem Sonett *Der Tod:*

> Der Tod kann nimmer Euch von außen nahn.
> Er west in Euch und ist von Anfang an,
> Und hat die Schranke eurem Sein verliehn.[15]

Waren schon unter der Mitwirkung einflussreicher Mediziner, die wie der Kinderarzt *Werner Catel* angeblich aus humanistischen Motiven handelten, in der NS-Zeit massenhafte „Euthanasie"-Morde begangen worden, so wurden fünfzig Jahre später auf Weisung eines Arztes in Uniform mehr als 200 000 Menschen getötet und im Genozid von Srebrenica zugleich das Leben Tausender Jugendlicher geopfert. Die beiden dilettierenden Dichter, zudem erfahrene Mediziner, schienen sich ihrer definitorischen Macht, doch keiner eigenen Schuld bewusst zu sein, da in der Medizin und Gesellschaft nicht nur mangelndes Unrechtsbewusstsein, sondern auch ganz unbarmherzige Vorstellungen herrschten, die sie wahrscheinlich selbst gefördert hatten: die Entschlossenheit zum Töten aus wohl erwogenen Gründen, also skrupellose konformistische Einstellungen, die in Kriegszeiten als weniger bedenklich und daher nicht als unmenschlich empfunden, mit anderen Worten: gemeinhin nicht als kriminell oder auch nur potenziell lebensgefährlich für viele Menschen und besonders für Minderheiten durchschaut werden. Solche inhumanen Vor-

---

[14] Peter Köpf: *Karadzic. Die Schande Europas.* Düsseldorf 1995, S. 14.

[15] Werner Catel: *Die Brände hellen von den Bergen*, zit. n. Ulrich Schultz 1985.

stellungen riefen zwar Widerspruch in kirchlichen Kreisen, aber nur selten in der Ärzteschaft hervor.

Eine Ausnahme bildeten die Widerstandskämpfer und Widerstandskämpferinnen der *Weißen Rose.* Zu Beginn des Jahres 1943 kämpfte die Gruppe um die Geschwister *Sophie* und *Hans Scholl* gegen die schon seit zehn Jahren herrschende NS-Willkür. Das Aufbegehren der *Weißen Rose* hatte mit dem Wunsch nach *Gedankenfreiheit* zu tun. Dieses Ideal, das schon im Mittelalter besungen und zur Zeit der Aufklärung den Fürsten abgetrotzt wurde – wie es *Friedrich Schiller* in dem Schauspiel *Don Karlos* (1787) mit der Sentenz:

> *Geben Sie Gedankenfreiheit, Sire!*

demonstriert hatte – bewegte in den folgenden Jahrhunderten vor allem die Jugend. Mit ihrem ersten Flugblatt berief sich die *Weiße Rose* auf diesen Dichter, der zur Zeit der Französischen Revolution vor einem Staat gewarnt hatte, welcher „alle im Menschen liegenden Kräfte" an ihrer Entwicklung hindere.[16] Diese Flugschrift verfassten die jungen Mediziner: *Willi Graf, Alexander Schmorell, Christoph Probst* und allen voran *Hans Scholl* gemeinsam mit seiner jüngeren Schwester, der Biologie- und Philosophiestudentin *Sophie Scholl.* Der erste Satz lautete:

> Nichts ist eines Kulturvolkes unwürdiger als sich ohne Widerstand von einer verantwortungslosen und dunklen Trieben ergebenen Herrscherclique ‚regieren' zu lassen.[17]

Im letzten, wesentlich schärfer formulierten Aufruf der *Weißen Rose* war von Dilettantismus die Rede:

> Freiheit und Ehre! Zehn Jahre lang haben Hitler und
> seine Genossen die beiden herrlichen deutschen Worte
> bis zum Ekel ausgequetscht, abgedroschen, verdreht,
> wie es nur Dilettanten vermögen, die die höchsten Werte
> einer Nation vor die Säue werfen.[18]

Schon ein Jahr bevor die *Weiße Rose* mit ihrer Flugblattaktion begann, hatte *Sophie Scholl* an einer Gefängnismauer, hinter der ihr Vater inhaftiert war, ein Flötenspiel zu dem bekannten Volkslied angestimmt: *Die Gedanken sind frei.* Der Vater war wegen regimekritischer Äußerungen inhaftiert worden. Er hatte *Hitler* eine *Geißel Gottes* genannt.[19]

Er litt nicht nur unter dem Freiheitsentzug, sondern musste erleben, dass seine Kinder *Sophie* und *Hans Scholl* und ihre Freunde am 22. Februar

---

16 Friedrich Schiller: *Die Gesetzgebung des Lykurgus und Solon.* Leipzig 1790, S. 30.

17 Inge Scholl: *Die weiße Rose.* Frankfurt a.M. 12. Aufl. 2006, S. 76.

18 Ebd., S. 95.

19 Werner Milstein: *Mut zum Widerstand: Sophie Scholl – ein Porträt.* 2006.

1943 hingerichtet wurden. Die *Weiße Rose* hatte ein Beispiel für Widerstand geben wollen. *Sophie Scholl* schrieb an diesem 22. Februar:

> So ein herrlicher Tag, und ich muß gehen. Aber was liegt an unsrem Leben, wenn wir es damit schaffen, Tausende von Menschen aufzurütteln und wachzurütteln.

Doch noch 25 Jahre später war aus psychoanalytischer Sicht erkennbar, dass die NS-Verbrechen nach dem II. Weltkrieg kollektiv verleugnet wurden und sich stattdessen hartnäckig vordemokratische Anschauungen am Leben hielten. Die überkommenen Verhaltensweisen, hieß es, engten die Gedankenfreiheit ein:

> Wo aber Gedankenfreiheit nicht fortwährend kritisch herausgefordert wird, ist sie in Gefahr, wieder zu verlöschen. Denn sie ist an den schwächsten Teil unserer seelischen Organisation, an unser kritisches Denkvermögen, geknüpft.[20]

Ärztliches Ethos und Widerstand ist der Titel eines im Ethik-Seminar der Hamburger Universität diskutierten Vortrags, der das Thema *Ärzte, Dichter und Rebellen* (2009) aufgegriffen und fortschrieben hat.[21] Seit dem Erscheinen des Buchs *Ethik in der Medizin* (1995)[22] das kurz nach der Denkschrift *Geisteswissenschaften heute*,[23] einer Art kulturwissenschaftlicher Unabhängigkeitserklärung, herauskam, bietet sich nicht nur den Studierenden der Medizin, sondern auch der *medical humanities* und allen kulturwissenschaftlich Interessierten eine Neuorientierung. Danach verbietet sich – schon wegen der zumindest latenten Gefahr einer konformistischen Diskriminierung und Gewalt gegenüber Minderheiten – die übliche „Identifikation von Moralität mit Konformität" und damit auch eine „Gleichsetzung mit sozialer Konditionierung bzw. sozialer Anpassung".[24]

---

[20] *Alexander* und *Margarete Mitscherlich* stießen bei ihrer Untersuchung über die *Grundlagen kollektiven Verhaltens* in der Nachkriegszeit auf das Phänomen *Der Unfähigkeit zu trauern*. München 1967, S. 8f., als ihnen das Fehlen einer adäquaten Trauerreaktion und damit „eine deutsche Art zu lieben" aufgefallen war.

[21] Dem Referat *Ärzte, Dichter und Rebellen*, gehalten auf dem 11. Kongress der Arbeitsgemeinschaft für Psychosomatik in der Neurologie (AGPN) in Köln am 13.7.2008, folgte der Vortrag *Ärztliches Ethos und Widerstand – Schiller-Büchner-Che Guevara* am 25.6.2009 im Seminar Ethik in der Medizin der Universität Hamburg und am 24.6.2010 im Ärztlichen Verein Hamburg der Vortrag, der diesem Buch den Titel gab. Vgl. Karl F. Masuhr (2010, 2016).

[22] Vgl. Winfried Kahlke und Stella Reiter-Theil (Hg.): *Ethik in der Medizin*. Stuttgart 1995. In der von *Winfried Kahlke* seit 25 Jahren geleiteten Lehrveranstaltung werden interdisziplinäre Vorstellungen einer kritischen Medizinethik entwickelt.

[23] Wolfgang Frühwald, Hans Robert Jauß, Reinhart Koselleck, Jürgen Mittelstraß, Burghart Steinwachs (Hg.): *Geisteswissenschaften heute*. Frankfurt/M. 1991.

[24] Winfried Kahlke und Stella Reiter-Theil, S. 11.

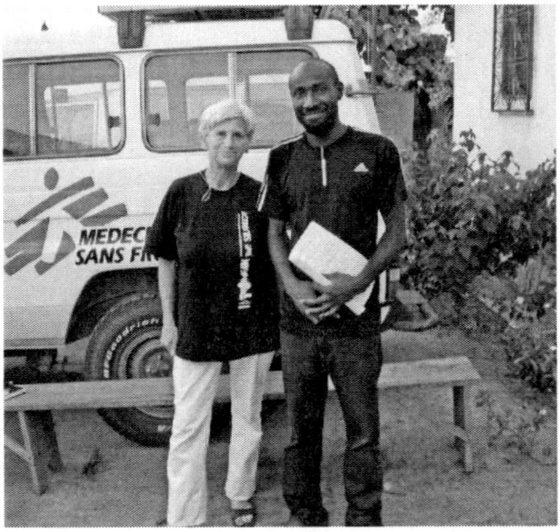

Abb. 4a: Inga Wißgott, Wien, Ärztin ohne Grenzen in Liberia

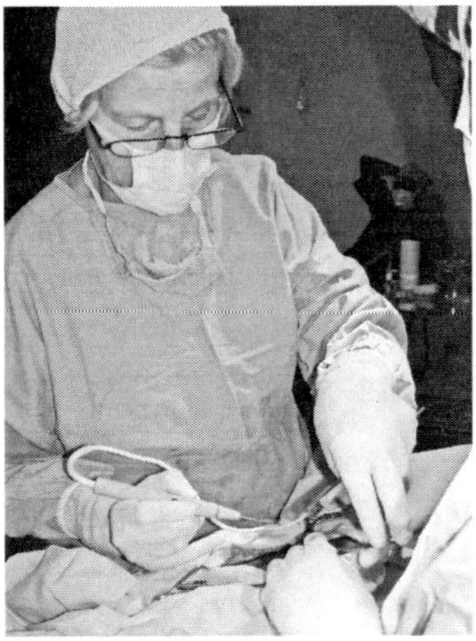

Abb. 4b: Not-Operation eines eingeklemmten Leistenbruchs

Ein neues Aufgabengebiet eröffnete sich unabhängigen Ärztinnen und Ärzten auch außerhalb europäischer Grenzen. Darüber berichtet die Schriftstellerin und Ärztin *Inga Wißgott,* die zwei Gedichtbände über *Medizinisches und Menschliches* (2003)[25] und einen Bericht über ihren Einsatz als Chirurgin in Afrikas Krisenregionen publizierte: *Ärztin ohne Grenzen* (2009). Auf die Frage, wie sie auf die Idee gekommen sei, mit den *Ärzten ohne Grenzen* nach Afrika zu gehen, antwortete sie, ihre Mutter, selbst Ärztin, habe ihr schon früh von *Albert Schweitzer* (1875–1965) erzählt, der sich der Humanität verschrieben und in Afrika ein Spital aufgebaut hatte.[26]

---

25 Inga Wißgott: *Medizinisches & Menschliches.* Gedichte. 2 Bände, Punkersdorf 2003.

26 Dieselb.: *Ärztin ohne Grenzen.* Wien 2009, S. 7.

Dies ist ein Beispiel für *Grenzenlosigkeit:*[27] Aus eigenem Antrieb leisten Medizinerinnen und Mediziner vieler Länder humanitäre Nothilfe für Flüchtlinge auf See, in gefährlichen Situationen von Krieg und Gewalt, Naturkatastrophen und Epidemien.[28] Seit der Verleihung des Friedensnobelpreises an den Arzt und Schriftsteller *Albert Schweitzer* (1952) wurden couragierte Mediziner nur selten damit ausgezeichnet, zuletzt die Mitglieder der beiden Ärzteorganisationen *International Physicians for the Prevention of Nuclear War* (1985) und *Médecins Sans Frontières* (1999). Der französische Internist und spätere Gesundheitsmininster *Bernard Kouchner* (*1939) war von 1971–1977 erster Vorsitzender der MSF und gründete drei Jahre später die zweite Hilfsorganisation *Médecins du Monde* (MDM). Es lohnte sich, Biographien jener Autorinnen und Autoren beizuziehen, die wie *Inga Wißgott* und *Bernard Kouchner* ebenfalls in Afrika für die MSF ärztlich tätig gewesen sind, zumal die postkoloniale Literatur und damit verbundene Gender-Studien zunehmende Bedeutung für interkulturelle Diskurse gewinnen.[29]

Dazu gehören *Alain Dubos* (Algerien), *Jean-Christophe Rufin* (Tunesien, Eritrea), *Vladan Radoman* (Biafra) oder auch *Henry Shore* (Uganda); Sanitätsoffiziere waren die Autoren *Gilbert Schlogel, Jean-Pierre Garen* (Algerien), *Frantz Fanon* (Algerien, Ghana) und *Antonio Lobo Antunes* (Angola). Sie verfassten kritische Berichte über die ehemaligen Kolonien wie früher schon der Afrikaforscher, Arzt und Schriftsteller *Mungo Park*, der 35-jährig anno 1886 im Niger ertrank und der Lyriker *Jan Jakob Slauerhoff* (Marokko), der jahrelang als Schiffsarzt um die Welt fuhr, sowohl an Malaria als auch an Tuberkulose litt und 1936 im 39. Lebensjahr starb; oder auch der Novellist, Lyriker und Militärarzt *Francis Brett Young* (Südafrika), der im Sanitätsoffiziersdienst an Typhus erkrankte wie der Kriminalromanschreiber *Arthur Conan Doyle* (Südafrika) und die jeder Infektion und Anfechtung widerstehende „Wüstenärztin“ *Harriet Straub* (Mali, Algerien, Tunesien), vor allem aber die afrikanischen Autorinnen und Autoren: Die Kinderärztin *Margaret Atieno Ogola* (Kenia), die den Essay *Education in Human Love* (2002) und den Roman *I swear by Apollo* (2003) verfasste, aber auch die AIDS-Prävention vorantrieb; der Ägypter *Alaa Al-Aswani*, der sich in den Gruppierungen *Ärzte für den Wandel* und *Schriftsteller für den Wandel* engagierte,[30] ferner der Arzt, Erzähler und UN-Botschafter *Davidson Nicol* (Sierra Leone, Nigeria) und sein Landsmann, der Romancier und Arzt *Raymond Sarif Easmon* (Sierra Leone), der das skurrile Lustspiel *Teurer Vorfahr und Menschenfresser* (1964)

---

[27] Nach *Albert Schweitzer* (1923, S. 332) ist Ethik die „ins Grenzenlose erweiterte Verantwortung gegen alles was lebt.“

[28] Vgl. Dtsch. Ärztebl. 113, 21, 2016, A 1052.

[29] Vgl. Carolin Davis: *Creating Postcolonial Literature.* New York 2013.

[30] Vgl. Susanne Schanda: *Literatur der Rebellion.* Zürich 2013, S.18.

schrieb[31] und der Chirurg *Lenrie Peters* (Sierra Leone, Gambia), der mit seinen Gedichten nichts als die Würde des Menschen einforderte:

> That spirit which asks no favour / of the world / But to have dignity.[32]

Diese Forderung stellen auch Verteidiger der Menschenrechte in Nordafrika wie *Moncef Marzouki* (Tunesien) und die Frauenrechtlerin *Nawal El Saadawi* (Ägypten), die bei ihrer ärztlichen Tätigkeit herausfand, was Krankheit und Armut mit Politik, Macht und Religion zu tun haben:

> Das geschriebene Wort wurde mein Akt der Rebellion gegen Ungerechtigkeit im Namen von Religion oder Macht oder Liebe.[33]

---

[31] Raymond Sarif Easmon: *Dear Parent and Ogre*. Oxford University Press 1964.

[32] https://afrilingual.wordpress.com/2011/06/13/we-have-come-home-lenrie-peters.

[33] Nawal El Saadawi (1957): *Memoirs of a Woman Doctor. A Novel.* San Francisco 2001.

2. Reim und Ruhm

Erwartungen an ein Dichterleben.
Biographik und biographische Medizin

Ich soll reimen und nicht wissen,
Was sich diesmal reimen soll.
Fülle nur mit deinen Küssen
Die gesuchte Strophe voll.

Daß der Strahl von deinem Glanze,
Welcher dich vor andern ziert,
Auch den Ruhm von meinem Kranze
Mit sich auf die Nachwelt führt.
Johann Christian Günther[1]

Auf der „Liste der Berühmten“[2] finden sich unter 72 Dichtern sechs Ärzte: *Francois Rabelais, Friedrich Schiller, Georg Büchner, John Keats, Anton Tschechow* und *Gottfried Benn.* Es heißt auch, die „Ruhmestafel weltweit gefeierter Autoren“, die zugleich Ärzte waren, sei lang.[3] Wesentlich aufschlussreicher als Ruhmeslisten, Ruhmestafeln und historisierende Würdigungen sind Kurzbiographien[4] mit literaturkritischen Anmerkungen über *Ärzte, die Dichter waren.*[5] Während aber zum Beispiel *Gottfried Benn* in keinem Sammelwerk fehlt, werden die Barocklyriker *Paul Fleming, Johannes Scheffler* und *Johann Christian Günther,* ein Dichter der frühen Aufklärung (vgl. Tabelle 1), die noch vor 30 Jahren als bedeutende „Dichterärzte“[6] gerühmt wurden, in aktuellen Schriften über „große Ärzte“ und „*Grenzgänger zwischen Literatur und Medizin*“ nicht mehr erwähnt.[7]

---

1 Wilhelm Müller (Hg.): *Auserlesene Gedichte von Johann Christian Günther. Im Rausche*, 3. und letzte Strophe. Leipzig 1827, S. 33.

2 Wilhelm Lange-Eichborn, Wolfram Kurth: *Genie, Irrsinn und Ruhm* Band 1. München 1986, S. 227f.

3 Vgl. Uwe Wittstock: www.welt.de/kultur/article557579/Was-Aerzte-und-Schriftsteller-verbindet.html. 12.03.2005.

4 Volker Klimpel: *Schriftstellerärzte.* Hürtgenwald 1999.

5 Vgl. Hanne Kulessa: *Herznaht. Ärzte die Dichter waren – von Benn bis Schnitzler.* Hamburg 2001.

6 Wilhelm Theopold: *Doktor und Poet dazu.* Mainz 1968.

7 Vgl. Kay Peter Jankrift (2007), Harald Salfellner (2014).

Ursprünglich war Ruhm nicht viel mehr als ein „Geschrei, mit dem man sich brüstete"; später verstand man darunter ein „weitreichendes hohes Ansehen".[8] Anders als der unterschiedlich verteilte Dichterruhm könnte ein Vergleich der Biographien – unter Berücksichtigung wechselnder Zeitumstände – dem Wirken der Autorinnen und Autoren eher gerecht werden, wenn sich mit ihrer individuellen, im Lauf der Jahrhunderte steigenden Lebenserwartung die Frage verknüpfen lässt, was sie selbst vom Leben erwarteten; ob sie zum Beispiel schon während des Studiums – wie *Friedrich Schiller* – erste Texte verfasst hatten und den medizinischen Beruf später zugunsten der Dichtkunst aufgaben oder beispielsweise erst nach abgeschlossenem Theologiestudium – wie *Francois Rabelais, Johannes Scheffler* und *Albert Schweitzer* – zur ärztlichen Tätigkeit motiviert worden waren.[9]

Tabelle 1
Arztdichter, Deutschland
17.–19. Jahrhundert

Paul Fleming	(1609–1640)
Johannes Scheffler	(1624–1677)
Johann Christian Günther	(1695–1723)
Johann Friedrich Albrecht	(1752–1814)
Friedrich Schiller	(1759–1805)
Justinus Kerner	(1786–1862)
Heinrich Hoffmann	(1809–1894)
Georg Büchner	(1813–1837)

In der Tabelle 1 sind Arzt-Dichter des 17. bis 19. Jahrhunderts aufgeführt, deren chronologische Reihenfolge sich ändert, wenn die Lebenszeit als Parameter eingesetzt wird. (Tabelle 2). Während des Dreißigjährigen Krieges lebte und starb der Arzt *Paul Fleming*, ein selbstbewusster Poet, der hieb- und stichfeste Verse schmiedete, die auf seinen Wunsch auch für seine eigene Grabschrift in Stein zu meißeln waren:

> Man wird mich nennen hören/Biß daß die letzte Glut diß alles wird verstören.[10]

20-jährig wurde *Paul Fleming* zum *Poeta laureatus* gekrönt. Kurz nachdem er die medizinische Doktorwürde (*De Lue veneria*) erworben hatte und

8 Vgl. Duden Universalwörterbuch 2. Aufl. 1989.

9 *Albert Schweitzer*, der Theologieprofessor, Musikwissenschaftler und Schriftsteller, der als „Urwaldarzt von Lambarene" berühmt wurde, war schon fast 40 Jahre alt, als er in Afrika medizinisch tätig werden konnte.

10 Volker Meid (Hg.): *Paul Fleming*. Stuttgart 2008, S. 112.

von einer seiner zahlreichen Schiffsreisen heimgekehrt war, starb er 30-jährig an einer von ihm selbst diagnostizierten Lungenentzündung.

Tabelle 2

Arztdichter, Deutschland 17.–19. Jahrhundert	Lebensjahre, aufsteigend, wahrscheinliche Todesursachen
Georg Büchner	24. Lj. Typhus
Johann Christian Günther	28. Lj. Tuberkulose
Paul Fleming	31. Lj. Pneumonie
Friedrich Schiller	46. Lj. Tuberkulose
Johannes Scheffler	53. Lj. Tuberkulose
Johann Friedrich Albrecht	62. Lj. Typhus
Justinus Kerner	76. Lj. Grippe
Heinrich Hoffmann	86. Lj. Schlaganfall

Sein Zeitgenosse, der Dichter und Arzt *Johannes Scheffler*, war ein ehemaliger Lutheraner, der sich und seinen Namen vollkommen verwandelte, als er konvertierte und sich *Johannes Angelus* nannte, um fortan *Angelus Silesius* genannt zu werden. Schon dieser Beiname ist ein Kurzreim. Der streitbare „Schlesische Engel" erwies sich als ein Meister der Epigramme.

In seinem sechsbändigen Werk *Der Cherubinische Wandersmann* (1675) heißt es:

> Mensch werde wesentlich! [...]
> Du selber machst die Zeit: das Uhrwerk sind die Sinnen:
> Hemmst Du die Unruh nur, so ist die Zeit von hinnen.[11]

Aus einigen Selbstzeugnissen der Autoren geht hervor, dass die Existenz eines Mediziners ernsthaft bedroht sein konnte, sobald er sich der Dichtkunst verschrieb. Ein Beispiel dafür ist die Vita des Lyrikers *Johann Christian Günther*. Der Arztsohn wurde zum *Poeta laureatus* gekrönt, scheiterte aber sowohl als Bewerber um die Stelle eines Hofdichters in Sachsen als auch bei allen Promotionsversuchen zum Doktor der Medizin; kein Wunder: Er verfasste mindestens 40 000 Verse, darunter den deutschen Liedtext für

> *Gaudeamus igitur: Brüder lasst uns lustig sein.*

Er feierte und trank viel, saß auch im Schuldturm. Erst drei Jahre vor seinem Tod konnte er eine Arztpraxis eröffnen. Eine kurze Epikrise des 30jährigen „lüderlichen Genies", das sich selbst zerstört habe, geht aus der Monographie *Dichter und Aerzte* (1864) hervor:

---

[11] Angelus Silesius (1675): *Der Cherubinische Wandersman*. Einsiedeln 2011, S. 18 u. 23.

> Zu dieser Selbstverwüstung mag ein Zerwürfniß mit dem Vater beigetragen haben. Er ist umso mehr zu bedauern, als er Thiefe des Gemüthes, im Grunde edle Neigungen und echten lyrischen Schwung besessen hat.[12]

Der Dichter hatte das väterliche Gebot „Du musst Dein Leben ändern" nicht verinnerlicht, diesen Imperativ, den 200 Jahre später ein Lyriker nach dem Besuch im Louvre deklamierte[13] und der weitere 100 Jahre später ein „Stichwort zur Revolution" gab.[14]

Aber auch unabhängig von dem Lebenswandel der Autoren gab es ein besonderes Vorurteil gegenüber der Verbindung von Heil- und Dichtkunst. So wurde dem Berner Arzt, Naturforscher und Schriftsteller *Albrecht von Haller* (1707–1777), der erstmals die Messbarkeit der Nervenempfindungen beschrieb und damit die Neurophysiologie begründete, eine Stelle am Hospital seiner Heimatstadt mit der Begründung abgeschlagen, dass er doch ein Dichter sei.[15]

Die Prognose einer Arztdichter-Karriere war immer ungewiss. Wer hätte beispielsweise vorhersagen können, dass ein Poet, der sich als Medizinstudent im *Sturm und Drang* des späten 18. Jahrhunderts zunächst einmal auf das Schreiben von Kriminalliteratur verlegte – und bei der Doktorprüfung durchfiel –, jener Militärarzt, der sich bei den Vorgesetzten wegen unerlaubter Entfernung von der Truppe – und zu allem Übel bei seinen Patienten wegen Überdosierung von Brechmitteln unbeliebt gemacht hatte – wer hätte also gedacht, dass dieser Mediziner eines Tages zum Hochschulprofessor und Hofrat ernannt sowie in den Adelsstand erhoben – und wer hätte geahnt, dass dieser schließlich an der Schwindsucht zugrunde gehende Mann, der anno 1805 unter falschem Namen und ohne Kopf bestattet wurde, 100 Jahre nach seinem Tod als deutscher Nationaldichter gefeiert werden würde? Sein bester Freund, ein weiterer klassischer Dichter, hatte an der Totenfeier nicht teilnehmen können, aber später mit einem Gedicht *Bei der Betrachtung von Schillers Schädel* dieses kongenialen Kopfes gedacht. Der Verewigte konnte freilich schon zu Lebzeiten einen Vorgeschmack von der Verehrung durch die Nachwelt bekommen haben: Fast 15 Jahre vor seinem Tod verbreitete sich überall in Europa das Gerücht von seinem frühen Ableben, so dass er als einer der wenigen Sterblichen erleben durfte, wie seine Bewunderer um ihn trauerten.

---

[12] Raphael Finckenstein: *Dichter und Aerzte.* Breslau 1864, S. 192f.
[13] Vgl. Rainer Maria Rilkes Sonett *Archaischer Torso Apollos* (1908).
[14] Peter Sloterdijk: *Du musst Dein Leben ändern.* Frankfurt a.M. 2009, S. 47.
[15] Ebd., S. 188.

Johann Friedrich Albrecht, ein Freund *Friedrich Schillers*, war vorübergehend als Arzt, Buchhändler und Theaterdirektor tätig; er verfertigte neben medizinischen Abhandlungen zahlreiche Abenteuerromane, bearbeitete das *Faust*-Thema in einem zweibändigen Roman (1782)[16] – zehn Jahre, bevor das bekannte *Faust-Fragment* erschien[17] – verfasste ferner im Revolutionsjahr 1789 das erotische Drama *Lauretta Pisana*, und einige Satiren, darunter *Die Zaunkönige oder meine Flucht aus des Teufels Klauen* (1801) und *Jungfrau Europa im Wochenbette* (1806). Während die Leserschaft mit jeder Schrift anwuchs, fanden seine Texte ebenfalls zunehmendes Interesse der Zensoren, die versuchten, seine politischen Romane zu entschlüsseln. *Johann Friedrich Albrecht* starb 61-jährig an Typhus.

Auch *Georg Büchner* erlag einer Typhusinfektion. Als Mediziner und Dramatiker hatte er allzu optimistisch eine Prognose hinsichtlich der durchschnittlichen Lebenserwartung zu Beginn des 19. Jahrhunderts gestellt. So sollte zwar die Lebenszeit des 30-jährigen Soldaten *Woyzeck* in dem gleichnamigen Stück – von einem Offizier exakt kalkuliert: „noch 360 Monate dauern, nicht eingerechnet die verbleibenden „Tage, Stunden, Minuten!“ – denn er habe ja weiterhin „seine schöne dreißig Jahr zu leben, dreißig Jahr!“[18] Als diese Szene zwischen Februar und Oktober 1837 entstand, war jedoch die Lebenserwartung des 23-jährigen Dichters schon auf wenige Monate, Tage und Stunden geschrumpft. *Büchner* erlebte weder die Uraufführung des *Woyzeck* noch eines seiner anderen Stücke.

Der Londoner Wundarzt und Lyriker *John Keats* (1795–1821), dessen Vater tödlich verunglückte, als *John* 10 Jahre alt war, pflegte als 15-Jähriger ein Jahr lang seine Mutter, bis sie an Tuberkulose starb. Drei Jahre nach dem Tod seines jüngeren Bruders *Tom*, den er in Hampstead ebenfalls wegen „Phthise“ betreut hatte, erlag auch er, 25-jährig dieser Krankheit. Als exakter Diagnostiker hatte er weder die Erwartung an ein langes Dichterdasein noch romantische Vorstellungen von einem Leben mit der geliebten *Fanny Brawn* haben können. Er war ihr 1818 in Hampstead begegnet, 1819 fand die Verlobung statt, 1820 nahm er Abschied von Fanny, wohl wissend, dass er sie nicht wiedersehen würde. Am 23. Februar 1821 starb er, isoliert in Rom, Piazza di Spagna Nr. 26. Die letzten Verse seines Sonetts *When I have fears* lauten:

---

[16] Johann Friedrich Albrecht: *Faust der Zweyte.* Stettin 1782; vgl. Kapitel 14.
[17] Johann Wolfgang Goethes *Faust. Ein Fragment.* Leipzig 1790.
[18] Georg Büchner: *Woyzeck In: Werke und Briefe.* Münchner Ausgabe 1997, S. 239.

And when I feel, fair creature of an hour!
That I shall never look upon thee more,
Never have relish in the faery power
Of unreflecting love! – then on the shore
Of the wide world I stand alone, and think
Till Love and Fame to nothingness do sink.

Und fühl ich, holdes Wesen einer Stunde,
Dass ich dich niemals, niemals wiedersehe,
Nie an der Liebe Feenmacht gesunde,
Der rückhaltlosen; – einsam sinnend stehe
Ich an dem Ufer dann der weiten Welt,
Bis Ruhm und Liebe mir in Nichts zerfällt.[19]

Er verfasste seine eigene Grabinschrift, die aus dem Satz bestand:

Here lies One Whose Name was writ in Water.

Später wurde der früh verstorbene Dichter zum „Apostel der Schönheit und Wahrheit" erhoben.[20] Einige Biographen zollen den „Frühvollendeten" wie *Keats* und *Büchner* großen Respekt, wenn sie ihr kurzes Leben zwischen den „Polen Medizin und Poesie" beschreiben.[21] In den Vor- und Nachworten der Chronisten fehlen selten die Topoi *Unsterblichkeit* und *Alterslosigkeit.* Der Ruhm eines dichtenden Mediziners soll ferner durch schmückende Attribute wie „Äskulapjünger" und „Musensohn" vermehrt werden, da das Konstrukt „Arzt-Dichter" nicht auszureichen scheint, um ein „Hochtalent" zu rühmen. Was in diesem Kontext Mediziner über Mediziner mitteilen, wirkt oft ebenso hausgemacht wie historisierend, wenn etwa vom *Glanz und Elend einer Doppelbegabung*[22] die Rede ist, womit auf den berühmten Romantitel *Glanz und Elend der Kurtisanen* angespielt wird, ohne eine literaturgeschichtliche Parallele zu ziehen. Der Arzt und Schriftsteller *Peter Bamm* (1897–1975) philosophierte gar über *Glanz und Elend der Diagnose,* die aus seiner Perspektive „das Kreuz des Arztes und zugleich der feinste geistige Genuß" zu sein schien.[23] Selbstredend ließ sich der literarische Rang der *Arztdichter*[24] nicht dadurch bewerten, dass man sie einmal als *Schriftstellerärzte,*[25] ein andermal als *Arzt-*

---

[19] Jane Campion: *Bright Star*. Frankfurt a.M. S. 168 u. 169. Vgl. Kapitel 6.

[20] Vgl. den kritischen Kommentar von Andrew Motion: *Keats*. London 1997, S. 19.

[21] Theodor R.K. Nasemann: *Deutsche Dichterärzte.* Stuttgart 1993, S. 41.

[22] Ders. (1992): in Abwandlung des *Titels Glanz und Elend der Kurtisanen* von Honoré de Balzac.

[23] Peter Bamm: *Glanz und Elend der Diagnose*. In: *Werke* II. Bd. Zürich 1967, S. 810f.

[24] Dieter Kerner: *Arztdichter.* Stuttgart 1967.

[25] Volker Klimpel: *Schriftsteller-Ärzte.* Hürtgenwald 1999.

schriftsteller oder auch als *Dichterärzte*[26] titulierte. Die in der Literatur uneinheitlich getroffene Begriffswahl besagte zunächst nur, dass die genannten Schriftsteller und Schriftstellerinnen nach medizinischem Studienabschluss irgendwann den Arztberuf ausgeübt hatten.[27]

Bertold Brecht (1898–1956), der während des Ersten Weltkriegs als Sanitätssoldat eingesetzt worden war und einige Semester Medizin studierte, wird nicht den Arztdichtern zugerechnet; ebenso wenig *Henrik Ibsen* (1828–1906), der bald nach Beginn des Medizinstudiums zum Theaterleiter und Hausdichter berufen wurde; oder *August Strindberg* (1849–1912), der sein Medizinstudium mehrfach abbrach, um Schauspieler und später Dramatiker zu werden. *Ludwig Börne* (1786–1837) wechselte vom ungeliebten Medizinstudium zu den Rechtswissenschaften und wurde Literaturkritiker. Auch die Begründer des Surrealismus, *André Breton* (1896–1966) und *Louis Aragon* (1897–1982), hatten einige Semester Medizin absolviert. *Ilse Aichinger* (1921–2016) wollte nach eigenem Bekenntnis nie Schriftstellerin, sondern Ärztin werden, brach aber wegen „Ungeschicklichkeit" nach fünf Semestern das Medizinstudium ab.[28] Auch *Stanislaw Lem* (1921–2006) und *Feridun Zaimoglu* (*1964) studierten Medizin, entschlossen sich aber zum Beruf des freien Schriftstellers.

Die meisten Mediziner, die Dichter waren – darunter viele Nervenärzte – wurden erst bekannt, als sie aus ihrer Berufsrolle heraustraten, um schriftstellerisch und manchmal auch politisch tätig zu werden, wie zum Beispiel der Psychiater und Essayist *Heinrich Hoffmann* (1809–1894), der im Jahr 1848 als Abgeordneter in die Frankfurter Paulskirche einzog. Der *Struwwelpeter* machte ihn weltberühmt. In diesem populär-psychosomatischen Kinderbilderbuch mit den Ultrakurzbiographien von kleinen aggressiven, pyro- oder poriomanischen, oral fixierten, xenophobischen, anorektischen, epileptischen und hyperkinetischen Patienten und Patientinnen beschrieb Doktor Hoffmann erstmals das *„Zappel-Philipp-Syndrom"*, die so genannte *Aufmerksamkeits-Defizit-Hyperaktivitäts-Störung* (ADHS). Vgl. S. 93.

Zu dieser Zeit – nach der gescheiterten Revolution von 1848 – war der Rebell *Theobald Kerner* (1817–1907) ärztlich und schriftstellerisch tätig, wie zuvor schon sein Vater, *Justinus Kerner*, der *Geisterseher von Weinsberg.*[29]

Wenn Ärzte und manchmal auch Ärztinnen – ob im Mittelalter oder in der Neuzeit – den Entschluss fassten, schriftstellerisch tätig zu werden, konnten sie sich keine Hoffnung auf ein langes Dichterdasein machen.

---

[26] Vgl. Wilhelm Theopold: *Doktor und Poet dazu.* Mainz 1986 und Theodor Nasemann: *Deutsche Dichterärzte.* Stuttgart 1992.

[27] Vgl. Volker Klimpel 1999, S. 12.

[28] Iris Radisch: *Ilse Aichinger wird* 75. Die ZEIT 1.11.1996.

[29] Theobald Kerner (1897): *Das Kernerhaus und seine Gäste.* Weinsberg 2005.

Ruhm schien hauptsächlich Nachruhm zu sein. Dennoch war schon in früheren Jahrhunderten die Zuversicht einiger Autoren groß genug, um einem Lebensgefühl, das von der Nichtigkeit des Daseins bestimmt wurde, wenn nicht mit medizinischen Mitteln, so doch mit Hilfe der Kunst so lange wie möglich widerstehen zu können. Dies entspricht auch der ästhetischen Daseinsauffassung in der psychoanalytischen Lehre. Nach *Sigmund Freud* (1856–1939) ist *Vergänglichkeit* keineswegs mit der Entwertung des Schönen verbunden, sondern im Gegenteil als „Wertsteigerung" aufzufassen.[30] Bei der Betrachtung der bildendenden Kunst und Literatur wird das Fazit seiner Studie über *Das Unbehagen in der Kultur*[31] durch einen Vers aus *Friedrich Schillers* Ballade *Der Taucher* gemildert:

> Es freue sich, wer da atmet im rosigen Licht.

Auf diese Ballade berief sich auch *Alfred Döblin* (1878–1957): In besonders kritischen Situationen seines Lebens habe er sich daran erinnert, weil dem Bericht des Tauchers über die Gefahr, in einen Strudel zu geraten, ein hoffnungsvoller Vers auf dem Fuß folge:

> Doch es war mir zum Heil, es riss mich nach oben.[32]

Döblin gehörte zu den wenigen Arztdichtern der Moderne, die offenbar so gottesfürchtig wie die Barocklyriker waren und sich anscheinend auch vor keinem Menschen fürchteten. Er bekannte freilich, dass es ihm unter seinem eigenen psychotherapeutischem Blick manchmal „ganz bänglich" geworden sei; man könne eben keine „wirkliche Autobiographie" schreiben, also nicht zugleich derjenige, „der in den Spiegel schaue, und der Spiegel" sein.[33] Der Urwaldarzt *Albert Schweitzer* (1875–1965) verfasste hingegen *Selbstzeugnisse*,[34] die eine interessante Ergänzung seiner theologischen Schriften und der Sekundärliteratur darstellen. Mit seiner Forderung nach *Ehrfurcht vor dem Leben* gewann er weltweites Ansehen, zumal er nicht, wie sonst üblich, das Gebot der Gottesfürchtigkeit allen anderen Geboten voranstellte, sondern mit seiner Devise auf ebenso magische wie menschliche Weise die Begriffe „Furcht" und „Ehre" miteinander und mit dem neuen Gebot der Ehrfurcht vor allen Lebewesen verband, sodass seiner Leserschaft selbst angesichts der Atomkriegsgefahr nicht ständig angst und bange werden musste. Wie alle politisch engagierten Schriftsteller und Neuerer hatte er mit seinen Schriften erwartungsgemäß auch den Widerstand und eine „Supervision" staatlicher Stellen herausgefordert.

---

[30] Vgl. Sigmund Freud (1916): *Vergänglichkeit* Bd. X. Frankfurt/M. 1969, S. 225.

[31] Ders. (1930): *Das Unbehagen in der Kultur.* Bd. IX. Frankfurt a.M. 1974 S. 205.

[32] Christina Althen: *Alfred Döblin: Das gefährlichste Organ des Menschen ist der Kopf.* München 2007, S. 136.

[33] Erich Kleinschmidt: *Alfred Döblin.* Frankfurt a.M. 2013, S. 105 u. 330.

[34] Albert Schweitzer: *Selbstzeugnisse.* München 1959.

Doch er pflegte mit Gegnern wie mit Problempatienten umzugehen, aufmerksam zuhörend, geduldig abwartend, zugleich unerschrocken und unverbiegbar.

Wenn auch zu allen Zeiten eine erfolgreiche ärztliche Tätigkeit den Medizinerinnen und Medizinern Ansehen und Genugtuung verschaffte, ging es den Dichterinnen und Dichtern unter ihnen nicht nur um Möglichkeiten einer schmerzbefreienden und angstmindernden Heilung, sondern immer auch um die Beschreibung des Heils jenseits der Medizin. Was ihnen gemeinsam war, lässt sich auf den ersten Blick aus ihrem Verlangen nach Unabhängigkeit erkennen. Sie wollten in ihren Entscheidungen selbst möglichst frei sein, sich dementsprechend unabhängig fühlen, diese Empfindungen anderen vermitteln, notfalls auch für die eigene Unabhängigkeit und die Freiheit anderer kämpfen. Dies waren immer schon wünschenswerte, aber keineswegs selbstverständliche Voraussetzungen ihrer Berufswahl und manchmal eher utopische Vorstellungen. Die körperliche, pharmakologische, chirurgische und nicht zuletzt auch die psychosomatische Therapie will möglichst Beschwerde- und Bewegungsfreiheit vermitteln: Kranke sollen sich trotz einer Beeinträchtigung freier fühlen, d.h. frei von Schmerzen, Zwängen, Ängsten, Vitalstörungen und Wahnvorstellungen sein. Schwere Konflikt- und Notfälle erfordern eine Krisenintervention, die unmittelbar erfolgreich sein oder Widerstand auslösen kann. In der Begegnung mit den Kranken sind innere wie äußere Widerstände zu erwarten, und das Ziel der unabhängigen ärztlichen wie der schriftstellerischen Tätigkeit ist nicht nur die Überwindung dieser Hindernisse, sondern häufig auch Selbstüberwindung.

Zweifellos kommt damit die ärztliche und psychologische Erfahrung der schriftstellerischen Arbeit zugute, die sich kaum mit alltäglichen Erfahrungen und Problemen befasst, sondern besondere Ereignisse, Erfolge, ungünstige und fatale Verläufe, Situationen der Abhängigkeit und Unfreiheit zur Sprache bringt. 20 Jahre nach dem Berliner Mauerfall meinte *Uwe Tellkamp,* dass man das verbergen müsse, was man schreibe, wenn man es aufschreibe. Als er bei der Volksarmee und „in der Braunkohle" gewesen sei, habe er versucht, Tagebuch zu führen. Und dieses Schreiben, „verborgen vor anderen", sei ihm „immer noch geblieben".[35]

Oft zeichnen sich Spuren lebensgeschichtlicher Konflikte – nicht nur tagebuchartig skizziert in der Vita – sondern auch als Ausdruck des wechselnden Lebensgefühls in literarischen Texten ab. Ein Chronist vertrat die Auffassung:

> Kreativ sein, bedeutet auch, zu spüren, dass man lebt.[36]

---

[35] Vgl. Norbert Jachertz, Gisela Klinkhammer: *Interview mit Uwe Tellkamp, Arzt und Schriftsteller.* Dtsch Arztebl 2009; 106(10): A-453 / B-391 / C-377.

[36] Theodor R.K. Nasemann: *Deutschsprachige Dichterärzte.* Stuttgart 1993, S. 4.

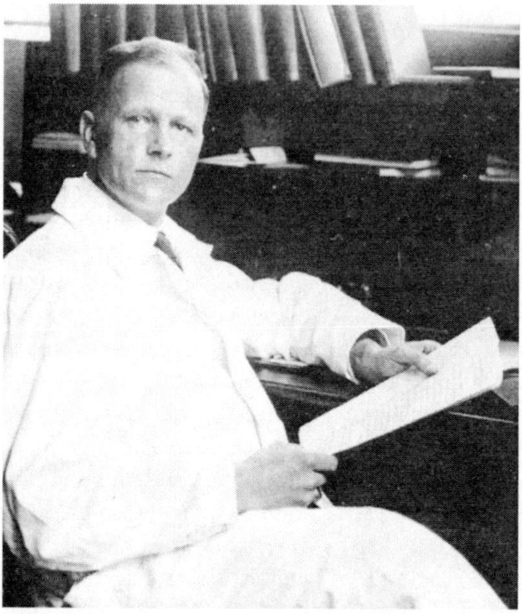

Abb. 5: Viktor von Weizsäcker (1926), Begründer der modernen Psychosomatik

An den Schnittpunkten der Lebensgeschichten mit der Geschichte ergänzen sich die biographischen Methoden der Human- und Geisteswissenschaften. In der psychosomatischen Anamnese zeigt der *subjektive biographische Kalender*[37] fortlaufend auf, ob ein Leben „gelebt oder ungelebt" sei, wie *Viktor von Weizsäcker* (1886–1957) es formulierte, der Begründer der modernen Psychosomatik und anthropologischen Medizin. Seine *Theorie der Einheit von Wahrnehmung und Bewegung* ist von dem Grundsatz geleitet:

> Wer Lebendes erforschen will, muss sich am Leben beteiligen.[38]

Die Heidelberger Schule mit dem von der Psychoanalyse beeinflussten Theoriemodell der anthropologischen Medizin, in deren Verständnis der Mensch nicht als Objekt, sondern als Subjekt im Innen-Außen-Verhältnis von Ich und Umwelt betrachtet wird, wandte sich ab von den rein beobachtenden Verfahren der Physiologie und der deskriptiven Psychopathologie zugunsten einer auf Empathie beruhenden Dialogik der biogra-

---

[37] *Der subjektive biographische Kalender* dokumentiert wesentliche Lebensereignisse, so genannte *life events, Meilen- und Marksteine (Milestones and Landmark events)* und damit verbundene Jahrestage, vgl. Karl F. Masuhr, Florian Masuhr, Marianne Neumann: *Duale Reihe Neurologie*. Stuttgart, 2013, S. 550. Vgl. S. 117 u. 122.

[38] Viktor von Weizsäcker: *Der Gestaltkreis*. Leipzig 1940.

phischen Medizin; denn der diagnostische Blick durch ein Schlüsselloch, gerichtet auf Menschen, die dadurch zu passiv Kranken, zu Patientinnen und Patienten werden, kann einen Dialog nicht ersetzen. Im partnerschaftlichen Gespräch ist zu erfahren, was der behutsame narrative Zugang an wesentlichen Daten der Lebensgeschichte (oral history) aus der Erinnerung (Anamnese) ergibt, um auch zunächst „unerklärliche" Begleitumstände und Folgeerscheinungen einer Krankheit oder Karriere, einer persönlichen Begegnung oder Trennung, gemeinsam mit dem psychosomatisch Kranken analysieren zu können. Die entscheidende Frage lautet: *Warum gerade jetzt?* Warum tritt ein Herz- oder Asthmaanfall in einer bestimmten biographischen Situation, an einem besonderen Jahrestag auf? Gelegentlich wird eine biographische Krise wie in einer Erstarrung durchlebt und verleugnet; ein Leben scheint „ungelebt" und – wie es eine Dramenfigur *Anton Tschechows* (1860–1904) sagte – „vertan" zu sein.[39] In seiner Erzählung *Die Dame mit dem Hündchen* (1899) gibt die Protagonistin als Grund für das Doppelleben und einen sich anbahnenden – doppelten Ehebruch – an, dass ihr langweiliger Ehemann zwar gut und anständig, aber eben „ein Lakai" sei:[40]

> Ich war, als ich ihn heiratete, zwanzig Jahre alt. Mich quälte die Neugierde, ich wollte etwas Besseres; es gibt doch noch, sagte ich mir, ein anderes Leben. Ich wollte doch leben! Ja leben, leben.

Auch ihr Liebhaber führt ein Doppelleben, ein öffentliches, „flügellahmes" und ein „zweites geheimes Leben":

> Die Umstände hatten sich aber seltsamerweise so gefügt, dass gerade das, was ihm wichtig, interessant und notwendig erschien, worin er aufrichtig war und sich niemals betrog, was den Kern seines Daseins bildete, in jenem geheimen Leben war.

Eine posthum erfolgende psychoanalytische Interpretation der Lebensgeschichte ist zwar sehr problematisch, aber nach *Sigmund Freud* kann man vieles von den Dichtern lernen.[41] Das mag sowohl für die biographische Medizin als auch für das Schreiben einer Biographie und die wissenschaftliche Biographisierung gelten. Die Sammlung (auto-) biographischer Daten, Briefe und Selbstzeugnisse, vor allem auch Anmerkungen zu Texten im Tagebuch, sind der schriftlichen Erhebung einer biographischen Anamnese in der ärztlichen Sprechstunde vergleichbar, sofern von dem biographischen Erzählen und weiteren mündlichen Quellen nicht unmittelbar auf den Inhalt literarischer Texte und umgekehrt, von den Protagonisten nicht etwa auf bestimmte Personen, Autorinnen und Autoren,

---

39 Vgl. Anton Tschechow (1900): *Drei Schwestern*. Zürich 2000.
40 Ders.: *Die Dame und das Hündchen*. Berlin 2013. S. 19.
41 Fischer, Gottfried: *Von den Dichtern lernen.* Würzburg 2005.

geschlossen wird. Denn selbst schriftlich fixierte Erinnerungen könnten das eigene Gedächtnis, wie im Fall von Memoiren, bei einem sachlichen subjektiven Rückblick auf die Vita unmerklich getäuscht haben: Man merkt sich offenbar nur das, was man merkt. Und das psychologische Experiment, das darin bestünde, eine vergessene Idee, Konstellation, Szene oder einen verdrängten Konflikt – ohne adäquate emotionale Beteiligung – ins Bewusstsein zurückzurufen, wäre ebenso erfolglos, wie umgekehrt der Versuch, sich einen vergleichbaren Gedanken oder eine bestimmte eigene Vorstellung frei von emotionaler Erfahrung einzuprägen: Kein Effekt ohne Affekt.[42] So erklärt es sich auch, dass ein freudiges oder trauriges Erlebnis mit früheren Ereignissen im autobiographischen Gedächtnis verbunden und mit großer Detailgenauigkeit über lange Zeit erinnert, aber in einer affektgeladenen Konfliktsituation, wenn überhaupt, nur im Nebensatz Erwähnung findet. Häufig wird beispielsweise die Totentrauer in einer Familie durch einen schwelenden Streit erstickt: Man spricht weder über den Konflikt noch von der oder dem Toten, und der Tod wird im weiteren Leben wieder zur Nebensache. In der biographischen Medizin ist die Suche nach Erinnerungsspuren nur dann aussichtsreich, wenn im Dialog ein Affekt hervorgerufen, also gleichsam wiederbelebt wird und selbst beharrlich Schweigende zu weinen oder zu lachen beginnen.

Biographische Methoden eignen sich sowohl zur phänomenologischen Untersuchung von Wahrnehmungs- und Bewegungsfunktionen, als auch zur Analyse der Psychodynamik besonderer Lebensumstände und Konflikte. Die moderne psychosomatische Forschung befasst sich mit der Entstehung seelischer wie körperlicher Krankheitsmerkmale im lebensgeschichtlichen Kontext. Damit korrespondiert in einigen Teilen die poststrukturalistische Philosophie, nach der zwar das biologische von dem „biographischen Leben“ unterschieden wird, aber in einer dritten Dimension „Leben machen“ hinzukommen soll.[43] Was Literatur und Medizin, Dichter und Dichterinnen, Ärzte und Ärztinnen, angeht und was ihnen nahegeht, wird in ihren eigenen Texten sichtbar. Die „Versuchte Nähe,“[44] vergleichbar der phänomenologischen Annäherung an die Wirklichkeit und Wahrheit, wird zum Projekt *Literatur und Widerstand*, wenn beispielsweise der „subversive Strom in einem Text fließt“, ein „Widerstand

---

[42] Ursprünglich sah die Sprache keine Trennung der Emotionen vom Denken, Merken und Lernen vor (lat.: cogitare = mit dem Herzen (cor) wahrnehmen; re-cor-dari = erinnern); das Auswendiglernen – „apprendre par coeur“; „learning by heart“– leitet sich von dem „Nachspüren“ ab, und man merkt sich das, was man merkt.

[43] Vgl. unter Bezugnahme auf *Michel Foucault* Thomas Etzemüller: *Biographien.* Frankfurt a.M. 2012, S. 27.

[44] Joachim Schädlich: *Versuchte Nähe.* Reinbek b. Hamburg 1977.

der sprachlichen Form“ in einem Text, der Widerstände herausfordert und konsequent durch „Arbeit an der Sprache geleistet wird.“[45]

An diesem neuralgischen Punkt des Diskurses fallen zwei Ungereimtheiten auf, die eine gemeinsame Ursache haben: Psychosomatische und politische Aspekte der Literatur werden von einigen Biographen ausgeblendet. Stattdessen versuchen sie nach dem Beispiel des Standardwerks *„Genie, Irrsinn und Ruhm“*, in dem viele Künstler pathologisiert wurden, vor allem die Rebellen unter den Dichtern mittels Psychogrammen zu diskriminieren.[46] Im letzten Jahrhundert waren Künstlerinnen und Künstler, darunter viele sozialkritische Schriftsteller und einige Schriftstellerinnen,[47] die sich auflehnten und politischen Widerstand leisteten, mittels erbbiologischer Psychopathogramme beurteilt, begutachtet, quasi klassifiziert und als „bionegative“ Persönlichkeiten mit psychopathologischen Diagnosen versehen worden.[48] Es gehörte nicht viel dazu, einen (Anti-) Helden, der auf die Barrikaden ging oder gegen unüberwindliche Hindernisse anrannte, posthum für mehr oder weniger „irrsinnig“ oder eine Frauenrechtlerin für „hysterisch“ zu halten und zu belächeln, ohne sich mit dem historischen Kontext der Literatur und dem Lebenslauf der Dichtenden auseinanderzusetzen. „Hysterie“ galt ohnehin als typische Frauenkrankheit. Allerdings schadete eine Pathologisierung dem Ansehen der sogenannten Genialen, Irrsinnigen und Berühmten unter den Dichterinnen und Dichtern wenig, solange sie sich einer psychiatrischen Klassifikation ihres opponierenden Verhaltens selbst erwehren konnten. Dann erschienen sie in der Weltliteratur als das, was sie waren – Rebellinnen und Rebellen.

In den letzten Jahren erkannte man immerhin, dass bei zunehmender Prävalenz psychogener und psychosomatischer Störungen, die derzeit bei 25–35% der Bevölkerung liegt, keine signifikanten Geschlechtsunterschiede bestehen.[49] Man hatte früher geglaubt, dass die „Hysterie“ durch pathogene Vorgänge in der Gebärmutter (*hystéra*) verursacht und daher nur bei Frauen auftreten würde; das erschien in diesem Kontext durchaus

---

45 Ders.: *Der andere Blick.* Reinbek b. Hamburg 2005, S. 11–15.

46 Wilhelm Lange-Eichbaum, Wolfram Kurth: *Genie, Irrsinn und Ruhm* 1967.

47 So wurden *Friedrich Schiller* als erheblich konstitutionell bionegative [...] und bionegative Persönlichkeit“, *Georg Büchner* als „biologisch-physisch abnorm“, *Justinus Kerner* als „psychotisch belastete, bionegative Persönlichkeit“ und *Anette von Droste-Hülshoff* (1797–1848) als „depressive Bionegative“ bezeichnet. Vgl. Wilhelm Lange-Eichbaum, Wolfram Kurth (1967), S. 338, 358, 439 und 523.

48 Die diskriminierenden Pathographien waren nicht von Bestand. 20 Jahre später hieß es in der von Wolfgang Ritter bearbeiteten 7. Neuauflage (1987) des 4. Bandes, in dem Lange-Eichbaum offen kritisiert wurde, auf S. 6: Damit galt fast jedes Genie als bionegativ (also nicht lebenswert), und dies wiederum auf dem Hintergrund einer heute längst veralteten Erblehre, die bewusst Werturteile fällte.

49 Karl F. Masuhr, Florian Masuhr, Marianne Neumann. Stuttgart, 2013, S. 546ff.

logisch – unangefochten von der Tatsache, dass beide Geschlechter aus der Gebärmutter hervorgehen. Was das männliche Geschlecht betrifft, so stellte sich heraus, dass in westlichen Industriestaaten jeder vierte werdende Vater die Symptome einer „Parallelschwangerschaft" mit auffälliger Gewichtszunahme, Übelkeit und Brechreiz entwickelt. Bei Naturvölkern kommt das „Männerkindbett" in 80% der Schwangerschaften vor (Couvade-Syndrom). Die klassische „Hysterie" wurde aber allmählich auf beide Geschlechter verteilt, sozialisiert und in der psychiatrischen Klinik, in der sie einst kultiviert worden war, bei beiden Geschlechtern immer seltener beobachtet. Man spricht heute von *dissoziativen* Störungen.

Im Gegensatz zu den meisten ihren Kritiker hatten die schreibenden Medizinerinnen und Mediziner Einblicke in das dynamische Dreiecksverhältnis von Körper, Geist und Umwelt gewonnen. Mit zunehmendem Interesse an den Grundlagen der psychosomatischen Denkweise, die *Friedrich Schiller, Georg Büchner* und *Arthur Schnitzler* antizipiert und zugleich als junge Mediziner selbst praktiziert hatten, waren Fortschritte der anthropologischen Medizin zu verzeichnen, als in der ersten Hälfte des letzten Jahrhunderts die zeitliche Dimension der Lebens- und Krankengeschichte besonders beachtet wurde und sich aus der zweidimensionalen Perspektive des Leib-Seele-Problems allmählich eine dreidimensionale Gestalt entwickelte. In der biographischen Medizin drehte es sich nun um die Wahrnehmung der menschlichen Gestalt: Aus der ästhetischen Form einer Kreisgestalt wurde der *Gestaltkreis.* Das *Drehtürprinzip* veranschaulicht diesen Vorgang:[50]

Es kommt vor allem auf das an, was bei dem Gang durch eine Drehtür erlebt werden kann. Mehrere Menschen haben gleichzeitig Zutritt. Der Vorgang ist von wechselnden Wahrnehmungen der Innen- und Außenwelt begleitet. Es ist der Gang durch die Umwelt; die Menschen sind nicht beziehungslos, sie können in ihrem Verhältnis zur Umwelt betrachtet werden und sich selbst betrachten. Der intersubjektive Umgang ermöglicht eine Wahrnehmung durch Bewegung: Wahrnehmung *ist* Selbstbewegung. In der biographischen Medizin entspricht dies dem Umgang von Arzt und Patient: Die handelnden Personen gehen nicht umeinander herum, sondern menschlich miteinander um. Aus geschichtswissenschaftlicher Perspektive ist eine Annäherung der Disziplinen ersichtlich:

> Lebenslauf und Biographie bilden – aus heutiger Sicht – einen Zirkel, der sich durch die Jahrhunderte verändert hat und in dem die Subjekte entstehen. Das zum Modell für biographisches Schreiben zu machen, hieße die Biographie eines Lebens zu schreiben, an der biographischen Gestaltung des Lebens mitzuwirken und diese spezifische Form des Schreibens samt seiner Effekte zu reflektieren.[51]

---

[50] Viktor von Weizsäcker (1967): *Pathosophie.* Göttingen, S. 26.
[51] Thomas Etzemüller: *Biographien.* Frankfurt a.M. 2012, S. 175.

3. Widerstand und Wissenschaft

Friedrich Schillers Vita, seine Dramen und medizinischen Schriften

> Warum hatte ich denn begonnen, Medizin zu studieren? Weil ich Wahrheit wollte, die nicht durch Begriffe gelaufen und hierbei verdünnt und zerfasert war. Ich wollte keine bloße Philosophie und noch weniger den lieben Augenschein der Kunst.
>
> *Alfred Döblin*[1]

Friedrich Schiller und *Georg Büchner* hatten während des Studiums der Physiologie und Philosophie, als ihr Interesse am Leib-Seele-Problem geweckt worden war, neue wissenschaftliche Erkenntnisse gewonnen. Einige ihrer ersten Beobachtungen und Einsichten gingen unmittelbar in die Dichtkunst und damit in die Weltliteratur ein. An der Wende zum 20. Jahrhundert war es der Arzt, Dramatiker und Erzähler *Arthur Schnitzler*, der, ausgehend von seinen Studien zur hypnotischen und suggestiven Therapie funktioneller – psychogener – Störungen, eine Verbindung zwischen Literatur und Psychologie herstellte, um vorbewusste Vorgänge des Seelenlebens zu beschreiben (vgl. Tabelle 3).

Tabelle 3
Wissenschaftliche Beiträge zur Nervenheilkunde von Friedrich Schiller, Georg Büchner und Arthur Schnitzler

Friedrich Schiller
Philosophie der Physiologie (1779)
Über den Unterschied zwischen den entzündlichen und fauligen Fiebern (1780)
Zusammenhang der thierischen Natur des Menschen mit seiner geistigen (1780)
Georg Büchner
Über Schädelnerven, Probevorlesung (1836)
Das Nervensystem der Barbe (1837)
Arthur Schnitzler
Über funktionelle Aphonie und deren Behandlung durch Hypnose und Suggestion (1889)

---

1 Alfred Döblin: *Schicksalsreise.* München 1986, S. 109.

Nicht nur Freiheitsideale und Visionen, sondern auch Skepsis und Selbstzweifel durchdringen die Texte, Briefe und Tagebücher dieser Autoren, die ihr Lebensgefühl in der Dichtung emphatisch wie *Schiller*, bitter ironisch wie *Büchner* und melancholisch wie *Schnitzler* über alle erdenklichen Wege der Literatur – auch in Form von Streitschriften und Flugblättern – verbreiteten. Damit erregten sie heftigen Widerspruch. Die Überwindung äußerer und innerer Widerstände war jedoch eine Voraussetzung und ein ausgezeichnetes Motiv, um neue Texte zu schreiben und die Literatur grundlegend zu verändern.

Neuerdings werden diese Autoren als „*Grenzgänger zwischen Literatur und Medizin* bezeichnet",[2] freilich ohne zu erwähnen, dass die Rebellen von ihren „Landesvätern" förmlich ausgegrenzt worden waren.

- *Friedrich Schiller*, so heißt es, sei dem Arztberuf „durch seine Flucht aus Stuttgart entronnen". Entgegen seiner späteren Kritik am *Herzog von Württemberg*, der ihn gedemütigt, eingesperrt und genötigt hatte, nie wieder „Komödien" wie *Die Räuber* zu schreiben, hätten die fürstlichen „Bildungsideale" angeblich durchaus den „aufgeklärten Vorstellungen seiner Zeit" entsprochen.[3]
- *Georg Büchner*, den der *Großherzog von Hessen* steckbrieflich suchen ließ, habe sich, genau genommen, durch Überschreiten der Grenze nach Frankreich rechtzeitig „aus den rauchenden Trümmern der bürgerlichen Existenz" gerettet.[4] Er wird an dieser Stelle auch ausschließlich wegen seiner neuroanatomischen Studien gerühmt, die sein dichterisches Schaffen – zum Beispiel *Dantons Tod*, ebenso wie sein in der Flugschrift „Der Hessische Landbote" bewiesenes politisches Engagement – weit in den Schatten gestellt hätten.
- *Arthur Schnitzler*, so wird behauptet, habe länger im Kaffeehaus als im Hörsaal geweilt und deshalb nur „Randgebiete der klassischen Heilkunde" bearbeitet; er sei kein Rebell gewesen, zumal ihm die Figur des „toleranten aufgeklärten" Kaisers Franz Josef I. durchaus zugesagt habe.[5] Mit dieser Auffassung ganz unvereinbar ist jedoch die Tatsache, dass ihm der Offiziersrang aberkannt wurde, weil seine Novelle, *Lieutenant Gustl*, von der Obrigkeit als Dokument der Subversion aufgefasst worden war.

---

2 Harald Salfellner (Hg.): *Mit Feder und Skalpell. Grenzgänger zwischen Medizin und Literatur*. Prag 2014.

3 Ebd.: Alice Staskova: „*Es ist der Geist, der sich den Körper baut*". *Friedrich Schiller und die Medizin*. S. 58ff.

4 Ebd.: Roman Neugebauer: *Am Tage mit dem Skalpell und die Nacht mit den Büchern*. S. 153–166.

5 Ebd.: Paul Michael Braunwarth: *Arthur Schnitzler. Ein Dichter für Schwindelfreie*. S. 228–240.

Schiller und *Büchner* hatten sich zweifellos gegen die absolutistische Fürstenherrschaft aufgelehnt. Sie mussten ihre Familien verlassen und sich in einem fremden Land wieder Geltung verschaffen. Die beiden Querköpfe fanden jedoch sogleich Anerkennung als Universitätslehrer, *Schiller* in Jena, *Büchner* in Zürich. Der Dichterruhm war ihnen vorausgeeilt, während ihre Verfolger, der *Herzog von Württemberg* und der *Großherzog von Hessen*, innerhalb ihrer Grenzen zurückgeblieben und heute so gut wie vergessen sind. *Schnitzler*, dessen Satiren die Doppelmoral der Donaumonarchie entlarvten, wurde – allen antisemitischen Äußerungen seiner Gegner zum Trotz – schon in der ersten Hälfte des 20. Jahrhunderts einer der meistgespielten Dramatiker. Er war sich der von ihm erforschten Wirkung der Suggestion nicht nur in der Therapie, sondern auch in der poetischen Sprache bewusst. Die Texte *Liebelei, Reigen* und *Traumnovelle* sind zu besonderen Ereignissen der Filmkunst geworden, während die vor rund hundert Jahren abrupt endende Doppelmonarchie in der zweiten Hälfte des 20. Jahrhunderts – mit der *Sissi-Film*-Trilogie – ihren allerletzten Glanz entfaltete.

Weitere biographische Details ergeben sich aus der Analyse der Lebensgeschichten, wenn diese Autoren als Ärzte, Dichter und Rebellen betrachtet werden.

Friedrich Schiller, geboren am 10.11.1759, wurde als Autor von Freiheitsdramen berühmt; er war der Sohn eines Wundarztes und studierte an der Stuttgarter Militärakademie Medizin. Der angehende Regimentsmedikus hatte schon vor der triumphalen Mannheimer Uraufführung seines Schauspiels *Die Räuber* (1782) drei medizinische Dissertationen verfasst, die sich mit philosophischen, physiologischen und psychologischen Problemen beschäftigten (vgl. Tabelle 3). Seine erste Streitschrift über die *Philosophie der Physiologie* (1779) wurde von den Gutachtern – Professoren und Leibärzten – des Fürsten Carl Eugen, der bei der Disputation anwesend war, rundherum abgelehnt. Die Begründung lautete, diese Arbeit weise neben stilistischen Mängeln zu viel „Feuer“ auf, und „die gesamte gelehrte Welt“ müsse sich durch den Eleven *Schiller* beleidigt fühlen.[6] Der immanente Widerspruchsgeist hatte den akademischen Disput, der in Gegenwart des despotischen Landesvaters stattfand, ungewöhnlich dramatisiert. Erst ein Jahr später, nach einem weiteren vergeblichen Versuch mit einer Dissertation über Fieberkrankheiten, die als unfertig disqualifiziert worden war, wurde dem 21-jährigen *Schiller* der Doktortitel verliehen. In der dritten Dissertation hatte er den *Zusammenhang der thierischen Natur*

---

6 Beurteilung der Disputation „Philosophie der Physiologie“ (1779), der 1. Dissertation Friedrich Schillers durch die Fakultät. In: Friedrich Schiller: *Medizinische Schriften*. Basel 1959, S. 60.

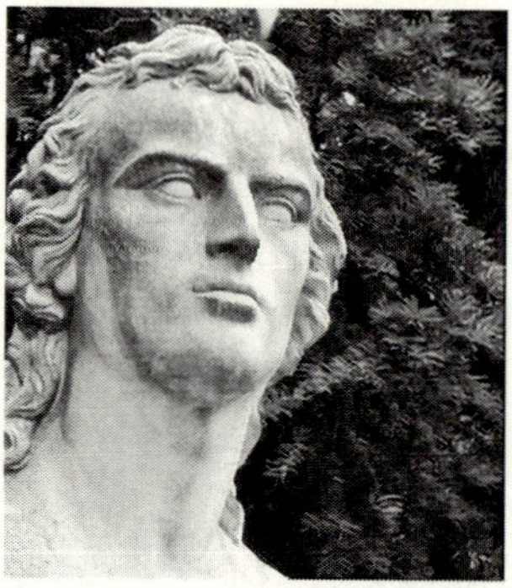

Abb. 6: Friedrich Schiller

des Menschen mit seiner geistigen (1780) aufgezeigt und anschaulicher als jeder Mediziner seiner Zeit dargelegt, wie die Seele „in ihren Tiefen erschüttert“ und „der Bau der Nerven gelähmt werden“ kann. Als Beispiel für die Tauglichkeit seiner Theorie fügte er – unter Verwendung eines Pseudonyms – eine Szene des *Räuber*-Stücks in seine Doktorarbeit ein. Darin heißt es: *Moor* erwacht atemlos und „todesbleich“ aus einem Traum, schwitzt, zittert und lallt mit banger Stimme:

> Ich hatte soeben einen lustigen Traum – (Er sinkt ohnmächtig nieder.)[7]

Der Doktorand beschreibt mit dieser Szene in seiner Dissertation beispielhaft eine Ohnmacht als Folge eines Affekts und antizipiert damit die heute gebräuchliche Definition einer Schreck-Synkope. Dazu führt er weiter aus:

> Die Erstarrung der Seele unter dem Schrecken, dem Erstaunen usw. wird zuweilen von einer allgemeinen Aufhebung aller physischen Tätigkeit begleitet. War die Seele die Ursache dieses Zustands, oder war es der Körper, der die Seele in Erstarrung versetzte?

Schiller kann als „Vorreiter“ der Psychosomatik gelten;[8] er sattelte allerdings nach zweijähriger militärärztlicher Tätigkeit von Medizin auf Geschichtswissenschaft um. Der Hauptgrund dafür war nicht, wie häufig vermutet, der einförmige Sanitätsdienst bei geringem Sold, sondern ein totales Schreibverbot: Nach dem Willen des Landesfürsten sollte er als bestallter Regimentsmedikus und Offizier tätig sein, also dienen, aber nicht dichten. Im November 1782 desertierte er aus der Herzoglich Württembergischen Armee und reiste auf Umwegen von Stuttgart über Mannheim

---

[7] Ebd. S. 162ff.: § 15 und 16 der Dissertation *Versuch über den Zusammenhang der thierischen Natur des Menschen mit seiner geistigen* (1780).

[8] Vgl. Bernd Weber: *Der Arzt Friedrich Schiller oder wie die Medizin den Dichter formte*. Würzburg 2012.

und Frankfurt am Main bis in das Herzogtum Sachsen-Weimar, wo er einen neuen Wohnsitz und Beruf fand.

Nach der zurückhaltend aufgenommenen Uraufführung seines Dramas *Die Verschwörung des Fiesco zu Genua* (1783) und dem großen Erfolg von *Kabale und Liebe* im selben Jahr, beschwor er mit der Ode *An die Freude* (1785) den unbeugsamen „Männerstolz vor Königsthronen". Auch mit dem Historiendrama *Don Carlos* (1787) erwies er den absolutistisch regierenden Fürsten – zwei Jahre vor der Französischen Revolution – keineswegs seine Reverenz; denn der kühne Rebell *Marquis Posa* warf sich vor dem König auf die Knie, um „Gedankenfreiheit" einzufordern. *Schiller* wurde 1792 zum Ehrenbürger der Französischen Republik ernannt. In dieser Zeit des revolutionären Umbruchs änderte sich sein aktives Leben vollkommen: Die Hochzeit mit der jüngeren der beiden Schwestern, *Caroline* und *Charlotte*, geb. *von Lengefeld*, fand nach einigem Hin und Her im Frühjahr 1790 statt; anstelle des kurzen schönen Zeitvertreibs zu dritt, kam nun Ruhe in sein Leben und die Gunst des Thüringer Adels hinzu. Der Hochschulprofessor *Schiller* erhielt den Titel eines Hofrats. Dann erkrankte er an Lungentuberkulose (1791). Er litt zunehmend unter nächtlichen Krämpfen und gelegentlichen Ohnmachten. Was die Diagnose bedeutete, hatte er während seines Medizinstudiums bei der Leichenöffnung eines an Tuberkulose gestorbenen 17-jährigen Kommilitonen erfahren. Das von ihm abgezeichnete Sektionsprotokoll belegt die pathologisch-anatomischen Befunde einer spezifischen Rippenfell- und Herzbeutelentzündung.[9]

Schillers Krämpfe, Schlaflosigkeit und depressive Stimmung nahmen zu, als Frau *Charlotte*, die im Abstand von drei Jahren die Kinder *Karl, Ernst* und *Caroline* geboren hatte, an „Nervenfieber" zu leiden begann. Ihre Delirien, der Tod seines Vaters und seiner Schwester *Nanette* (1796) können zum großen Teil die Schaffenskrise dieses Jahrzehnts erklären. Der Dichter musste immer häufiger pausieren. Einmal bat er seinen zehn Jahre älteren Freund um „die leidige Freiheit", bei ihm „krank sein zu dürfen."[10] *Schillers* eigene Erfahrungen im Umgang mit seelischen Leiden hatten ihn Geduld gelehrt, als er im Juli 1780 acht Berichte *Über die Krankheit des Eleven Grammont* erstattete. Seiner Meinung nach war nichts als die Verordnung von Freiheit, d.h. die Entlassung des depressiven Mannes aus der Truppe, angezeigt. Seine günstige Prognose soll sich bestätigt haben.[11]

Mit der Jahrhundertwende stellten sich neue Theatererfolge ein: *Wallensteins Tod* (1799), *Maria Stuart* (1800) und *Die Jungfrau von Orleans*

---

9 Friedrich Schiller: *Medizinische Schriften.* Basel 1959, S. 20.

10 Zit. n. Rüdiger Safranski (2009): *Goethe & Schiller. Geschichte einer Freundschaft.* München 2009, S. 114.

11 *Medizinische Schriften.* Basel 1959, S. 21–35.

(1801). Der gefeierte Dramatiker wurde nun in den Adelsstand erhoben. In demselben Jahr (1802) starb seine Mutter – drei Jahre vor ihm. Mit dem Freiheitsdrama *Wilhelm Tell* (1804) probte der todkranke Dichter noch einmal die Revolution auf der Theaterbühne und proklamierte das Recht auf Unabhängigkeit und Widerstand mit dem Vers „Nein, eine Grenze hat Tyrannenmacht“ und dem *Rütli-Schwur:* „Wir wollen frei sein, wie die Väter waren.“ Diese aus uralten eidgenössischen Zeiten überlieferte magische Botschaft kam dem Publikum des 19. und 20. Jahrhunderts nicht mehr aus dem Sinn.

Der Rückblick auf die Vita des Dichters wird weniger von *Schillers Selbstcharakteristik*[12] bestimmt, als von den Vorstellungen, Einstellungen und Unterstellungen der Biographen.

So mag die Abhandlung streng chronikalisch mit dem Tag der Geburt[13] oder pathographisch gar mit der Autopsie beginnen:

> Nach Schillers Tod am 9. Mai 1805 wurde die Leiche obduziert. Man fand die Lunge ‚brandig, breiartig und ganz desorganisiert, das Herz ohne Muskelsubstanz‘. [...]

Der Chronist, der diese Sätze an den Anfang seiner *Schiller*-Biographie stellt, konstatiert zudem, aus dem Obduktionsbefund lasse sich eine Definition des Idealismus ablesen:

> Idealismus ist, wenn man mit der Kraft der Begeisterung länger lebt, als es der Körper erlaubt.[14]

Auf der letzten Seite dieser Biographie stehen *Schillers* letzte Worte:

> ‚Immer besser, immer heiterer.‘

Die biographische Methode sei, so ist zu erfahren, dem individuellen Leben näher als jede andere Wissenschaft; denn mittels der Biographik lasse sich Leben beschreiben und erzählen, wenn auch nicht kausal erklären.[15] Im Blick auf den Dichter und seinen Chronisten wäre noch hinzuzufügen: Obwohl die Rezeption gemeinhin ganz besonders davon abhängt, ob der Dichter von Kritikern entdeckt und gerühmt bzw. verrissen und irgendwann – tot oder lebend in die Öffentlichkeit, wenn nicht in aller Stille – zur Strecke gebracht wird, verzichtet der Individualbiograph auf eine Vivisektion, um die Dichter nicht voreilig in ihre Einzelteile zu zerlegen. Letzte Worte und eigenhändig verfasste Grabinschriften sind meistens aufschlussreicher und angemessener als posthum erstellte Psychopatho-

---

12 Hugo von Hofmannsthal: *Schillers Selbstcharakteristik*. Frankfurt a.M. 1955.

13 Gero von Wilpert: *Schiller-Chronik, sein Leben und Schaffen.* Stuttgart 1958.

14 Rüdiger Safranski: *Schiller-Biographie oder die Erfindung des Deutschen Idealismus.* München 2009, S. 11.

15 Ders.: *Biographisches Schreiben. Meister, ihr steht unter Verdacht!* FAZ 22.08.2014.

gramme. Angesichts des im letzten Jahrhundert grassierenden Biographismus stellt ein empörter Chronist die Frage:

> Haben die Pathographen eigentlich ganz vergessen, dass sie es mit Genies, mit Wertebringern, mit Kulturschöpfern zu tun haben?[16]

Friedrich Schiller stirbt im 46. Lebensjahr.[17] Versehentlich wird der Name seines Sohns, *Karl Friedrich Schiller*, in das Sterbebuch eingetragen. Dann stellt sich heraus, dass der Kopf des Verstorbenen verschwunden ist. Das niemals nachlassende Interesse an *Schillers* Schädel, der bei einer Umbettung wieder aufgetaucht sein soll, wenn auch nie ganz zweifelsfrei als Original identifiziert werden konnte und aufgrund einer späteren Graböffnung als Doublette bezeichnet werden muss, spricht nicht so sehr für eine Reliquienverehrung als vielmehr für einen ganz speziellen Forscherehrgeiz, insbesondere deshalb, weil sich ein Gelehrter von Rang

> *Bei Betrachtung von Schillers Schädel*

dazu geäußert hatte. Mit der Bescheidenheit klassischer Rede richtete dieser Forscher, Dichter und Freund *Friedrich Schillers* an den kongenialen Kopf die Frage:

> Wie bin ich wert, dich in der Hand zu halten?[18]

Dies kam einem Perspektivwechsel in der Naturforschung gleich. Der Blick wanderte vom Geist auf den Kopf. Jenes Kopf- und Körperbewusstsein, das die Geistes- und Kulturwissenschaften des späten 20. Jahrhunderts entwickelten, führte auch zu den Erfolgen der Neurobiologie und zu großen Fortschritten in der psychosomatischen Medizin.

Aber nicht nur Köpfe, sondern auch Kopfbedeckungen, vor allem Hüte und Kronen als repräsentative Zeichen politischer Macht, waren markante Requisiten sowohl der klassischen Dichtung als auch der geschichtlichen Wirklichkeit, zum Beispiel

- der Herrscherhut im Schauspiel *Wilhelm Tell*
- die Kaiserkrone in einem spektakulären Auftritt *Napoleons*.

Am 1. bzw. 2. Dezember des Jahres 1804 fanden in Weimar und Paris zwei unterschiedliche Inszenierungen statt, die ohne diese besonderen Kopfbedeckungen der Protagonisten nicht realisierbar gewesen wären.

---

16 Lee van Dovsky: *Genie und Eros*. Frankfurt a.M. 1959, S. 37.

17 Das von der Phthise („Schwindsucht", Tuberkulose, Morbus Koch) beeinflusste und stark verkürzte Dichterleben *Friedrich Schillers* dauerte ebenso lange, wie das ebenfalls von dieser Krankheit – 100 Jahre später – beschädigte und beendete Dichterdasein *Anton Tschechows* (1860-1904).

18 Bernt von Heiseler (Hg.): *Johann Wolfgang Goethe: Bei Betrachtung von Schillers Schädel*. Gütersloh S. 551.

Der *Schiller-Chronik*[19] ist zu entnehmen, dass am Abend des 1. Dezember 1804 das Schauspiel *Wilhelm Tell* – in zensierter Fassung – gegeben wurde. Was auf der Weimarer Bühne geschah, hinterließ einen trostlosen Eindruck: Der Eidgenosse *Wilhelm Tell* sollte bekanntlich einen Befehl des habsburgischen Landvogts *Geßler* ausführen und dessen Hut, der auf eine Stange gesteckt war, grüßen:

> Dem Hut soll gleiche Ehre wie ihm selbst geschehn,
> Man soll ihn mit gebognem Knie und mit
> Entblößtem Haupt verehren – [20]

Tell weigerte sich mutig, verrichtete den berühmten Apfelschuss und erschoss dann den Landvogt mit seiner Armbrust – so weit so gut; doch damit endete auch schon das Stück; denn aus Rücksicht auf die Gönnerin des Hoftheaters in Weimar, Großfürstin *Maria Pawlowa*, Tochter des ermordeten Zaren Paul I., wurde *Wilhelm Tell* nur in stark gekürzter Bearbeitung aufgeführt. Es war ein pietätvoller Akt der Selbstzensur: *Schiller*, der *Citoyen francais,* strich mit eigener Hand die Kaiser- und Vatermordszene im letzten Aufzug und wohnte – krank – der Aufführung seines letzten Dramas in der Loge der Großfürstin bei.

Am folgenden Tag, dem 2. Dezember 1804, setzte sich *Napoleon* die Kaiserkrone auf und beendete die Ära der Revolution.

Friedrich von Schiller war zu dieser Zeit im Adelsstand – nicht mehr im Widerstand – und in psychosomatischer Hinsicht nicht mehr widerstandsfähig. Will man keinen schicksalhaften Verlauf der damals unheilbaren Infektionskrankheit annehmen, so kann man vermuten, dass die zweifellos gefährlich reduzierte körpereigene Abwehr mit dem Nachlassen des Widerstands einherging, den *Schiller* seit seiner Jugend aufgeboten, verkörpert und so dramatisch wie kaum ein anderer inszeniert hatte. Ob er zuletzt unter einer Art unausweichlich-fatalen Selbstdestruktionstendenz litt, die als mögliche Wendung einer biographischen Krise im letalen Krankheitsverlauf diskutiert wird,[21] ist zwar nicht zu belegen, wäre aber mit der Auffassung vom „prämorbid rebellierenden Persönlichkeitstyp" bei Tuberkulose vereinbar.

Schiller hatte das Publikum schon im ausgehenden 18. und im frühen 19. Jahrhundert – vor allem zur Zeit der Freiheitskriege – begeistert und wurde im 20. Jahrhundert in die „Ahnengalerie der Genialen" aufgenommen.[22] Die Rezeption und der Nachruhm hingen wie die gesamte, häufig wechselnde Wirkungsgeschichte immer davon ab, ob ein „Genie" der Literaturkritik und der Obrigkeit genehm war. Der Nationaldichter *Schiller* galt

---

[19] Gero von Wilpert: *Schiller-Chronik*, S. 306.

[20] Friedrich Schiller (1955): *Wilhelm Tell.* In *Dramen und Gedichte*, Stuttgart S. 913.

[21] Heinrich Hübschmann: *Psyche und Tuberkulose*. Stuttgart1952, S. 11.

[22] Wilhelm Lange-Eichbaum, Wolfram Kurth (1986), Bd. I. München, S. 18.

in der NS-Zeit als heroisches Vorbild, so in dem Film *Friedrich Schiller – Triumph des Genies* (1940).[23] Gleichwohl wurde schon ein halbes Jahr nach der Premiere dieses Films das Freiheitsdrama *Wilhelm Tell* verboten.[24] *Adolf Hitler* wünschte, so hieß es in einer geheimen Verfügung wörtlich,

> dass Schillers Schauspiel „Wilhelm Tell" nicht mehr aufgeführt wird und in der Schule nicht mehr behandelt wird.

Nun ist der Genie-Begriff längst in den Texten der literarischen Moderne untergegangen und mit dem Erscheinen der Antihelden auf der Bühne obsolet geworden; aber selbst ein um Sachlichkeit bemühter *Schiller*-Biograph, der dem ärztlichen Stand vorhält, er vereinnahme diesen Arztdichter mit dem altbekannten Satz: „Er war einer von uns!"[25] kann sich aus gutem Grund „einer tiefen Bewunderung seines genialen Geistes" nicht verschließen.[26]

Erst bei einer vergleichenden Betrachtung der Ärzte, Dichter und Rebellen relativiert sich das ihnen zugeschriebene „Genietum", das nach früher geltenden Erkenntnissen und Überzeugungen mehr oder minder angeboren zu sein schien. Daher sind die familiären und beruflichen Entwicklungsschritte der Arztdichter genauer zu betrachten und zu bewerten, beispielsweise ihre wissenschaftliche Neigung und Neugier, nicht zuletzt auch ihre Möglichkeiten des Widerstands. Eine wesentliche Voraussetzung dafür ist die psychosomatische Diagnose des Konflikts zwischen dem individuellen Widerstand als Auflehnung gegen ein Regime und der inneren Resistenz gegenüber der Freiheit.
Schiller fordert:

> Nicht das Große, nur das Menschliche geschehe.[27]

Die Verbindung von Medizin und Anthropologie erlaubt ihm daher,

> Despotismus nicht nur als Herrschaftsform auszuweisen, sondern auch als Despotismus in uns; schließlich in seinem beharrlichen Insistieren auf Widerstand und Widerstandsrecht, nicht um der Politik Vorrang vor anderem einzuräumen, sondern sie um der Menschlichkeit willen in Schranken zu halten.[28]

---

23 UFA-Film mit *Heinrich George* und *Horst Caspar.*

24 Am 3. Juni 1941, drei Wochen vor dem Angriff auf die Sowjetunion, erließ *Hitler* das geheime Verbot des Schauspiels *Wilhelm Tell.* Vgl. Frank Suppanz: *Friedrich Schiller – Wilhelm Tell.* Stuttgart 2005, S. 161.

25 Vgl. Bernd Weber: *Der Arzt Friedrich Schiller oder wie die Medizin den Dichter formte.* Würzburg 2012, S. 9.

26 Ebd. S. 190.

27 Walter Müller-Seidel: *Friedrich Schiller und die Politik. Nicht das Große, nur das Menschliche geschehe.* München 2009.

28 Ebd. S. 340.

4. Virtuelle Drehbühne

Georg Büchners Revolution und die Stimmen des Franz Woyzeck

> Auf der Drehbühne, die den *puer robustus* zum Auftritt einlädt, werden die prekären, riskanten Positionen des Außenseiters markiert, die Strategien der Ordnung, ihn auszugrenzen oder zu zähmen, sind zu erkunden, die Versuche, die Ordnung zu erschüttern und umzugestalten, werden durchgespielt.
>
> *Dieter Thomä*[1]

Der Dramendichter *Georg Büchner*, geboren am 17. Oktober 1813, kann wie *Friedrich Schiller* als ein Vorbote psychosomatischen Denkens in der Medizin angesehen werden. Er führte eine erbitterte Auseinandersetzung mit der restaurativen Biedermeier-Gesellschaft und wurde darüber zum Revolutionär. Der Vater, Doktor *Ernst Büchner*, Chirurg und Kreisarzt von Darmstadt, war ein Verehrer des siegreichen Napoleon und nach der Schlacht von Waterloo ein Anhänger der Restauration. *Georg*, sein ältester Sohn, hatte Medizin, Naturwissenschaften, Geschichte und Philosophie studiert, war aber in einen typischen Konflikt geraten, den er und sein Bruder *Ludwig* – wie einige andere Arztsöhne unter den Dichtern – austragen mussten: Ihre Väter waren meistens ablehnend oder abwesend. *Georg Büchner* probte den Aufstand. Die berühmte Losung der von ihm im Jahr 1834 verfassten Flugschrift *Der Hessische Landbote* lautete:

> Friede den Hütten, Krieg den Palästen![2]

Er wollte die überkommenen Auffassungen von staatlicher, wirtschaftlicher, militärischer Macht, das Zeitalter der Restauration und selbst die Revolution revolutionieren, lehnte aber Terror ab, wie es der Untertitel zu *Dantons Tod* (1835) verriet: *Dramatische Bilder aus Frankreichs Schreckensherrschaft.* Der Dichter wählte die Worte so unverhüllt – auch in der Sprache einfacher Menschen im hessischen Dialekt – wie kein anderer Autor seiner Zeit. *Dantons Tod* und *Woyzeck* (1836) künden umso mehr von

---

1 Dieter Thomä: *Puer robustus. Eine Philosophie des Störenfrieds*. Berlin 2016, S. 23.

2 *Der Hessische Landbote.* In: Georg Büchner: *Werke und Briefe*. 1997, S. 40.

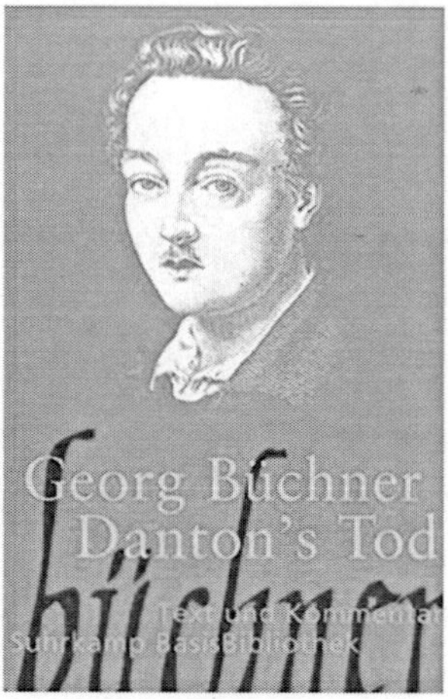

Abb. 7: Georg Büchner 1833

komplexen inneren wie äußeren Konflikten und von inneren und äußeren Widerständen. Ein halbes Jahrhundert vor der Entdeckung der Psychoanalyse lässt *Büchner* den aufgeklärten Revolutionär *Danton* fragen:

> Was ist das, was in uns hurt, lügt, stiehlt und mordet?[3]

Zu *Büchners* Zeiten beginnt der gespenstische Kampf der „Psychiker" und „Somatiker", die sich nur darin einig sind, dass die Seele selbst nicht erkranken könne. Während die Psychiker geradezu missionarisch eine moralistische Psychosomatik vertreten,[4] meinen die Somatiker, psychisches Kranksein sei lediglich die Folgeerscheinung körperlicher Defizienz. Dieser Streit wird mit dem Durchbruch der naturwissenschaftlichen Medizin in der Neurologie und Psychiatrie beendet. Das geschieht zu Zeiten der Revolution von 1848, als in Europa ein Geist umgeht, dieses *„Gespenst des Kommunismus"*, das 150 Jahre später von dem neuen Geist des *Konsumismus* aus Europa vertrieben werden soll.

Da das materialistische Denken nicht ausreicht, um seelisch kranke Menschen zu verstehen und die Entstehungsbedingungen des Irreseins zu erklären, wird im Jahr 1865 an der Berliner *Charité* eine Nervenklinik eingerichtet, um dort – auf der Suche nach der Seele – neuroanatomische Studien zu betreiben.[5] Gegen Ende des 19. Jahrhunderts entwickelt ein Wiener Neurologe eine grundlegende Theorie der biographischen Medizin. Dieser Neurologe ist *Sigmund Freud* und seine Theorie die Psychoanalyse. *Freud* hat übrigens – wie *Büchner* – Hirnsektionen vorgenommen

---

[3] Ebd. S. 100: *Dantons Tod*, 2. Akt. 5. Szene.
[4] J.C.A. Heinroth: *Lehrbuch der Störungen des Seelenlebens.* Leipzig 1818.
[5] Vgl. Gerald Detlefs: *Wilhelm Griesingers Ansätze zur Psychiatriereform.* 1993.

und einen neuroanatomischen Beitrag zur Erforschung des Nervensystems der Fische geleistet. Der Privatdozent *Büchner* erforschte nach seiner Probevorlesung *Über Schädelnerven* (1835) eingehend *Das Nervensystem der Barbe* (1836), eines Grundfisches, der über ein großes Kleinhirn und ein kleines Großhirn verfügt. Ein Freund und Förderer schrieb Büchner am 10.6.1836, er verdanke wohl hauptsächlich den medizinischen Studien seine „Force", die „seltene Unbefangenheit" und gewissermaßen auch die „Autopsie", die aus allem spreche, was er schreibe.[6]

Büchners Novelle *Lenz* (1835) basierte auf der Lebensgeschichte des psychisch kranken Dichters *Jacob Michael Reinhold Lenz* (1751–1792). Das Thema der Pression und Depression mit Erscheinungsbildern des Wahns variierte er wenig später in den dramatischen *Woyzeck*-Szenen.[7] Neu und radikal war aber auch die Kritik an einer sadistisch herrschenden Medizin, die einen einfachen Mann, wie den Soldaten *Franz Woyzeck*, zum wissenschaftlichen Versuchsobjekt degradierte.[8] Obwohl dieser *Woyzeck* seine *Marie* erstochen hat, soll er nach dem Willen *Büchners* nicht zum Tod verurteilt und öffentlich hingerichtet werden, wie jener psychisch kranke Täter gleichen Namens, dessen Kranken- und Kriminalakte dem Drama als Vorlage diente. Das Ende bleibt offen, das Stück ist ein Fragment wie *Büchners* Leben: Am 19. Februar 1837 erlag er 23-jährig einer Infektionskrankheit, die er sich bei der Arbeit mit Fischpräparaten zugezogen haben soll. Es bestand Typhus-Verdacht. Auch ein Suizid wurde diskutiert. Seine schon während der Gymnasialzeit geäußerte Auffassung von dem „Selbstmörder aus physischen und psychischen Leiden", der eigentlich kein Selbstmörder, sondern vielmehr „ein an Krankheit Gestorbener" sei,[9] spricht entschieden dagegen, ebenfalls sein Prosatext *Lenz*. Denn er lässt den wunderlichen Protagonisten sagen:

> Ich mag mich nicht einmal umbringen: es ist mir zu langweilig.[10]

Dieses ironisch gefärbte Motiv der Langeweile durchzieht auch das Drama *Dantons Tod* und das Satyrspiel *Leonce und Lena* (1836). Das Suizidthema wird in beiden Stücken einmal ernsthaft und distanziert, ein andermal rein satirisch behandelt. Daraus auf eine Suizidtendenz oder gar einen vollendeten Suizid des Dichters zu schließen, kann ebenso wenig überzeugen wie ein pathographisches Gutachten, in dem er als „abnorme" Persönlich-

---

[6] Georg Büchner: *Karl Gutzkow an Georg Büchner*. Münchner Ausgabe S. 350.

[7] Ebd., S. 233–255: *Woyzeck. Lesefassung*. S. 233–255.

[8] Ebd., S. 242: Woyzeck soll zu wissenschaftlichen Zwecken eine reine Erbsendiät einhalten. Der experimentierende Arzt sieht darin eine „Revolution". Justus Liebig (1803–1873) hatte damals Versuche mittels Erbsbreiverordnung an Probanden vorgenommen, die diese einseitige Ernährung mit Wahnideen beantworteten.

[9] Ebd. S. 37.

[10] Ebd. S. 153.

keit dargestellt wird.[11] *Büchner* ist vor allem anlässlich seines 100. und 200. Geburtstags geehrt worden und wird bei der jährlichen Verleihung des *Georg-Büchner-Preises* von Seiten der Literaturkritik und der Preisträger gefeiert.

Will man den Blickwinkel auf die Gruppenbiographien der Arztdichter erweitern und ihre Texte daraufhin untersuchen, ob und wie sich ihr Rebellentum ausgewirkt hat, empfiehlt sich ein spezielles Betrachtungsgerät: das seit 200 Jahren bewährte Kaleidoskop. Schon *Büchner* soll als Kind damit gespielt haben, wie übrigens auch mit dem Stethoskop, einem Instrument seines Vaters, das ebenfalls zu dieser Zeit – genau gesagt: anno 1816 – erfunden worden war.[12]

Als Dichter wandte *Büchner* den seinerzeit noch unbekannten Perspektivenwechsel mit dem unmittelbaren Übergang von der Ich- zur Er-Erzählung an, als Mediziner erlernte er die Kunst der Beobachtung und als Rebell die Kunst des Widerstands:

> Er profitiert von seinen Medizinkenntnissen, was später auch andere deutsche Schriftsteller, meist unter seinem Einfluss, mit Erfolg getan haben – so vor allem die Ärzte Gottfried Benn, Alfred Döblin und Arthur Schnitzler.
> In „Dantons Tod", den er im Alter von 21 Jahren innerhalb von fünf Wochen verfasst hat, weht der noch nie auf der Bühne so spürbar und bewusst gemachte Geist der Jugend, der heiße Atem der Revolution, der Sturm der Weltgeschichte.[13]

Sobald sich die Bilder von Ärzten, Dichtern und Rebellen kaleidoskopisch spiegeln, werden die Muster dieser Figuren bei jeder Drehung konstruiert, dekonstruiert und rekonstruiert. Das Betrachtungsgerät ist im Blick auf die Triade jedem Glücksspielautomaten weit überlegen, zumal sich niemals drei verschiedene Symbole auf eine Reihe bringen ließen, produziert aber keine menschliche Gestalt, sondern immer nur Spiegelbilder. Den wahrscheinlich besten Einblick in das dreidimensionale Geschehen bietet eine Drehbühne. Denn bevor der Arzt, Dichter und Rebell zu einer Figur verschmilzt, können drei Charaktere separat auf einer offenen Drehbühne erscheinen und in variablen historischen und immer neuen Dekorationen agieren. Dies hat den besonderen Vorteil, dass vieles von dem, was über Arzt-Dichter-Rebellen gesagt worden ist, noch einmal reflektiert und, wenn erforderlich, entwirrt werden kann.

---

[11] Wilhelm Lange-Eichbaum, Wolfram Kurth. München. 1967, S. 338.

[12] Das schon in der Antike bekannte Kaleidoskop war ein Kinderspielzeug *Georg Büchner* (*1813); es wurde von *David Brewster* (1816) neu konstruiert. Das Stethoskop, ein hölzernes Hörrohr, erfand *René Laënne* (1816).

[13] Marcel Reich-Ranicki: *Meine Geschichte der deutschen Literatur.* 2016, S. 151.

Wenn zum Beispiel Georg Büchners Stück *Woyzeck* auf der Drehbühne geprobt wird, sagt die Titelfigur, bevor der Autor selbst auf der Bühne erscheint, in der ersten Dekoration – *Freies Feld*:

> Still, alles ist still, als wär die Welt tot.

Es ist der Soldat *Franz Woyzeck*, ein einfacher, sensibler und psychisch kranker Mann, der immer wieder fremde Stimmen, die ihm Befehle erteilen, zu hören glaubt. Wenn sich die Bühne dreht, erfährt man, dass er auch von seinen realen Gegenspielern im Befehlston gedemütigt wird. In den folgenden Szenen muss er den Stiefelknecht eines Hauptmanns spielen und sich zugleich dessen Mahnung zur Sittlichkeit anhören:

> Woyzeck, Er hat keine Moral!

In der Dekoration – *Beim Dokto*r – dient er der Wissenschaft als Versuchsobjekt:

> Er ist ein interessanter Casus, Subjekt Woyzeck.

Kaum hat sich die Bühne wieder gedreht, wird der von akustischen Halluzinationen und sinnlosen Befehlen gequälte Mann in der entscheidenden Szene – *Marie und Woyzeck* – zum eifersüchtigen Täter: Einer fremden inneren Stimme folgend, ersticht er seine Geliebte. Sie hat ihn mit dem Tambourmajor betrogen, diesem starken Kerl mit weißen Handschuhen und großem Federbusch.

Die Realitätsbezogenheit des Textes, der sich auf die Krankengeschichte des historischen *Woyzeck* aus Leipzig stützte, wirkte sich nachhaltig auf die Rezeption, aber nachteilig auf die Charakterisierung des Autors aus. *Büchner* hatte sich als Autor nicht nur mit *Franz Woyzeck*, sondern auch mit *Reinhold Lenz* beschäftigt und wurde nun fehlinterpretiert, so als habe er sich als Autor und Nervenspezialist im Umgang mit den psychisch kranken Protagonisten seiner Texte gleichsam bei ihnen angesteckt. Dass diese Assoziationen keine Seltenheit darstellten, wusste laut *Büchner* schon der Dichter *Reinhold Lenz,* der ausdrücklich gebeten hatte, ihn nicht nach seiner Dichtung zu beurteilen.[14] Obwohl man bei *Büchner* keine Symptome einer Geisteskrankheit entdeckte, glaubte man doch, „ein großes Quantum Fatalismus“[15] und eine „bionegative“ Konstitution[16] feststellen zu müssen. Im Jahr 1854 meinte ein Publizist, dass er bei der Wahl seiner dichterischen Stoffe „das Kränkliche seines eigenen Wesens“ bekundet habe:

---

[14] Georg Büchner (2002): *Lenz,* S. 101.

[15] Vgl. Klaus Müller-Salget: *Georg Büchners ‚Fatalismus‘. Literatur ist Widerstand.* Innsbruck 2005, S. 61–71.

[16] Vgl. Kapitel 2: *Reim und Ruhm.*

> Man könnte ihn gewissermaßen einen pathologischen Dichter nennen. Schwächlich-überreizte, überspannte, geistig und sittlich angefressene Gestalten sind ihm für seine Darstellungen die liebsten.[17]

Wenn damit vermutet wird, dass eine psychisch gestörte Dramen- oder Romanfigur der kranken Phantasie des Autors entsprungen sei, obwohl dieser bei der Beschreibung psychischer und psychosomatischer Symptome zweifellos nicht nur über seine Vorstellungskraft, sondern auch über medizinische Kenntnisse verfügt, basiert diese Annahme auf dem Stereotyp von dem generell erhöhten Infektionsrisiko des Mediziners. In diesem Kontext sind die psychologischen und psychosomatischen Aspekte seiner Texte – und darüber hinaus die auffällige Neigung des dichtenden Mediziners zur Rebellion – als Ausdruck einer psychischen Störung interpretiert worden.[18] Wäre es einigen Literaturkritikern gelungen, damit auch die Spuren des politischen Widerstands zu verwischen, hätte *Georg Büchner* als Arzt, Dichter und Rebell unsichtbar werden können.

Denn angesichts der Eindimensionalität dieser Kritiken könnte man sich den Autor kaum auf einer virtuellen Drehbühne vorstellen: der Arzt und Dichter ist „krank“, der Rebell in der Versenkung verschwunden, die Vorstellung fällt aus. Erst wenn das Dreigespann Arzt-Dichter-Rebell geschlossen auftritt, lassen sich Biographien des 19. und 20. Jahrhunderts, wie die Vita und Wirkungsästhetik *Georg Büchners* genauer analysieren:

Die Theaterprobeprobe beginnt auf offener Bühne. Das Publikum schaut drei Akteuren bei speziellen Tätigkeiten zu, die nach jedem Szenenwechsel in passenden Dekorationen zu verrichten sind. Der Erfolg der Vorstellung hängt nicht nur von dem ästhetischen Gesamteindruck ab, sondern auch von der unterschiedlichen Rezeption medizinischer, literarischer und politischer Szenen. Dementsprechend wird das Publikum, das an der Probe-Performance unmittelbar teilnimmt, zunächst den Auftritt des Arztes im vorderen Halbkreis der Bühne, und nach deren erster Umdrehung dem Vortrag des Dichters lauschen, dann aber auch, – sobald der Umbau der Dekoration im hinteren Halbkreis und daraufhin eine zweite Bühnendrehung erfolgt ist, – die Aktion des Rebellen miterleben, um je nach eigenem Eindruck und unabhängig von dem dramatischen Schlussakkord, die eine oder andere Szene zu bevorzugen und danach zu bewerten.

In der ersten Szene könnten zum Beispiel aktuelle medizinische Themen behandelt, in der zweiten Szene besondere Aspekte der Poetik beleuchtet und in der dritten Szene wichtige politische Fragen erörtert werden. Die Zuschauerinnen und Zuschauer würden beispielsweise einen empathischen Umgang von Arzt und Patient, vielleicht auch den sympa-

---

[17] Georg Fein: *Tagebuchnotiz,* 23.4.1854, zit. n. J.-C. Hauschild: *Büchner.* Reinbek b. Hamburg 1997, S. 144.

[18] Vgl. Kapitel 16: *Verletzlichkeit*, S. 240.

thischen Flirt des Dichters mit einer Muse und schließlich den pathetischen Disput des Rebellen mit einem Despoten miterleben.

Wenn man aber die Personen und Dekorationen beliebig auswechselte oder in den Dialogen die Grundbegriffe von Medizin, Poesie und Politik vertauschte, wodurch es sich also weder um Gespräche zu medizinischen Themen, noch um Perspektiven der Dichtkunst oder einen politischen Diskurs, sondern um eine Mixtur und schließlich ein reines Wirrwarr handelte, weil in allen Dekorationen teils poetische, teils erotische, aber keine medizinisch relevanten Sätze und ganz unpolitische Dialoge wild durcheinander gesprochen würden, wüsste wahrscheinlich kein Beteiligter mehr, worum es sich bei dem Experiment dreht. Die Faszination, die von den szenischen Verwandlungen ausgeht, dürfte rasch der Einsicht weichen, dass eine beliebig gewählte Perspektive immer auch Gefahr läuft, das Ganze auf eine eindimensionale Lesart zu reduzieren und damit die Triade aus dem Blick zu verlieren. Gerade diesen Eindruck erweckte in letzter Zeit ein Chronist, der sich seinen eigenen Vers auf den Werdegang und die Persönlichkeit *Georg Büchners* machte:[19]

> 1. *Der Mediziner* Georg Büchner habe nicht besonders eifrig studiert[20] und die Medizin überhaupt als „bloßes Herumwerkeln an menschlichem Leid und Leib“ empfunden.[21]
>
> 2. *Der Dichter* Georg Büchner sei nur mit wenigen Werken und einem Pamphlet hervorgetreten: „Drei Dramen, eine Novelle, mehr ist es nicht.“[22] Aber: „Büchner wusste seine Zeit zu nutzen.“ Er ging ja auf Brautschau, und nach seinem ersten Treffen mit der Pfarrerstochter Minna Jaeglé „verlobten sich die beiden heimlich.“ [23]
>
> 3. *Der Rebell* Georg Büchner sei ein „verhinderter Volksrevolutionär“[24] und das von ihm verteilte „Pamphlet“, sein literarisches Debut, sei ein „publizistisches Husarenstück“ gewesen.

Diese kritische Meinung impliziert „eine sittliche Mahnung“ und wirft überdies einige Fragen auf: Sollte der Dichter als Student und Dozent weniger Interesse an der medizinischen Wissenschaft als am „heimlichen“ Umgang mit seiner Braut gehabt haben? Hatte der Mediziner, der als „revolutionärer Anatom“ und „verhinderter Volksrevolutionär“ bezeichnet wird, die Hochschulkarriere als einziges Ziel im Auge gehabt? Wenn

---

[19] Roman Neugebauer: *Am Tage mit dem Skalpell und die Nacht mit den Büchern. Der revolutionäre Anatom Georg Büchner.* In: *Mit Feder und Skalpell.* Harald Salfellner (Hg.), Prag 2014, S. 153–166.

[20] Ebd. S. 157.

[21] Ebd. S. 158.

[22] Ebd. S. 154.

[23] Ebd. S. 157.

[24] Ebd. S. 154.

nicht, warum wird die politische Botschaft seiner Flugschrift als „publizistisches Husarenstück“ gewertet? Der Vergleich einer Rebellenaktion mit dem Einsatz berittener Soldaten ist schon insofern abwegig, als die Husaren im Dienst des Erzherzogs, also auf der Gegenseite standen. War *Georg Büchners* politisches Engagement etwa so belanglos und so gering wie der Umfang seines dichterischen Werks? Und warum versuchte der Chronist, das Lebenswerk eines 23-jährigen Autors zu schmälern? Deutete sich mit dieser Reduktion des Erzählbaren auf das Zählbare – „Drei Dramen, eine Novelle“ – nicht vielmehr ein neuer, eindimensionaler *Turn* der Literaturkritik an? War es nur recht oder billig, die kurze Vita des rebellierenden Dichters, eines „steckbrieflich gesuchten Autors“[25], als einziges Scheitern zu diskreditieren?

Demgegenüber geht aus den Texten *Georg Büchners* die Einheit von Leben und Literatur hervor:

> In der kurzen Lebenszeit, die ihm vergönnt ist, entwickelt er einmal gewonnene Einsichten mit rigoroser Konsequenz und ohne Brüche zwischen den Bereichen Politik, Ästhetik und Wissenschaft.[26]

Die Uraufführung von *Dantons Tod* (1902) wurde als „großartiges Melodrama“ mit „ekstatischem Szenarium“ bezeichnet.[27] Aus Anlass seines 100. Geburtstags fand im Jahr 1913 die Uraufführung des Dramenfragments *Woyzeck* statt, dessen Szenen er kurz vor dem Tod niedergeschrieben hatte. Ein Urteil über dieses Stück lautete:

> Das ist Theater, so könnte Theater sein.[28]

Das damals wie heute viel gespielte Stück *Leonce und Lena* (1836) führte bei der Uraufführung (1919) zu einem Eklat, weil es als komödiantisches Satyrspiel keine verständliche revolutionäre Botschaft zu enthalten schien.[29]

Ab 1923 wurde der nach *Georg Büchner* benannte Literaturpreis verliehen, allerdings in der NS-Zeit nur noch unter Ausklammerung seines Namens.[30] Während dieser Zeit fanden *Büchners* Texte so gut wie keine Beachtung, erst seit der Reinstallation des Büchner-Preises (1951) schätzte man wieder seine „herzbewegende Radikalität“, die sich im sprachlichen

---

25 Ebd.

26 Gerhard P. Knapp und Herbert Wender (Hg.): *Georg Büchners Gesammelte Werke.* München 2002, S. 364.

27 *Bertold Brecht: Tagebuchnotiz,* zit. n. Jan-Christoph Hauschild a.a.O. S. 145.

28 Rainer Maria Rilke: *An Maria von Thurn und Taxis, 9.7.1915,* zit. n. Ernst Johann: *Georg Büchner.* Reinbek b. Hamburg 1987, S. 167.

29 Vgl. Ingeborg Strudthoff: *Die Rezeption Georg Büchners durch das deutsche Theater.* Berlin 1957.

30 Das war ein sicheres Anzeichen für die damals herrschende Destruktion der Kultur durch Verschweigen bis zum Vergessen, wie auch die *Kunst des Weglassens.*

Ausdruck des Autors zeigte,[31] wie zum Beispiel besondere „sprachliche Bruchstücke, geradezu adäquate Ausdrücke gebrochenen Lebens“ des Soldaten und Gelegenheitsarbeiters Franz *Woyzeck* auf der „unterst Stuf“:

> Der ‚Woyzeck‘ erweckte zugleich Mitleid und Widerstandsgeist. Mitleid mit jenen, die auf der ‚unterst Stuf von menschliche Geschlecht‘ stehen; Widerstandsgeist gegen die, denen der Mensch nur Arbeitsvieh und Versuchstier ist.[32]

Anlässlich seines 200. Geburtstags im Jahr 2013 ehrte man den Dichter von regierungsamtlicher Warte aus mit einer schlichten Äußerung:

> Büchner hat das geistige Leben seiner Zeit und im weiteren Verlauf auch unserer Zeit mitgestaltet.[33]

Damit hob der hessische Ministerpräsident[34] auf die kulturgeschichtliche Kontinuität und Gestaltungskraft des Dichters ab, allerdings ohne sich von seinem Vorgänger zu distanzieren, jenem Despoten im Großherzoglich-Hessischen Regierungsamt, der *Büchner* wegen „Theilnahme an staatsverrätherischen Handlungen“ verfolgen ließ.

Im Gegensatz zu der amtlichen „Laudatio“ wies ein Literaturkenner nicht nur auf *Büchners* Verfolgung durch die hessische Obrigkeit hin, sondern hob auch seine Vorreiterstellung im „geistigen Leben seiner Zeit“ hervor:

> Mit Büchner beginnt die moderne deutsche Literatur. Seine Werke führen zum Realismus, zum Naturalismus und zum Expressionismus ebenso wie zum epischen Theater, zum Theater der Surrealisten und zum Dokumentartheater.[35]

---

31 Hans Joachim Schädlich: *„Unterst Stuf von menschliche Geschlecht“*. In: *Der andere Blick. Aufsätze, Reden, Gespräche.* Reinbek bei Hamburg 2005, S. 153.

32 Ebd. S. 155.

33 *Volker Bouffier*, hessischer Ministerpräsident: *Grußwort.* In: *Georg Büchner. Revolutionär mit Feder und Skalpell.* Ralf Beil, Burghard Dedner (Hg.) Darmstadt 2013.

34 Mit dem zwiespältigen Grußwort des Bundeskanzleramtes zum 200. Geburtstag Georg Büchners schließt auch der Epilog des vorliegenden Essays.

35 Marcel Reich-Ranicki (2016): *Meine Geschichte der deutschen Literatur.* S. 152f.

Teil II Psyche und Poesie

5. Krisen und Krankheiten

Arthur Schnitzler und Anton Tschechow. Sterben ist schlafen

> Die Symptome gleichen der Sprache des Organs. Dieses kann sich nur in bestimmten Redewendungen äußern. Aber in diesen spricht es von dem, was ihm widerfahren ist. Und das ist seine Geschichte. So führt die Frage nach dem „Was“ von den Krankheitsbildern, die das Kranksein beschreiben, zu den Krankengeschichten, die das Krankwerden darstellen. *Paul Vogel*[1]

An der Wende zum 20. Jahrhundert waren es vor allem zwei avantgardistische Dramatiker und Erzähler, die als erfahrene Ärzte zwischen Melancholie und Hoffnung schwankend, ironische und satirische Texte verfassten: *Arthur Schnitzler* und *Anton Tschechow. Schnitzlers* Novelle *Lieutenant Gustl* (1900) ist darauf angelegt, die herrschende Duellpraxis als Inbegriff der Doppelmoral und menschlicher Schwäche zu entlarven. In *Tschechows* Kurzgeschichte *Das Duell* (1891) gehen zwei Intellektuelle, zunächst mit Reden, dann mit Pistolen, aufeinander los, ohne sich ernstlich zu verletzen.[2] Bei einem weiteren Duell in der Filmfassung *Les trois soeurs* (2015) von *Tschechows* Stück *Drei Schwestern* (1901) stirbt der Herausforderer nicht durch einen Schuss seines Gegners, sondern von eigener Hand; absurder konnte ein Ehrenhandel kaum enden.[3]

Auch in seiner Erzählung *Krankenzimmer Nr. 6* (1893) stellte *Tschechow* die Wirklichkeit auf den Kopf, als er die Ausübung körperlicher Gewalt gegen Patienten thematisierte. Der Dialog eines Psychiaters mit einem paranoiden Rebellen führt dazu, dass der Arzt ebenfalls misshandelt wird, um zuletzt als Patient auf der geschlossenen Station, im Krankenzimmer Nr. 6, zu enden.

---

1 Paul Vogel: *Grundfragen der klinischen Neurologie* Göttingen 1956, S. 185.

2 Anton Tschechow. *Werke.* München 2009.

3 Valeria Bruni Tedeschi: *Les trois soeurs* 2015.

Tschechow und *Schnitzler* stellten die Mächtigen bloß, vor allem deren Arroganz und Torheit, aber auch den mangelnden Widerstandswillen und das Versagen der scheinbar Ohnmächtigen. Sie wiesen auf die Missstände hin, die sie persönlich berührten. An den Schnittpunkten der Zeitgeschichte mit ihrer eigenen Lebens- und Krankengeschichte kam es zu entscheidenden Krisen. Beide waren mit Schauspielerinnen verheiratet, die sie bei der Theaterarbeit kennengelernt hatten, *Anton Tschechow* mit *Olga Knipper* (seit 1901), *Arthur Schnitzler* mit *Olga Gussmann* (seit 1903). Doch die Paare teilten nur für kurze Zeit ihre Bühnenerfolge und Niederlagen. *Tschechows* Ehe endete drei Jahre nach der Hochzeit mit seinem Tod (1804), *Schnitzlers* Ehe nach langem Streit mit der Scheidung (1921).

Zu Beginn des 20. Jahrhunderts hatte *Schnitzler* die Erzählform des *inneren Monologs* für die deutsche Sprache entwickelt. Er sammelte freie Assoziationen, um bewusste und vorbewusste seelische Vorgänge der Gedankenwelt darzustellen. Man hat ihn oft als literarisches Pendant *Sigmund Freuds* bezeichnet. Der Psychoanalytiker wurde auf die Dichtung des Vorbewussten aufmerksam, als er während einer Wiener Aufführung von *Schnitzlers* Einakter *Paracelsus* (1897) einige Verse vernahm, die sich wenig später gleichsam in das Projekt seiner *Traumdeutung* (1899)[4] einfügten:

> Es fließen ineinander Traum und Wachen,
> Wahrheit und Lüge. Sicherheit ist nirgends.
> Wir wissen nichts vom andern, nichts von uns;
> Wir spielen immer, wer es weiß, ist klug.[5]

Schnitzler arbeitete als Assistenzarzt – wie schon einige Jahre vor ihm *Freud* – am Wiener Allgemeinen Krankenhaus in der Neuroanatomie und Psychiatrie[6] und später in demselben Klinikum bei seinem Vater, der ein bekannter Kehlkopfspezialist war. Nach dem Tod des Vaters (1893) eröffnete *Schnitzler* eine eigene Praxis und verfasste nun in rascher Folge Theaterstücke, Erzählungen und Novellen. Er hatte den ungewöhnlichen Einfall, zahlreiche Ausschnitte der wörtlichen Rede seiner Mitmenschen zu Prosatexten zusammenzufügen und fortwährend aus dem eigenen Gedankenfluss textbildende Proben zu schöpfen, um sie den ansonsten nachdenklich schweigenden Figuren seiner Novellen einzuflößen. Es war der erwähnte *innere Monolog*, der als „revolutionäre" Erzähltechnik gilt, weil er die Prosaliteratur des letzten Jahrhunderts grundlegend veränderte.

---

4 Sigmund Freud: *Traumdeutung* (1899, vordatiert auf 1900) In: *Sigmund Freud*. Bd. 2, Frankfurt a.M. 1969.

5 Arthur Schnitzler: *Der grüne Kakadu. Die Gefährtin.* Berlin 1899.

6 Bei *Theodor Meynert* (1833–1892).

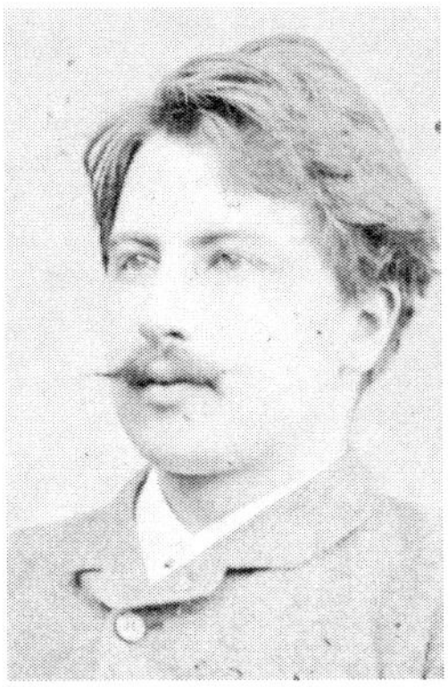

Abb. 8: Arthur Schnitzler 1885

Der Titelheld der Novelle *Lieutenant Gustl*, ein ständig sinnierender Offizier, sieht sich fast zum „Freitod“ genötigt, weil er sich durch einen – nicht satisfaktionsfähigen – Zivilisten beleidigt fühlt. Als er zufällig im Kaffeehaus vom tödlichen Schlaganfall dieses Kontrahenten erfährt, ist er überrascht und erleichtert:

> Tot ist er – tot ist er! Keiner weiß was, und nichts ist g'scheh'n! – Und das Mordsglück, daß ich in das Kaffeehaus gegangen bin ... sonst hätt' ich mich ja ganz umsonst erschossen – [...] [7]

„Nichts ist g'scheh'n“ charakterisiert hier – wie die in Österreich wohlbekannte Sentenz „Es kann dir nix g'schehen“[8] – die vermeintliche Unverletzlichkeit des (Anti-)Helden. Da der Autor mit seiner satirischen Kritik an der Duellpraxis den Ehrenkodex des Militärs verletzt hatte, musste er die Offiziersuniform ablegen.

Schnitzler hatte schon früh einen Prosatext mit dem Titel *Später Ruhm* (1894) konzipiert und dann fortlaufend ein *Tagebuch* (1897–1931) über sein Leben geführt. Er liebte das Theater, verehrte auch einige Schauspielerinnen und wählte aus ihrer Mitte seine Ehefrau. Der Sohn *Heinrich* wurde im Jahr 1902, die Tochter Lili 1909 geboren. Den letzten Tagebuchnotizen ist zu entnehmen, dass er sich, berühmt, aber nach der Scheidung vereinsamt, von seiner schweren familiären Krise nicht mehr erholt und zugleich erkannt habe, dass mit dem Suizid seiner geliebten

---

7 Arthur Schnitzler: *Fräulein Else. Leutnant Gustl.* Köln, S. 127.

8 Ein Lieblingszitat *Freuds* aus der Feder *Ludwig Anzengrubers* (1839–1889) als Ausdruck für das „eigentliche_Heldengefühl“. Vgl. Sigmund Freud: *Der Dichter und das Phantasieren. Bildende Kunst und Literatur.* Studienausgabe. Bd. X, Frankfurt a.M. 1969, S. 176. Vgl. Kapitel 16: *Verletzlichkeit.*

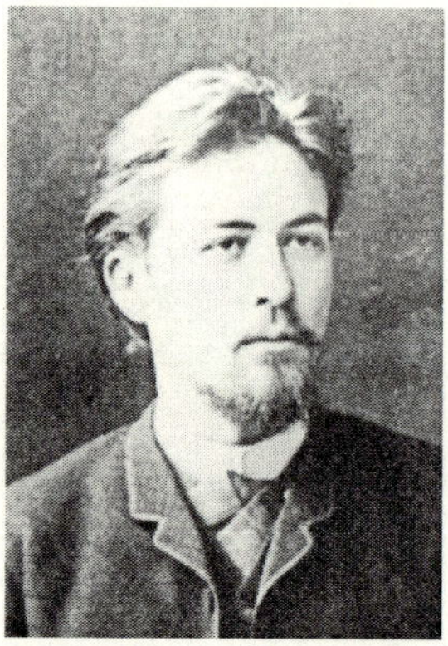

Abb. 9: Anton Tschechow 1889

Tochter *Lili* sein Leben zu Ende gegangen sei.[9] Er starb wenig später an einer Hirnblutung. Man nannte ihn

> den großen Dichter der Vergeblichkeit, des Scheiterns und des Abschieds, des sinnlosen Lebens und des sinnlosen Sterbens.[10]

Hinsichtlich dieser Topoi ist anzumerken, dass die durchschnittliche Lebenserwartung, die sich für Ärzte und Schriftsteller zu keiner Zeit wesentlich unterschied, erst in den letzten 100 Jahren kontinuierlich – für Männer von 60 Jahren auf 78 und für Frauen von 63 auf 83 Jahre – anstieg.[11]

Anton Tschechow, der als „Meister der Ironie" in der Kurzgeschichte und im Drama „den modernen Menschen" abbildete, hatte nach dem Erwerb des Arztdiploms (1884) eine Praxis in Moskau eröffnet. Zugleich stellten sich bei ihm erste Lungenblutungen ein.[12] Während er bereits mit seinen satirischen Kurzgeschichten und realistischen Dramen erfolgreich war, soll er ausgerufen haben:

---

[9] Die 18-jährige Tochter Lili, deren Tod *Arthur Schnitzler „vorausgeträumt"* hatte, erschoss sich am 26. Juli 1928 mit der Pistole ihres Ehemannes, eines faschistischen italienischen Miliz-Hauptmanns. Vgl. Peter Michael Braunwarth, Leo A. Lensing: *Arthur Schnitzler. Träume. Das Traumtagebuch 1875–1931.* Göttingen 2012.

[10] Marcel Reich-Ranicki: *Sieben Wegbegleiter.* Stuttgart 2002, S. 22.

[11] Vgl. Stefan Hradil: *Lebenserwartung und Sterblichkeit.* Bundeszentrale für politische Bildung 31.5.2012. http://www.bpb.de/politik/grundfragen/deutsche-verhaeltnisse-eine-sozialkunde/138003/historischer-rueckblick?p=all: Gegen Ende des 19. Jahrhunderts ging dann die Kindersterblichkeit stark zurück. [...]
Die Lebenserwartung der Männer bzw. der Frauen hat so vor dem Ersten Weltkrieg auf 45 bzw. 48 Jahre zugenommen und ist bis zum Zweiten Weltkrieg auf etwa 60 bzw. 63 Jahre gestiegen. Am Ende der Nachkriegszeit, im Jahr 1973, konnten Eltern eines Neugeborenen schon damit rechnen, dass ihr Junge 68 bzw. ihr Mädchen 74 Jahre alt werden würde. Im Jahr 2000 betrug die Lebenserwartung Neugeborener schon 75 bzw. 81 Jahre.

[12] Frank Rainer Scheck: *Anton Cechov.* München 2004, S. 37.

Es ist nicht schön Arzt zu sein!

Bemerkenswert ist auch seine Empfehlung an den Schriftsteller:

Denk Dir keine Leiden aus, die du nicht selbst erfahren hast.

Er hatte bei sich selbst Tuberkulose diagnostiziert und seiner Frau *Olga*, geb. *Knipper*, mitgeteilt, ein *„Dämon"* habe ihm einen *„Bazillus"* eingehaucht. Seine wechselnden Erfolge als Dramatiker waren von Hustenanfällen mit Lungenbluten begleitet. Die Uraufführung seiner Komödie „Die Möwe" (1896) wurde ein Debakel, zwei Jahre später jedoch ein Triumph. Am 29. Januar 1904, seinem 44. Geburtstag – kurz vor seinem Tod – fand die Premiere des Stücks *Der Kirschgarten* unter stundenlangen Ovationen statt.[13] Ein Jahr später waren die ersten effektiven Präventionsmaßnahmen gegen Tuberkulose verfügbar.[14]

Es war gewiss nicht ausgemacht, dass Autoren früherer Jahrhunderte das 50. Lebensjahr erreichten. *Friedrich Schiller* hatte darauf gehofft; er wurde 45 Jahre alt. Die Tabellen 4 a–d zeigen, wie stark die Lebensdauer variierte: *John Keats* starb mit 25, *Johann Christian Günther* mit 27, *Jan Jakob Slauerhoff* mit 38, *Anton Tschechow* mit 44, *Tobias George Smollet* mit 50, *Johannes Scheffler* mit 52, *Mori Ogai* mit 60, Hans Carossa mit 77, *William Somerset Maugham* und *Axel Munthe* mit 91 Jahren. Diese elf Autoren litten an Tuberkulose.

Tabelle 4 a

Arztdichter anderer Länder 16.–20. Jahrhundert	Geburtsland	Lebenszeit	4.–6. Dekade, wahrscheinliche Todesursachen
John Keats	England	(1795–1821)	26. Lj. Tuberkulose
Jan Jakob Slauerhoff	Niederlande	(1898–1936)	39. Lj. Tuberkulose
Anton Tschechow	Russland	(1860–1904)	45. Lj. Tuberkulose
Michail Bulgakow	Ukraine	(1891–1940)	49. Lj. Nephrosklerose
Tobias G. Smollett	Schottland	(1721–1771)	51. Lj. Tuberkulose
Francois Rabelais	Frankreich	(1494–1553)	59. Lj. Herzleiden

Es sprach freilich für eine besondere Widerstandsfähigkeit vieler Autoren und Autorinnen, dass sie die Exposition mit gravierenden Infektionskrankheiten überlebten. *Arthur Conan Doyle* überstand in Afrika eine Typhuserkrankung. *Jan Jakob Slauerhoff* litt in Afrika unter Malaria-Anfällen. Auch *Albert Schweitzer, Francis Brett Young, Louis-Ferdinand*

13 Henri Troyat: *Tschechow. Leben und Werk*. Stuttgart 1987, S. 366.

14 *Robert Koch* erhielt 1905 den Nobelpreis für die Entdeckung des Tuberkuloseerregers.

Céline, Antonio Lobo Antunes und *Harriet Straub* waren in Afrika ärztlich tätig, nicht zu vergessen die *Mediziner ohne Grenzen;*[15] Malaria, Lepra, Cholera und Tuberkulose stellten jedoch für diese „Tropen-Mediziner und -Medizinerinnen" kein wesentlich erhöhtes Infektionsrisiko dar. Der Rebell *Ernesto Guevara* arbeitete nach dem Medizinstudium bei Leprakranken in Peru. Als junger Arzt glaubte er an die „Magie der Unverwundbarkeit" auch im Guerillakampf.

Der Schriftsteller und Militärarzt *Wikenti W. Weressajew* kämpfte im Donezkgebiet gegen die Cholera.[16] Auch *Anton Tschechow* und *Axel Munthe* hatten sich zur Arbeit in Cholera-Regionen gemeldet und blieben von dieser Krankheit verschont. *Munthe* war zunächst als Armenarzt in Paris, später als Modearzt im Umfeld des europäischen Adels tätig; weltweit bekannt wurde er, nachdem er 70-jährig – bei nachlassender Sehkraft – seine phantasievollen Memoiren: *The Story of San Michele* (1928) niedergeschrieben hatte. Wer einmal Tuberkulose „durchgemacht", also überlebt hatte, konnte ein hohes Alter erreichen.[17] Das lag bei *Munthe* und *Maugham* wohl weniger an deren individueller Resilienz, Widerstandskraft und Wendigkeit als am medizinischen Fortschritt. Doch selbst, wenn man die im 19. und 20. Jahrhundert ansteigende Lebenserwartung und damit ein Plus von 2,3 Jahren pro Jahrzehnt berücksichtigt, kann man nicht einfach erklären, warum ausgerechnet aktive Kriegsteilnehmer unter den Schriftstellern die neunte und zehnte Lebensdekade erreichten.

Tabelle 4 b

Arztdichter anderer Länder 16.–20. Jahrhundert	Geburtsland	Lebenszeit	7. u. 8. Dekade, wahrscheinliche Todesursachen	
Mori Ogai	Japan	(1862–1922)	61. Lj.	Tuberkulose
Gopal Baratham	Singapur	(1935–2002)	67. Lj.	Herzleiden
Louis-Ferdinand Céline	Frankreich	(1894–1961)	68. Lj.	Herzleiden
Kobo Abe	Japan	(1934–1993)	69. Lj.	Herzleiden
Arthur Schnitzler	Österreich	(1862–1931)	70. Lj.	Schlaganfall
Francis Brett Young	England	(1884–1954)	70. Lj.	Herzleiden
Arthur Conan Doyle	Schottland	(1859–1930)	72. Lj.	Herzinfarkt
Otto Heurnius	Niederlande	(1577–1652)	75. Lj.	Herzleiden
Wikenti W. Weressajew	Russland	(1867–1945)	79. Lj.	Herzleiden
Elizaveta Polonskaja	Russland	(1890–1969)	79. Lj.	Herzleiden

[15] Vgl. Kapitel 1: *Dichtung ohne Grenzen.*

[16] Volker Klimpel: *Lexikon fremdsprachlicher Schriftsteller-Ärzte.* 2006, S. 231.

[17] Die ubiquitäre Gefahr einer Ansteckung mit Tuberkulose, die noch zu Beginn des 20. Jahrhunderts die häufigste Todesursache überhaupt darstellte, konnte bei mangelnder körpereigener Abwehr auch nach zeitweiligem Stillstand wieder ausbrechen, die Widerstandskraft vollends zerstören und zu frühem Tod führen.

Dies setzte nicht nur viel Glück im Krieg, sondern auch in Friedenszeiten einen gesunden Lebensstil voraus, der zum Beispiel übermäßigen Alkoholgenuss ausschloss. Doch das war keineswegs immer der Fall: Von einem Arztdichter, nach dem die *Kerner*-Traube benannt wurde, ist bezeugt, dass er in den letzten Lebensdekaden täglich mindestens zweieinhalb Liter, insgesamt „siebzig Eimer oder 2100 Liter" Wein trank.[18] Er mäßigte sich allerdings im politischen Diskurs und wurde doppelt und dreimal so alt wie die Revolutionäre unter den Arztdichtern. Auch sein radikal-demokratisch rebellierender Sohn Theobald lebte – nach der Niederlassung in der väterlichen Praxis – recht gesund und wurde 90 Jahre alt.

Tabelle 4 c Arztdichter anderer Länder 19.–20. Jahrhundert	Geburtsland	Lebenszeit	9. u. 10. Dekade, wahrscheinliche Todesursachen
William C. Williams	USA	(1883–1963)	80. Lj. Schlaganfall
Georges Duhamel	Frankreich	(1884–1966)	82. Lj. Herzleiden
Silas Weir Mitchell	USA	(1829–1914)	84. Lj. Pneumonie
Archibald J. Cronin	Schottland	(1896–1981)	85. Lj. Herzleiden
Morio Kita	Japan	(1927–2011)	85. Lj. Ileus
Richard Selzer	USA	(1928–2016)	88. Lj. Darminfektion
Albert Schweitzer	Frankreich	(1875–1965)	91. Lj. Herzleiden
Axel Munthe	Schweden	(1857–1949)	92. Lj. Herzleiden
William S. Maugham	England	(1874–1965)	92. Lj. Herzleiden

Die gelegentlich ausgeübte Tätigkeit als Schiffsarzt diente *John Keats, Tobias George Smollett, Arthur Conan Doyle, Archibald J. Cronin, Gottfried Benn, Peter Bamm, Michail Bulgakow, Louis-Ferdinand Céline* und *Friedrich Wolf* nicht nur zur Befriedigung der Abenteuerlust und Vermehrung des Einkommens, sondern auch zur Verbesserung der Gesundheit. *Ernesto Guevara* heuerte auf einem Öltanker an. *Morio Kita* fuhr als Arzt auf einem Fischfangschiff von Japan nach Europa; auch *William Somerset Maugham* – Erzähler, Arzt sowie Geheimagent seiner Majestät – ferner die Schriftsteller *Georges Duhamel,* ein Chirurg, und der Psychiater *Ernst Augustin* reisten um die Welt, um ihre Erlebnisse niederzuschreiben;[19] wie

[18] Theobald Kerner (1897): *Das Kernerhaus und seine Gäste.* Weinsberg 2005, S. 8.

[19] Paul Carsten publizierte *Reiseerlebnisse deutscher Ärzte in Krieg und Frieden.* Berlin 1931, S. 16–37.

schon der Barocklyriker *Paul Fleming*, der allerdings einer Infektionskrankheit nach weiter Reise erlag. Er hatte die rhetorische Frage gestellt:

> Was gilt bey uns ein Mann/der nicht gereiset hat?[20]

Die meisten Ärzte, Dichter und Rebellen überstanden andere vitale Bedrohungen: Verfolgung, Flucht oder Internierung. *Friedrich Schiller, Hainar Kipphardt, Michail Bulgakow* entfernten sich von der Truppe und verließen wie viele andere Intellektuelle das Land; *Georg Büchner, Louis-Ferdinand Céline*, vor allem auch die Autoren und Autorinnen aus jüdischen Familien: *Alfred Döblin, Ernst Weiß, Friedrich Wolf, Hertha Nathorff und Charlotte Wolff* emigrierten.

Tabelle 4 d

Ärzte/Ärztinnen, die Dichter/ Dichterinnen waren (Deutschland) 19.–20. Jahrhundert		7.–10. Dekade Wahrscheinliche Todesursachen	
Heinar Kipphardt	(1922–1982)	61. Lj.	Herzleiden
Friedrich Wolf	(1888–1953)	65. Lj.	Herzinfarkt
Gottfried Benn	(1886–1956)	71. Lj.	Karzinom
Harriet Straub	(1872–1945)	74. Lj.	Herzleiden
Hans Carossa	(1878–1956)	78. Lj.	Herzleiden
Alfred Döblin	(1878–1957)	78. Lj.	Parkinson
Peter Bamm	(1897–1975)	78. Lj.	Herzleiden
Charlotte Wolff	(1897–1986)	89. Lj.	Herzleiden
Theobald Kerner	(1817–1907)	91. Lj.	Herzleiden
Hertha Nathorff	(1895–1993)	99. Lj.	Herzleiden

Hertha Nathorff, geborene Einstein (1895–1993), Ärztin, Psychotherapeutin und Schriftstellerin, war Mitbegründerin der ersten Ehe- und Sexualberatungsstelle in Berlin-Charlottenburg.

Nach Berufsverbot (1933) und Approbationsentzug (1938) emigrierte sie über London in die USA (1939). Ihr Kommentar im Tagebuch:

> Sie haben meine Seele verbrannt, mein Leben zerstört, meine Jugend, meinen Frohsinn, mein ganzes Ich ausgelöscht wie der Sturm ein brennendes Licht, wie das geschah: meine Blätter mögen es erzählen.[21]

Sie betätigte sich in der Frauenbewegung, verfasste Kurzgeschichten, Gedichte und die preisgekrönte Biographie *Mein Leben in Deutschland* (1940).

---

[20] Paul Fleming: *Deutsche Gedichte*. Volker Meid (Hg.). Stuttgart 2008, S. 175.

[21] Benz, Wolfgang (Hg.): *Das Tagebuch der Herta Nathorff*. 2013, S. 14.

Charlotte Wolff war ebenfalls Ärztin, Psychotherapeutin, Sexualforscherin und Schriftstellerin. Sie emigrierte 1933 nach Paris und 1936 nach London. Sie schrieb *A psychology of gesture* (1945) und den Roman *Flickwerk* (1985). Über ihre Entdeckungen während der wissenschaftlichen Arbeit sagte sie einmal, es seien „Glanzlichter" gewesen, die sie in einen Zustand „der Ekstase" versetzt hätten:

> Es waren die gleichen glänzenden und befriedigenden Augenblicke wie bei der Geburt eines Gedichtes.[22]

Zwei Romanschriftsteller, der Psychiater *Alfred Döblin* (*Berlin Alexanderplatz,* 1929) und der Epidemiologe *Louis-Ferdinand Céline* (*Reise ans Ende der Nacht,* 1932) verstanden als Armenärzte besonders die einfache Sprache, die sie im Umgang mit den Kranken lernten und der Leserschaft vermittelten. *Archibald Joseph Cronin* praktizierte im Bergbaugebiet von Wales und berichtete über das Elend der Grubenarbeiter. Der kritische Arztroman *Die Zitadelle* (1937) wurde sein größter Erfolg. Auch die Psychiater *Friedrich Wolf* und *Hainar Kipphardt* sind als sozialkritische Dramatiker bekannt geworden. *Wolf* wandte sich mit seinem Stück *Cyankali* (1929) gegen den Abtreibungsparagraphen 218 und stellte mit dem Titel seines Antikriegsgedichts *Was taten wir?* eine für mehrere Generationen typische Frage, die der Chirurg *Peter Bamm* nach dem Zweiten Weltkrieg in seinem autobiographischen Bericht *Die unsichtbare Flagge* (1953) mit dem Satz beantwortete: *Wir taten nichts.*[23] *Hainar Kipphardt* war nach dem Ende seiner ärztlichen Tätigkeit Dramaturg an großen deutschen Theatern. Seine Stücke *In der Sache J. Robert Oppenheimer* (1964) und *Bruder Eichmann* (1985) machten ihn als zeitkritischen Dramatiker bekannt.

Ganz anders verhielten sich der Hautarzt *Gottfried Benn* und der Kinderarzt *William Carlos Williams.* Sie arbeiteten bis fast an ihr Lebensende als Schriftsteller und Ärzte in eigener Praxis und schrieben hauptsächlich Gedichte. Schon wegen Zeitmangels gehörte ein gelegentlich verfasster Roman nicht zu den von diesen Autoren bevorzugten Literaturgattungen; aber sie schrieben erhellende autobiographische Texte. Unter allen Prosatexten der Arztdichter findet sich übrigens selten Kriminalliteratur von Rang: *Friedrich Schillers* Romanfragment *Der Geisterseher* (1787) und *Anton Tschechows* Roman *Eine Tragödie auf der Jagd* (1884) waren zwar erfolgreiche Kriminalgeschichten, blieben aber die großen Ausnahmen ihres Schaffens. Nur ein schottischer Mediziner, *Arthur Conan Doyle,* spezialisierte sich auf dieses Genre, als er in der Figur des *Doktor Watson* sein Alter Ego entdeckt hatte (1887).

---

[22] Charlotte Wolff: *Augenblicke verändern uns mehr als die Zeit.* 1990, S. 188.
[23] Vgl. Peter Bamm: *Die unsichtbare Flagge. Ein Bericht.* München, 1963, S. 88.

Welche Beobachtungen und Erlebnisse sie auch in Literatur verwandelten, die ärztliche Tätigkeit verhalf ihnen zu einzigartigen Erfahrungen im Umgang mit menschlichem Leben und Leiden; sie wurden mit sozialem Elend konfrontiert, das mit medizinischen und literarischen Mitteln kaum zu ändern war und entschiedenes politisches Handeln herausforderte. Aus diesem Grund gingen einige Autoren in die hohe Politik – und kamen darin um.

Zwei Ärzte, Dichter und Rebellen, der Argentinier portugiesischer Herkunft *Francisco Maldenado da Silva* und der auf den Philippinen geborene *José Rizal*, wurden hingerichtet, der Argentinier wegen Ketzerei auf dem Scheiterhaufen verbrannt und der philippinische Freiheitskämpfer vor ein spanisches Erschießungskommando geführt (s. Tab. 5).

Tabelle 5
Arztdichter 16.–20. Jahrhundert
Unnatürliche Todesursachen (Exekution, Mord, Suizid)

Francisco Maldenado da Silva (1592–1639) Argentinien	(Exekution)
Jean Paul Marat (1743-1793) Schweiz	(Attentat)
José Rizal y Alonso (1861 -1896) Philippinen	(Exekution)
Janusz Korczak (1878-1942) Polen	(Mord)
Ernst Weiß (1882-1940) Österreich	(Suizid)
Ernesto Guevara (1928-1967) Argentinien	(Mord)

Auch die Ärzte *Jean-Paul Marat* und *Ernesto Guevara*, die als Schriftsteller, Politiker und in letzter Konsequenz als Revolutionäre agierten, mussten früh ihr Leben lassen. Man hat sie nicht vor ein Gericht gestellt, sondern ermordet. Zwei Arzt-Schriftsteller, der Pädiater *Janusz Korczak* und der Chirurg *Ernst Weiß*, wurden Opfer des NS-Terrors.

Der Arzt und Erzähler *Hans Carossa* war noch am Kriegsende in Abwesenheit zum Tod verurteilt, aber nicht verhaftet worden, wie auch der Romancier und Arzt *Louis-Ferdinand Céline*, ein Kollaborateur des Vichy-Regimes, der nur knapp einem Attentat der *Résistance* entgangen war und nach dem Krieg begnadigt wurde. Dem schottischen Mediziner, Theologen und antiklerikalen Pamphletisten *Alexander Leighton* – Vater des Erzbischofs von Glasgow – erteilte *König Charles I.* Berufsverbot und ließ ihm die Ohren abschneiden.[24]

Der Widerstandskämpfer *José Rizal* schrieb in der Nacht vor der Hinrichtung ein Gedicht, dessen letzte Strophe lautet:

[24] Volker Klimpel (2006), S. 130.

Adios, padres y hermanos, trozos del alma mía,
Amigos de la infancia en el perdido hogar,
Dad gracias que descanso del fatigoso día;
Adios, dulce extrangera, mi amiga, mi alegría,
Adios, queridos séres morir es descansar.

Lebt denn wohl, ihr Eltern, Geschwister, Teil meiner Seele,
Freunde der Kindheit, lebt ihr auch wohl am verlorenen Herde!
Dankt, daß ich von Mühen und schweren Tagen nun ruhe!
Lebe du wohl, süße Fremde, Freundin du mir, meine Freude,
Lebt alle wohl, geliebteste Wesen: Sterben heißt schlafen.[25]

[25] José Rizal: *Mi último adiós. Mein letztes Lebewohl.* 30.12.1896. http://www.dns2world.asia/?page_id=183.

6. Eros, Poesie und Traum

Liebeslyrik und Traumnovelle

Da schau, sie stützt die Wange auf die Hand!
O, wär' ich nur der Handschuh dieser Hand
Und dürft' die Wange streicheln
William Shakespeare[1]

Nichts fehlt dem Lyriker und Liebhaber zum kurzen irdischen Glück, wenn doch die Angebetete ihn nur einmal erhören wollte; doch gesetzt den Fall, sie tut's, dann darf er so gut wie nie ohne göttliche Zustimmung allein mit ihr sein; denn der Liebesgott der Oden und Sonette ist allgegenwärtig: Blind verteilt Amor seine Gunst zwischen den begehrten Mädchen und begehrlichen Männern. Wenn Amor aber blind ist und die Schöne sich taub stellt, was bleibt dann einem braven Dichter des 17. Jahrhunderts – wie *Paul Fleming* – anderes übrig, als zu klagen und der Dame mit göttlicher Vergeltung zu drohen?

Ich lauff'/ ich ruff'/ ich bitt'/ ich weine.
Sie weicht/ und schweigt/ und stellt sich taub.
Sie leugnets und ists doch alleine/
die mir mein Hertze nimmt in Raub

Ach Freundin/ scheu der Götter-rache.
Daß du dir nicht zu sehr gefällst/
Daß Amor nicht dereinst dir lache/
Den du itzt höhnst/ und spöttlich hältst.[2]

Als ein Jahrhundert später *Johann Christian Günther* für seine geliebte *Eleonore* Gedichte schrieb, erinnerte er sie an „die Zärtlichkeit der süßen Liebe", die wohl beiden ein „inniglich Vergnügen" bereitet hatte,[3] und schlug ihr vor, durch gemeinsame freiwillige Unterwerfung in liebevolle Leibeigenschaft zu gelangen:

---

[1] William Shakespeare: *Romeo und Julia.* 2. Akt, 2. Szene. München 2002, S. 72.

[2] Verse aus der Ode: *Als Echo ward zu einem Schalle.* In: *Paul Fleming.* Stuttgart 2008, S. 103.

[3] Johann Christian Günther: *Dichtungen der Schuljahre 1710–1715.* Reiner Böllhoff (Hg.), Berlin 2013, S. 226ff.

Wir spielen unverstört mit Redlichkeit und Küssen,
Wir haben gleichen Sinn, wir wünschen einerlei,
Sind Sklaven süßer Macht, und niemand lebt so frei.

Der Dichter berief sich nicht mehr nur auf Amor, Eros und Cupido, sondern erklärte den Mond zum Tugendwächter, der eifersüchtig auf die Liebenden herabblickt:

Eröffne mir das Feld der Brüste
Entschleuß die Wollust-schwangre Schooß,
Gieb mir die schönen Lenden bloß,
bis sich des Monden Neid entrüste!

Während er um seine Schöne buhlt, genießt er den Neid des himmlischen Voyeurs. Nicht nur Amor, sondern auch die Gestirne sind gegen ärztliche Liebeskunst machtlos: Dieser Dichter kennt sich im Doktorspiel aus. Doch der Titel eines seiner letzten Brautgedichte lautet: *Als er Phillis einen Ring mit einem Totenkopf überreichte*. Bei aller Liebe – die doppelte Botschaft des Geschenks eignete sich weder als Brautwerbung noch als günstige Eheprognose. Glücklicherweise flocht der Autor eine Interpretationshilfe in dieses Gedicht ein, um der erschrockenen Pfarrerstochter *Phillis* das paradoxe ästhetische Zusammenspiel von „Eis und Flammen", „Lieb und Tod" als Magie der Oxymora zu verdeutlichen, vor allem aber, um sie von ihrer Angst vor der Ehe zu kurieren:

Wie schickt sich aber Eis und Flammen?
Wie reimt sich Lieb und Tod zusammen?
Es schickt und reimt sich gar zu schön,
Denn beide sind von gleicher Stärke
Und spielen ihre Wunderwerke
Mit allen, die auf Erden gehn.

Eine Ehe sollte indessen nicht zustande kommen, weil der Vater des Dichters sich allen Heiratsplänen widersetzte. So endete die Liebesgeschichte in einer Partnerschaft, die ein Dichter der Moderne als *sachliche Romance* bezeichnet.[4]

Ein weiteres Jahrhundert später änderte sich die Dichterperspektive und damit die Position des Lyrikers. *John Keats* versuchte beispielsweise, in vielen seiner romantischen Gedichte die eigene Individualität auszuklammern. Dabei kam ihm seine ärztliche Erfahrung zugute, die immer dann zur richtigen Einsicht, Diagnose und wirksamen Therapie führte, wenn er in der empathischen Begegnung mit den Patienten Distanz wahrte und behutsam agierte, aber auch auf die Überbewertung der objektivier-

[4] Vgl. Erich Kästners *Sachliche Romance* (1929) mit dem Oxymoron im Titel, ein Beispiel „ungelebten Lebens".

baren Befunde verzichtete. In einem Brief an seine Brüder *George* und *Thomas* vom Dezember 1817 spricht *Keats* von *Negative Capability:*[5]

Negative Capability, that is when man is capable of being in uncertainties, mysteries, doubts without any irritable reaching after fact & reason.	Negative Befähigung, d.h. wenn jemand fähig ist, das Ungewisse, die Mysterien, die Zweifel zu ertragen, ohne alles aufgeregte Greifen nach Fakten und Verstandesgründen.

Er verabscheute die Maskerade eines allzu selbstbewusst auftretenden Arztes seiner Zeit wie beispielsweise des *Doctor Allwissend* (1815).[6] Auch als Lyriker verlangte er eine

> beständige, arglose, offene Liebe,
> die, makellos, sich keine Maske wählt.[7]

Eins seiner schönsten Gedichte richtet sich aus poetischer Distanz an eine Unbekannte:

> *An eine Dame*
> (flüchtig gesehen in Vauxhall)
>
> Time's sea hath been five years at its slow ebb,
> Long hours have to end and fro let creep the sand,
> Since I was tangled in the beauty's web,
> And snared by the ungloving of thy hand.
>
> Fünf Jahre ebbt das träge Meer der Zeit,
> Und langsam rann der feine Stundensand,
> Seit du den Handschuh zogst von weißer Hand
> Und ich mich fing in deiner Lieblichkeit.[8]

Der glückliche Augenblick einer Begegnung dehnt sich auf Jahre und täglich gezählte Stunden aus. Es ist „das träge Meer der Zeit" im Wechsel der Gezeiten. Während der reale Hintergrund verschwimmt, entwickelt sich ein scharfes Erinnerungsbild, das von der flüchtig beobachteten Szene zu einem immer wiederkehrenden Déjà vu-Erlebnis anwächst. Da der abgestreifte Handschuh – *glove* – sich leicht auf *love* reimen ließe, könnte die Geste der fremden Frau ein minimales Entgegenkommen und damit den Beginn einer Liebesbegegnung anzeigen, zumal sie ihre Hand wie zur Be-

5 John Keats: *Werke und Briefe*. Stuttgart 1995, S. 334.

6 Der *Doctor Allwissend* erntete großen Ruhm und verdiente viel Honorar, als er sein noch so vages Wissen von Missetaten und Missetätern preisgab, um dafür, gestützt auf das ärztliche Schweigegebot, ohne Namen zu nennen, von allen Seiten Schweigegeld in Empfang zu nehmen. Vgl. Brüder Grimm: *Doctor Allwissend. Kinder- und Hausmärchen* Bd. II. Berlin (1815), S. 88.

7 John Keats: *Gedichte,* übersetzt von Gisela Etzel. Altenmünster 2016, S. 65.

8 Ebd. S.63: *To a Lady seen for a few Moments at Vauxhall.*

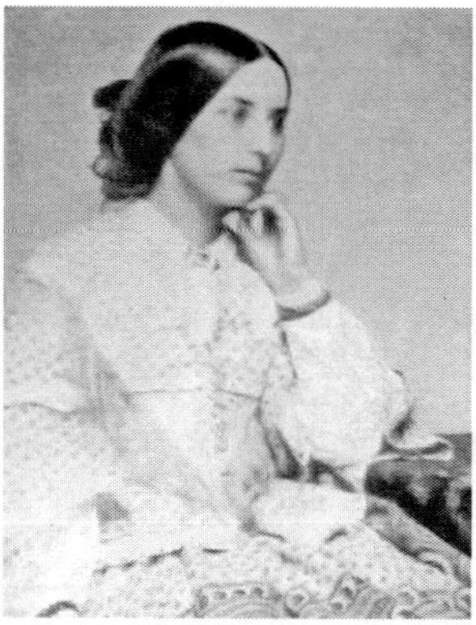

Abb. 10 a: Fanny Brawne

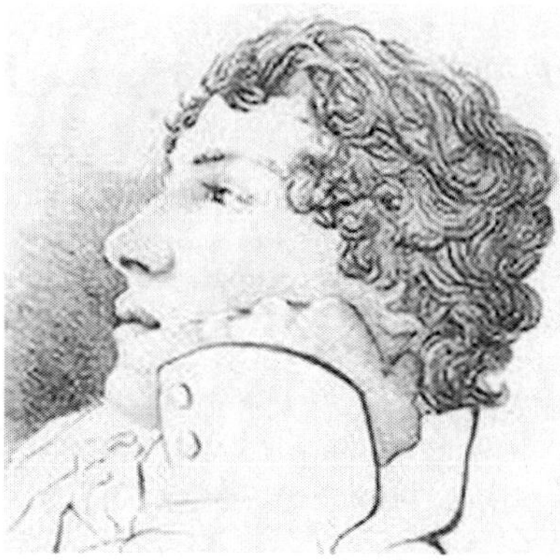

Abb. 10 b: John Keats 1819

grüßung, Berührung oder zum Empfangen eines Handkusses anbietet. Doch dann verliert sie nicht etwa den Handschuh, lässt nicht einmal ein Taschentuch fallen. Sie zeigt nur die weiße Hand – und schon ist das Ich in der Lieblichkeit dieser Gestalt gefangen. Der lyrischen Szene entspricht der besondere „eingefangene Augenblick.“[9]

Auf den Porträts, die seine Gedichtbände schmücken, stützt *Keats* sein Kinn auf die Hand, wie es zu seiner Zeit in der Malerei üblich war. Als er das Gedicht *An eine Dame* schrieb, die ihren Handschuh abstreifte, konnte er offenbar nicht umhin, an ein großes (Vor-)Bild[10] zu denken und drei Verse zu memorieren, die 200 Jahre zuvor entstanden waren. In der ersten Zeile richtet sich der Blick auf eine junge Frau, die ihre Wange auf die Hand stützt. Die zweite Zeile lässt eine magische Verwandlung assoziieren, die dritte Zeile reines Begehren erkennen:

> See how she leans her cheek upon her hand
> O that I were a glove upon that hand
> That I might touch that cheek.

> Da schau, sie stützt die Wange auf die Hand!
> Und dürft die Wange streicheln!
> O, wär ich nur der Handschuh dieser Hand

Der Dichter dieser Verse, *Keats*' berühmter Landsmann, hatte aber auch vor erotischen Nebenwirkungen der Poesie gewarnt, weshalb man den Mädchen kein Gedicht verehren dürfe.[11] In postmoderner Rhetorik wird

---

[9] Zum *frozen moment* vgl. Hans Hiebel. Würzburg 2006, S. 109–112.

[10] William Shakespeare: *Romeo und Julia.* 2. Akt, 2. Szene. München 2002, S. 72/73.

[11] Vor 400 Jahren hinterließ *William Shakespeare* der Nachwelt eine kritische Botschaft zum Umgang mit der gefährlichen Liebeslyrik. In *Ein Sommernachtstraum,* 1. Aufzug, 1. Szene sagt *Egeus*: Der da betörte meines Kindes Herz. /Ja! Du, Lysander, du hast Liebespfänder/Mit ihr getauscht: du stecktest Reim ihr zu.

sogar behauptet, dass das lyrische Erlebnis des Dichters wie eine ansteckende Krankheit auf die Leserschaft übertragen werden könne.[12]

Keats wählt in anderen Kontexten, wie beispielsweise in dem Gedicht *A Song about myself*, den Handschuh auch als Symbol für einen Fisch.[13] In seiner Verserzählung *Ich sah von Hügelhöh ins Land hinein* lässt er die trauernde Protagonistin *Isabell* nach sterblichen Überresten des geliebten *Lorenzo* suchen und mit bloßen Händen einen Handschuh ausgraben, den sie einst für ihn bunt bestickt hatte.[14]

In der Wahrnehmung aufmerksamer Leserinnen und Leser dürften *Keats'* Gedichte heute noch ihre inspirierende Wirkung unmittelbar entfalten. Begünstigt durch den Takt der Verse, vor allem, wenn sich das lyrische Herzklopfen – im Einklang mit dem eigenen Pulsschlag – körperlich nachempfinden lässt, sollte sich ein Gedicht – „für immer" – dem autobiographischen Gedächtnis einprägen. Denn „wo Schönheit ist, ist Freude auch für immer." Gelegentlich lässt sich beobachten, dass selbst Demenzkranke spontan Gedichte aufsagen und dann mit Vorliebe wiederum Verse von *Keats* rezitieren.[15]

Trotz seiner Distanz als Arzt und Dichter setzte sich *Keats* über alle Konventionen hinweg; denn mit seinem poetischen Ziel verband er durchaus auch einen politischen Zweck,[16] den er ebenso hartnäckig wie subtil verfolgte, wenn er erotische Verse und Liebesbotschaften verfasste, die in der Viktorianischen Ära als Skandal empfunden wurden:

> O! let me have thee whole, – all, all, be mine!
> That shape, that fairness, that sweet minor zest
> Of love, your kiss – those hands, those eyes divine,
> That warm, white, lucent, million-pleasured breast –
>
> O gib dich ganz! Sei mein – sei meinem Flehen!
> Gestalt und Antlitz – süßer kleiner Mund –
> Himmlische Augen, Hände, die verstehen,
> Der warmen Brüste freudevolles Rund.[17]

John Keats' posthum veröffentlichter Briefwechsel mit der 19-jährigen Modistin *Fanny Brawne* ist eine Liebesgeschichte, die von beiden in lyrischer Form dialogisch verkörpert wurde. Denn Fanny hatte sich insgeheim seine Gedichte – *learning by heart* – fest eingeprägt: *A thing of beauty*

---

[12] Ernst Jandl: *Das Gedicht zwischen Sprachraum und Autonomie*. In: *Lyriktheorie*. Ludwig Völker (Hg.). Stuttgart 1990, S. 418.

[13] John Keats: *Werke und Briefe*. Stuttgart 1995, S. 63;

[14] Ders.: *Gedichte*. Berlin 2016, S. 48.

[15] Vgl. Jane Campion: *Bright Star*. Frankfurt a. M. 2009, S. 16: Hinweis auf die Erinnerung einer über 90-jährigen Demenzkranken an einen Vers aus *La Belle Dame sans Merci* von John Keats.

[16] Vgl. Andrew Motion: *Keats*. London 1997, S. 9.

[17] John Keats: *Gedichte*. Berlin 2016, S. 79.

is a joy forever. Seit ihrer Begegnung gehörte *Endymion*, die poetische Romanze, weder ihm noch ihr allein, sondern dem Paar, das die schönsten Verse in den intimen Dialog übernahm. Fortan gehörte aber der Dichter sich selbst nicht mehr. Denn *Fanny* hatte nicht nur seine Verse, sondern auch ihn selbst auswendig gelernt und inwendig versteckt, um ihn zu beschützen und zu behalten. Er war in der Lieblichkeit der Begegnung für immer gefangen*: Wo Schönheit ist, ist Freude auch für immer.* In seinem ersten Brief, den sie ihr Leben lang wie einen Schatz hüten sollte, richtete er eine Frage an sie:[18]

> Frag Dich selbst, Liebste, ob es von Dir nicht sehr grausam ist, mich so gefesselt, meine Freiheit zerstört zu haben. [...] Ich wünschte beinahe, wir wären Schmetterlinge und lebten nur drei Sommertage – drei solche Tage mit Dir könnte ich mit mehr Entzücken füllen als fünfzig gewöhnliche Jahre jemals enthalten könnten. [...][19]

Wie *John Keats* schilderte auch *Friedrich Schiller* aus großer Distanz ein persönliches Ereignis in dem Gedicht *Begegnung* (1797):

> Noch seh ich sie, umringt von ihren Frauen,
> die herrlichste von allen stand sie da,
> wie eine Sonne war sie anzuschauen,
> Ich stand von fern und wagte mich nicht nah,
> Es fasste mich mit wollustvollem Grauen,
> Als ich den Glanz vor mir verbreitet sah [...][20]

Es ist eine Konfrontation der geradezu ehrfürchtig schweigenden Protagonisten: „Umringt von ihren Frauen [...] stand sie da" – „Ich stand von fern". Das „Da" ist eher ein „Dort".

Das Zentrum bildet in diesem Augenblick die strahlende allegorische Gestalt: Die Poesie begegnet einem Liebhaber der Gedankenlyrik. Angesichts der unvergleichlich schönen Dame, die im Gegenlicht erscheint, wird das „Ich" geblendet und reflektiert sogleich das zwiespältige Erlebnis einer dunklen Begierde.

Hier wie in seiner berühmten Ballade *Der Handschuh* (1804/1805)[21] umringen schmückende Nebenfiguren den Fixpunkt der Aufmerksamkeit; waren es in dem Gedicht *Begegnung* einige Frauen, so ist es hier ein ganzer Hofstaat mit einem Kranz edler Damen aus der Entourage des Königs – und noch mehr: eine malerische Raubtier-Gruppe:

---

[18] Ders.: *Brief an Fanny Brawne* v. 1.7.1819. Vgl. Jane Campion: *Bright Star.* Frankfurt a.M. 2009, S. 34.

[19] Ebd.

[20] Friedrich Schiller: *Sämtliche Gedichte und Balladen.* Frankfurt a.M. 2004, S. 40.

[21] Ebd.: *Der Handschuh.* 1. Fassung S. 65, 2. Fassung S. 354.

> [...] Und herum im Kreis,
> Von Mordsucht heiß,
> Lagern sich die greulichen Katzen.

In den Mittelpunkt der Handlung rückt nun aber weder der König noch eine wilde Bestie, sondern wieder eine unerreichbare Dame, genauer gesagt: ihr ebenso unerreichbarer Handschuh, den sie von oben herabfallen lässt:

> Da fällt von des Altans Rand
> Ein Handschuh von schöner Hand
> Zwischen die Tiger und den Leu [...]

Damit wird das *Da* zu einem spannungssteigernden Moment: Da staunt der König, der Hofstaat, ja selbst die Bestien halten den Atem an; denn ein Ritter springt auf und zögert nicht, in den Raubtierkäfig hinabzusteigen, um der Dame das verlorene Liebespfand zurückzubringen, – und dann freilich auf größte Distanz zu gehen:

> Und er wirft ihr den Handschuh ins Gesicht:
> „Den Dank, Dame, begehr' ich nicht,"
> Und verläßt sie zur selben Stunde.

Die erste Fassung dieser traurigen Ballade, die seither schon viele Kinder aufgesagt haben, rief seinerzeit in Weimar Unmut hervor, und der Dichter wurde von der guten Freundin seines besten Freundes genötigt, es doch mit einer ritterlichen Geste bewenden zu lassen. *Schiller* gehorchte. Er verzichtete ganz auf den Fehde-Handschuh und formulierte den Schluss um:

> Und der Ritter, sich tief verbeugend spricht:
> Den Dank, Dame begehr ich nicht,
> Und verläßt sie zur selben Stunde.

Nicht wesentlich anders war das Verhältnis des jungen Mediziners zu seiner Muse, als er sich beispielsweise aus Vernunftgründen von ihr trennte und eine poetische Pause einlegte, um sich in seiner ersten Dissertation dem Leib-Seele-Problem zu widmen. Am 1.4.1782 schreibt er an Heribert von Dalberg:

> Vielleicht umarmt mich dann meine Muse umso feuriger, je länger ich von ihr geschieden war.

Vergleichbar dem Musenkuss auf den Lippen des Dichters drücken sich aber gewöhnlich erotische Momente in bestimmten Parabeln aus, um augenzwinkernd auf poetische Leidenschaften anzuspielen, die sich einstellen, wenn Inspiration verlangt ist. Ob von einer Muse angefacht oder nicht, immer ist es *Eros*, der den dichterischen „Schwung" erzeugt, eine „Ekstase", die, wie es einmal ein Essayist formulierte, dem „Wahnsinn" gleichen soll und besonders treffend im *Sommernachtstraum* charakterisiert worden sei.[22]

Anton Tschechow äußerte sich ca. 100 Jahre nach *Schiller* ganz anstandslos zu seiner Doppelrolle als Arztdichter:

> Die Medizin ist meine gesetzliche Ehefrau, die Literatur meine Geliebte. Wenn mir die eine auf die Nerven fällt, nächtige ich bei der anderen.[23]

Seine Komödie *Ein Heiratsantrag* (1888) beginnt mit der Rede des Iwan W. Lomow, der nota bene weiße Handschuhe zum Frack trägt, und endet mit dessen Ohnmacht in den Armen der ebenfalls ohnmächtigen Natalia. Die Schauspielerin *Olga Knipper* (1886–1959), Tschechows Geliebte und spätere Gattin, bevorzugte freilich die Rolle der Mascha in seinem Stück *Drei Schwestern* (1901) und der Frau Ranewskaja in *Der Kirschgarten* (1904).

Die Uraufführung von *Arthur Schnitzlers* Schauspiel *Liebelei* (1895) war einer der größten Bühnenerfolge in der Belle Époque;[24] aber damit nicht genug: Der in der Nacht vor dem Heiligen Abend des Jahres 1920 aufgeführte *Reigen* löste einen grandiosen Eklat aus. Denn die Berliner Inszenierung eines – mit promiskuitiven Paarbildungen verbundenen – zehnfachen Partnerwechsels, bei dem anfangs ein „Mädel" mit einem Liebhaber und dann dieser Herr mit einer weiteren Dame kopulierten und so fort, bis sich der Kreis schloss, als sich das erste „Mädel" wieder einfand, um mit dem letzten Herrn zu poussieren, dieser *Reigen* erregte das Publikum derart, dass sofort Sicherheitskräfte einschreiten mussten. Durch den Polizeieinsatz wurde die Bühne zum Tribunal, doch dem Aufführungsverbot, das missachtet wurde, folgte ein Gerichtsurteil zugunsten der Freiheit der Kunst und des Autors. Die Inszenierung dieses Dramas, das die Polizei prima vista als „unsittlich", das Gericht hingegen als „sittlich" beurteilt hatte, wuchs sich wenig später, am 16. Februar 1921 bei der Premiere in Wien zum größten Theaterskandal des Jahrhunderts aus.[25] *Schnitzler* zog schließlich sein Stück zurück.

In der Novelle *Fräulein Else* (1924) schilderte er den traurigen Monolog der 19-jährigen Protagonistin. Dieser innere Monolog war in zweifacher Hinsicht neu: Zum einen konnte man erstmals unmittelbar an Ge-

---

22 Der Essay Lee van Dovskis: *Genie und Eros.* Frankfurt/M. 1959, S. 46 gipfelt in dem Satz: Wie das Leben, so ist auch das Liebesleben des Genies unkonventionell.

23 *Tschechow* an seinen Verleger, *A.S. Suvorin* am 11.9.1888, zit. nach Hanne Kulessa: *Herznaht*, Hamburg 2001, S. 197.

24 *Adele Sandrock* (1863–1937) spielte damals die Hauptrolle der unglücklichen Geliebten sowohl am Wiener Burgtheater als auch im Privatleben des Dichters.

25 *Schnitzler* wohnte am 16.2.1921 der von einigen hundert Besuchern gestörten Wiener *Reigen*-Aufführung bei. Aus den Logen wurden Bänke und Sessel ins Parkett geworfen, die Garderoben unter Wasser gesetzt, der Inspizient am Kopf verletzt. Vgl. Bernd Noack: *Theaterskandale.* St. Pölten 2008, S. 109ff.

danken und Grübeleien teilnehmen, die in dieser Form kaum spontan ausgesprochen würden. Zum andern wurden freisinnige weibliche Vorstellungen preisgegeben, die eine Grundregel der herrschenden Doppelmoral verletzten: Man erfuhr etwas, „worüber man nicht spricht", beispielsweise eine exhibitionistische Neigung der jungen Frau:[26]

> Wissen Sie, was Sie getan haben, Else? Denken Sie, nur mit dem Mantel bekleidet sind Sie ins Musikzimmer getreten, sind plötzlich nackt dagestanden vor allen Leuten und dann sind Sie ohnmächtig hingefallen. Ein hysterischer Anfall wird behauptet.

Das angeblich Unaussprechliche und tatsächlich Unausgesprochene, weil nur Gedachte, ist im doppelten Wortsinn eine literarische Sensation: die aufsehenerregende Darbietung subtiler weiblicher Empfindungen in diesem Text.[27]

Während noch im Jahr 1912 die *„Kaffeehausliteraten"* über ein neues und undefinierbares Lebensgefühl diskutierten, stimmten zum ersten Mal die Pickelhauben tragenden Berliner Leierkastenmänner das auch von Kaiser *Wilhelm II.* gern gehörte und gesungene, unvergängliche Kinderlied an:

> Puppchen, du bist mein Augenstern,
> Puppchen, hab dich zum Fressen gern.

Damals war die Verbindung des Doktor *Gottfried Benn* mit *Else Lasker-Schüler* eine aufsehenerregende *Liaison amoureuse passagère,* die lyrische Formen annahm.[28] *Benn* spielte aber keineswegs die Rolle des *lyrischen Subjekts,* das ein weibliches „Objekt" lediglich andichtete. Auch die selbstbewusste Lyrikerin dachte gar nicht daran, nur seine Muse zu sein, nein, der *Prinz von Theben,* wie sie sich nannte, wenn sie Männerkleidung trug, schrieb ihm ihre Liebesgedichte auf den Leib, und der von diesen lyrischen Zeichen berührte Medizinmann erwiderte die erotische Botschaft, als er ihr zuliebe den Vers schrieb:

> Man fasst mit den Zähnen, wonach man sich sehnt [...][29]

Indessen antwortete das weibliche lyrische Ich mit der Gelassenheit eines Wesens, das keinen natürlichen Feind hat:

> Ich trag dich immer herum/ Zwischen meinen Zähnen [...][30]

---

26 Arthur Schnitzler (1924): *Fräulein Else.* Köln 2007, S. 81.

27 Vielleicht hat an dieser weiblichen Vorstellung eine latente Männerphantasie mitgewirkt. Vgl. zu diesem „(Wunsch-)Konstrukt" Andrea Bramberger: *Die Kindfrau. Lust, Provokation, Spiel.* München 2000.

28 Vgl. Kapitel 11: *Wunde und Wende.*

29 Vgl. Kerstin Decker: *Mein Herz – niemandem.* Berlin 2009, S. 210.

30 Ebd. S. 211.

Der Austausch dieser Verse verrät ein poetisch-performatives Spiel, in dem alles erlaubt zu sein scheint: Der Geliebte greift in der Rolle eines *„Siouxhäuptlings“* zum Skalpell, trennt die kurzen schwarzen Haare der dunkeläugigen Geliebten ab und bringt ihre Körper näher zueinander, indem er ihre Haare an seinem Gürtel befestigt. Sie (be-)schreibt es:

> Ich kann nicht mehr sein
> Ohne das Skalpspiel.
> Rote Küsse malen deine Messer
> Auf meine Brust –
> Bis mein Haar an deinem Gürtel flattert.[31]

Niemand weiß, wer mit dem Spiel angefangen hat. Es ist wie bei den Augenbewegungen: Gehen die Blicke der Wahrnehmung voraus oder folgen sie ihr? Was ist beim Tastvorgang zuerst, die Empfindung oder die Berührung? Wahrnehmung oder Bewegung? Ob Menschen das herausfinden wollen bzw. können, wenn sie ein poetisches Paar bilden? Das ist ungewiss. Eins steht fest: Zum ersten Mal wird von einer Dichterin und einem Dichter gemeinsam eine außergewöhnlich körperbetone Dichtung konzipiert – perakut, intersubjektiv, interaktiv, intertextuell – mit anderen Worten: eine einzigartige Liebeslyrik generiert. Und wie nannten sie sich? In ihren Augen war er „halb Tiger, halb Habicht“[32] und sie war für ihn „Der schwarze Schwan.“[33]

Hans Carossa schildert seine Begegnung mit einer fremden Französin:

> Auf dem mitternächtlichen Heimweg begegnete mir in der Nähe der Propyläen eine verschleierte Dame, die von weitem unscheinbar aussah, dann aber mich befremdete, ja erschreckte; es war, als hätte mich durch den getüpfelten Schleier die hübsche Tote angeblickt, deren weit offene Augen mir seit jenem Anatomiebesuch nie ganz aus dem Sinn gekommen waren.[34]

Offenbar hatte früher „ein junges Weib“ den Medizinstudenten im Präpariersaal mit weit offenen „todestrüben Augen“ angestarrt.[35] Diese autobiographische Notiz zur *Begegnung* in dem Buch *Das Jahr der schönen Täuschungen* (1941) gleicht einer kurzen Passage in der *Autobiographie* (1951) des Lyrikers *William Carlos Williams,* dem unvergesslich war, dass er sich als Medizinstudent einmal in die Leiche einer jungen „hellhäutigen“

---

[31] Else Lasker-Schüler: *Giselheer dem Tiger*. Gedichte. Frankfurt a.M. 1997, S. 212.
[32] Vgl. Kurt Wolff: *Briefwechsel eines Verlegers* 1911-1963. Bernhard Zeller u. Ellen Otten (Hg.) Frankfurt a.M. 1980, S. 6.
[33] Gottfried Benn: *Rede auf Else Lasker-Schüler.* In: GW 4 *Reden und Vorträge,* S. 1101–1104. Wiesbaden 1968.
[34] Hans Carossa: *Geschichte einer Jugend.* Wiesbaden 1957, S. 293.
[35] Ebd. S. 270.

Schwarzen verliebt hatte, „die ausgezogen auf dem Seziertisch“ vor ihm gelegen habe.[36] Beide Zitate erinnern an *Arthur Schnitzlers Traumnovelle* (1925).[37] Wieder ist es eine Fremde, der ein Mediziner zweimal begegnet, einmal zur Geisterstunde, ein andermal im Sektionsraum. Größer kann die Distanz zu Frauen nicht sein. Die *Traumnovelle* schildert Phantasien eines Wiener Ehepaars, das sich ebenso offen wie offensiv seine pikanten Träume erzählt: Der Arzt Fridolin schleicht sich in eine maskierte Abendgesellschaft ein, die eine wilde Erotikparty feiert, und tanzt dort mit einer nackten Dame. Als die schöne Maske plötzlich verschwindet, sucht er sie überall und findet sie endlich in der Totenkammer der Pathologie. Er betrachtet und berührt die Leiche der Unbekannten, die in seiner Vorstellung zeitweise die Züge von Albertine, seiner Gattin, angenommen hatte.

> War es ihr Leib? – der wunderbare, blühende, gestern noch so qualvoll ersehnte?[38]

Albertine hingegen berichtet Fridolin, dass sie – in den Armen eines anderen liegend – von seiner Hinrichtung geträumt habe. Und nicht nur das: Sie erzählt ihm, dass man ihn zu ihrem Vergnügen ausgepeitscht und gekreuzigt habe:

> Da wünschte ich, du solltest wenigstens mein Lachen hören, gerade, wenn man Dich ans Kreuz schlüge.[39]

Elizaveta Polonskaja (1890–1969), eine avantgardistische russische Lyrikerin, studierte Medizin von 1907–1914 an der Sorbonne und war anschließend als Epidemiologin tätig. Sie verfasste Kinderbücher mit Gedichten, Märchen und Erzählungen (1922–1923) und *Gedichte* (1935–1960).[40] Sie legte sich den Namen ihres Geliebten zu, ohne mit ihm Hochzeit zu feiern. Was ihr blieb, war ein Traum synästhetischer Wahrnehmung:[41]

> Als du mich verlassen hast und meinen Handschuh geküsst,
> kaufte ich einer alten Frau auf der Straße einen Traum ab,
> einen azurblauen Traum, giftig und süß
> wie der Klang linder Märzenluft.

Wie bei *Keats* und *Schiller* ist es wieder ein Frauenhandschuh, der nun aber im Augenblick des Abschieds die Hand verhüllt. Bei *Büchner* und *Tschechow* sind es die weißen Handschuhe der starken Männer, die Herren genannt werden, bei *Schnitzler* Damen- und Herrenhandschuhe in allen Farben.

---

[36] William Carlos Williams (1951): *Die Autobiographie.* Reinbek b. Hamburg 1994, S. 81.
[37] Arthur Schnitzler (1925): *Traumnovelle.* Berlin 1990.
[38] Ebd. S. 507.
[39] Ebd. S. 484.
[40] Volker Klimpel (2006), S. 181f.
[41] Leslie Dorfman Davis: *Serapion Sister: The Poetry of Elizaveta Polonskaja.* Evanston 2001, S. 47.

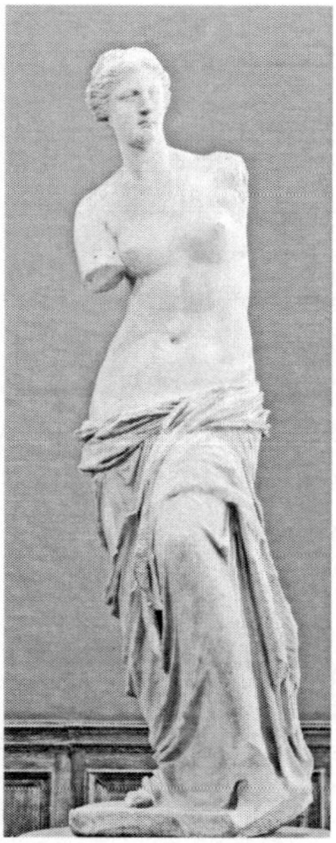
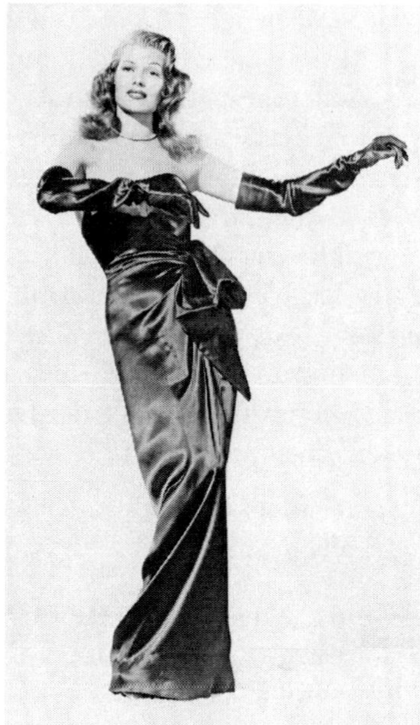

Abb. 11 a: Torso der Venus von Milo
Abb. 11 b: Weiblicher Torso (Gilda)
Gilda trägt in dem gleichnamigen Spielfilm von Charles Vidor (1946) lange Handschuhe zum schwarzen Abendkleid.
Rita Hayworths Handschuhspiel wurde berühmt.
Gilda gleicht in einer Einstellung der Statue der Venus als Torso.

Die Psychiaterin und Sexualwissenschaftlerin *Annemarie Leibbrand-Wettley* (1913–1996), schrieb mit *Formen des Eros*[42] eine Kulturgeschichte der Liebe und das medizinhistorische Buch *Der Wahnsinn*; beide Werke verfasste sie gemeinsam mit ihrem Lebensgefährten und späteren Gatten, *Werner Leibbrand* (1896–1974). Beide leisteten in der NS-Zeit Widerstand und waren auch nach dem Krieg mit großen akademischen Widerständen gegenüber der neuen Sexualwissenschaft konfrontiert. Sie beschreiben „Eros als Widersacher, als Mittel zur Gesellschaftsformung und als Zeichen der Vergöttlichung".[43] Am Anfang ihrer Kulturgeschichte des Eros steht ein Liebesgedicht *Else Lasker-Schülers:*

> Ein Feiertag, an dem wir ineinanderrauschen
> Wir beide ineinanderstürzen werden,
> Wie Quellen, die aus steiler Felshöh sich ergießen
> In Wellen, die dem eignen Singen lauschen
> Und plötzlich niederbrausen und zuammenfließen.

---

[42] Annemarie und Werner Leibbrand: *Formen des Eros*. Freiburg 1972.
[43] Ebd. S. 10.

In letzter Zeit wurde eine „Erotik der Kunst“ als mögliche und durchaus adäquate Interpretation der Liebeslyrik – wie letzlich jeder Kreation – gefordert;[44] denn es gehe heute viel mehr um die „Sinne“ als um die „Umsetzung von Kunst in Gedanken“.[45]

[44] Susan Sonntag: *Gegen Interpretation. Kunst und Antikunst.* Frankfurt a.M. 2009.
[45] Vgl. auch Hans Hiebel: *Interpretieren.* Würzburg 2017, S. 29.

7. Affekt und Effekt

Vokalwechsel und Verwandlungen

Reck ich die Hand,
ist da ein Hund.
Streck ich den Fuß
ist da ein Katz.
Dreh ich den Kopf,
ist da ein Du.
So hat ein jedes seinen Platz.
Robert Gernhardt[1]

Das Spiel mit eigenen oder fremden Namen vergnügt nicht nur Kinder, sondern vor allem auch die schreibende Zunft. Hinter einem gewissen *Heulalius von Heulenburg* oder *Reimerich Kinderlieb* und *Peter Struwwel* verbirgt sich der Irrenarzt *Heinrich Hoffmann* (1809–1894). In seinem *Struwwelpeter*-Bilderbuch über böse Buben und Mädchen erzählt er *Die gar traurige Geschichte von dem Feuerzeug* und schildert den unaufhaltsamen Feuertod der pyromanischen *Pauline*. Unentwegt jammern *Minz* und *Maunz* und vertauschen, um des Reimes willen, im Refrain lautmalerisch alliterierend, die Vokale:

Miau! Mio! Miau! Mio!

Der spielerische Vokalwechsel von *Minz* auf *Maunz* oder beispielsweise auch von

Manet auf Monet,
Platon auf Plotin,
Döblin auf Dublin,
Joan Miró auf Jean Mara,[2]

zeigt bereits die Bedeutung des Lautaustauschs für die Poetik, für musische und mimetische Momente im Kinderlied ebenso wie in der *Lied-* und *Leid*-Lyrik: kein *Effekt* ohne *Affekt*. Wie im Bilderbuch wechselt auch im

---

1 Robert Gernhardt: *Schlafenszeit. Im Glück und anderswo.* Gedichte. Frankfurt a.M. 2002, S. 10.

2 *Jean Paul Marat hieß ursprünglich Jean-Baptiste Mara. Vgl. Jean Massin: Marat.* Paris 1960, S. 12.

neuropsychologischen Sprachtest ein Vokal im Kern oder am Anfang der *Namen/Nomen*:

> Hund/Hand, Rose/Riese, Angel/Engel.

Der 22-jährige *Georg Büchner* war zur Namensgebung des Prinzenpaars in dem Lustspiel *Leonce und Lena* (1836) durch den frühkindlichen Lautwechsel angeregt worden,[3] den die Kleinen spielerisch anwenden, wenn sie nach ihren Eltern oder Großeltern rufen. Der Vokalaustausch fördert den frühen Spracherwerb, um im lustigen *Singsang* der Kindergärten mit einem *Hola-Hi-Aho* und *Ri-Ra-Rutsch* wiederzukehren.

Der Berliner Schriftsteller und Kinderpsychiater *Jakob Hein* (*1971) schildert aus eigenem Erleben, wie den Schulkindern in der DDR die Bewegung zur Musik streng nach Vorschrift beigebracht worden sei:

> Wir mussten uns im Kreis aufstellen, und ein Bi-Ba-Butzemann tanzte um unser Haus herum, der Regen fiel und die Sonne lachte.[4]

Welche Spielregeln auch gelten mögen, ob die Kinder mehr oder minder große Lust zum Zeitvertreib in der Gruppe oder größeren Spaß am *Schnick-Schnack-Schnuck*-Duell haben, immer geht es um den Spracherwerb nach einem bestimmten Muster: Die Vokale werden wie Honigtropfen in die Waben der Konsonantenstruktur gefüllt. So beginnt die Sprache zu klingen, im Spiel und in der Poesie. Ein bekanntes Beispiel für *konkrete Poesie* ist das Gedicht:

ping pong
        ping pong ping
        pong ping pong
                ping pong[5]

Auf diese Weise wird in jeder Konstellation ein diagonal gespielter Ballwechsel nachgeahmt. Der Glanzeffekt des visuell-räumlich strukturierten Gebildes ist dessen akustische Wirkung,[6] die auf dem Vokalwechsel der Minimalpaare beruht. Der Laut wird zum Klang. Dieses Phänomen taucht in einzelnen Literaturgattungen wie zufällig auf. In der italienischen Renaissance war besonders mit den Sonetten für eine entfernte Geliebte, die schöne *Laura*, viel Lorbeer – *lauro* – zu erringen.[7] Ein Beispiel aus der Prosaliteratur ist *Die Verwandlung* (1912): Der Autor verschlüsselt die

---

3 Vokalwechsel wie z.B. *Mama/Oma, Papa/Opa,* von *Georg Büchner* fortgeführt, lauten: *Prinz Leonce vom Reiche Popo*, verlobt mit *Prinzessin Lena von Reiche Pipi.*

4 Jakob Hein: *Liebe ist ein hormonell bedingter Zustand*. München 2009, S. 7.

5 Eugen Gomringer: *Worte sind Schatten*. Reinbek b. Hamburg 1969, S. 56.

6 Vgl. Hans Hiebel: *Das Spektrum der modernen Poesie.* Würzburg 2006, S. 205.

7 Francesco Petrarca (1304–1374): *Canzoniere.* Berlin 2016.

Identität mit dem Protagonisten mittels Konsonantenaustausch.[8] In der Mitte der 1950er Jahre wurde die Leserschaft großer Romane von einem eingestreuten *Patati patata*[9] oder *Lo.Lee.Ta* [10] überrascht und rätselte, ob es sich bei dem Laut-Wechsel-Spiel etwa um Lehnwörter aus dem Französischen oder Chinesischen handelte. Als minimales Formmittel sprachlicher Funktionen findet sich der Lautwechsel in dem kognitiven und kommunikativen Zeichensystem vieler Texte und Dialoge, aber auch in der Begriffsgeschichte der Phänomenologie und Psychoanalyse. Darüber hinaus lassen sich die Austauschbeziehungen der Wörter auf der Vokalebene, was die psychosomatischen und „biopoetischen" Aspekte der Texte angeht, aus den Blickwinkeln der Neuropsychologie und Neurobiologie betrachten: Die zentralen Funktionsstörungen der Sprache sind anhand von Lautwechseln neuropsychologisch zu differenzieren und auf Gehirnregionen zu beziehen, die bei der topographischen Kartierung der Vokalisation und Artikulation neben der damit korrespondierenden Sprachverständnisfunktion großen Raum einnehmen. Der phonologische Sprechakt beschreibt die physiologischen Verhältnisse:

- Ausgehend von der einfachen sprachwissenschaftlichen Definition, die besagt, dass ein stimmhafter Laut bei der Phonation „ungehindert" mit dem Atem ausströmt, kann dieser Selbst-Laut auch als kleinste Einheit einer freien Meinungs- und Gefühlsäußerung aufgefasst werden. Dafür spricht das *A* und *O* der Interjektionen, die, was immer sie bedeuten mögen, zugleich eine Empfindung ausdrücken.
- Die Experimente der *Neuropoetik* zielen auf die Verbindung biologischer Erkenntnisse mit lyrischer Sprache ab.[11] Diese Dichtung verwendet pathologische und phonologische Begriffe, um beispielsweise in dem Gedichtband *Falten und Fallen* (2001) einen Vorgang wie das Erbrechen sprachlicher Laute zu veranschaulichen:

> Nichts erklärt, wie ein trockener Gaumen Vokale,
> wie ein Leck in der Kehle Konsonanten erbricht.[12]

---

[8] Nach Gerhard Neumanns *Kafka-Lektüren*, Berlin 2013, S. 6 werden in der Erzählung *Die Verwandlung*, in der Franz Kafka die Metamorphose des *Gregor Samsa* zu einem riesigen Insekt schildert, die Namen *Kafka* und *Samsa* durch Konsonantenaustausch und Gleichklang der Vokale aufeinander bezogen.

[9] Ironisierung der Floskel *etcetera:* patatas/potatoes/patati-papata. Vgl. Thomas Mann: *Bekenntnisse des Hochstaplers Felix Krull.* Frankfurt a.M. 1954.

[10] Verhüllung des Mädchennamens in Vladimir Nabokovs: *Lolita.* Paris, 1955.

[11] Dieter Lamping: *Handbuch Lyrik: Theorie, Analyse Geschichte.* Stuttgart. 2016, S. 20.

[12] Durs Grünbein: *Falten und Fallen.* Frankfurt a.M. 2001, S. 7.

Danach lassen sich, stellvertretend für einen pathophysiologischen Akt, stimmhafte und stimmlose Würgegeräusche, gurgelnde und zischende Laute assoziieren, die nach einem Luftröhrenschnitt auftreten können, wofür besonders der biopoetische Lautwechsel *Vokale/Kehle* spricht. Die beiden Verse suggerieren einen klinischen Zwischenfall, der dazu führt, dass die Atemluft teils durch ein Tracheostoma – „ein Leck in der Kehle" – teils aus dem Rachen aufsteigend – am „trockenen Gaumen" vorbei – und durch den halbgeöffneten Mund nach außen dringt. Damit kommt eine „sprachliche Durchdringung des Körpers" und die „Körperlichkeit von Sprache" zum Ausdruck.[13]

- Die *Embodiment* -Theorie (*embodied cognition*) vermittelt – pointiert durch den Vokalwechsel der Begriffe *embodied* – eine radikale Vorstellung von der „Verkörperung des Geistes". Im Anschluss daran ist die *Embodied communication*-Theorie populär geworden, als sie konstatierte, dass „die Psyche in Körper und Umwelt eingebettet" sei.[14] Diese Formel entspricht dem Begriff der Körper-Seele-Einheit und der Ich-Umwelt-Beziehung in der medizinischen Anthropologie unter der Voraussetzung, dass das Subjekt als das Verhältnis von Ich und Umwelt aufgefasst wird. Hinzu kommt, dass die Neuro- und Kulturwissenschaften einen kooperativen Dialog führen und dies trotz der Gefahr, dass sich die biologische Emotionsforschung

> in eine gegenläufige Bewegung zu aktuellen Konzepten der performativen Hervorbringung menschlicher Identitäten, Affekte und Verhaltensweisen setzt.[15]

- Schon in den frühen Vorstudien zur Psychosomatik – der Autoren *Schiller, Büchner und Schnitzler* – lässt sich anhand der Schilderung gefühlsbetonter Effekte eine besondere Qualität literarischer Texte ausmachen. So deutete *Friedrich Schiller* in seiner Dissertation über die *Physiognomik der Empfindungen* eine Möglichkeit zur Differenzierung von Emotionen an:

> Jeder Affekt hat seine spezifischen Äußerungen und sozusagen einen eigentümlichen Dialekt, an dem man ihn kennt.[16]

In den medizinischen Schriften hatte *Schiller* nicht nur seine ersten Vorstellungen von Psychosomatik, sondern auch von einer neuen Poetik umrissen und zugleich versucht, mit dem Hinweis

[13] Vgl. Anna Alissa Ertel: *Körper, Gehirne, Gene*. Berlin 2011.
[14] Maja Storch, Wolfgang Tschacher: *Embodied communication*. Bern 2014.
[15] Gertrud Lehnert: *Raum und Gefühl*. Bielefeld. 2011, S. 17.
[16] Friedrich Schiller (1780): *3. Dissertation,* §22. Basel 1959, S. 171f.

auf die Mittlerrolle der Emotionen, die kartesianische Spaltung von Körper und Seele möglichst zu überwinden. Doch bis heute stellt sich sowohl den philosophisch-psychologischen Diskursen als auch den neurobiologischen Experimenten das Problem, diesen Dualismus aufzuheben:

- Nach der aktuell diskutierten Hypothese eines Hirnforschers ist das zentrale Thema in *Descartes Irrtum*[17] die Beziehung zwischen Gefühl und Denken. Gestützt auf Untersuchungen an neurologisch Kranken, die unter Gefühlsstörungen und Beeinträchtigungen der Entscheidungsfindung litten, hatte der Forscher hypostasiert, dass spezielle „somatische Marker" verantwortlich für die Einbindung von Gefühlen in das Denken seien. Diese Einmischung der Emotionen in den kognitiven Prozess könne sich vorteilhaft oder auch „verheerend" auswirken. Im Übrigen sei die fortschreitende neurowissenschaftliche Kartierung des Gehirns weit entfernt davon, „Ethik oder Ästhetik auf Schaltkreise zu reduzieren". Die Hirnforschung setze vielmehr auf die Beziehungen zwischen „Neurobiologie und Kultur". Dagegen spricht einmal, dass die meisten Hirnforscher ohnehin den freien Willen des Menschen für eine Illusion halten und darin nichts anderes als eine neuronale Schaltung im Gehirn sehen, zum anderen, dass selbst Psychoanalytiker meinen, auch dem Unbewussten könnte einmal ein physiologischer Ort zugewiesen werden.[18]

Die Auswirkungen des biologischen Determinismus und zerebralen Zentrismus bedeuten Freiheitseinbußen für Denkprozesse in den anthropologischen Wissenschaften, in der Psychosomatik und Poetik. Gegen die deterministische Fesselung der Freiheit und Autonomie versuchten Ärzte, Dichter und Rebellen anzukämpfen. Es verwundert daher nicht, dass die Gedankenflüge der Medizinerinnen und Mediziner in die schöne Literatur häufig von wechselnden Stimmungen und Affekten begleitet waren, ob sie mit traurigem Gemüt oder aus reinem Vergnügen und kreativer Lust zur Feder griffen. Was den Einfluss des Liebesgottes auf die Lyrik betraf, wurde schon am Beispiel der Gedichte *Paul Flemings* deutlich:

> Im auffälligen Ausspielen physiologischer Effekte des Liebesaffekts gibt sich der poeta medicus zu erkennen.[19]

Wahrscheinlich ist die aufmerksame Rezeption der Poesie selten frei von Empfindungen, wenn man nur an physiologische Nebenwirkungen der Lektüre, wie zum Beispiel das Herzklopfen denkt. Deshalb ist zu vermu-

---

[17] António R. Damásio: *Descartes Irrtum.* München 2004, S. 12.

[18] Vgl. Bernhard Rathmayer: *Die Frage nach dem Menschen.* Opladen 2013, S. 233.

[19] Hans Piritz: *Paul Flemings Liebeslyrik.* Göttingen 1963, S. 216. Vgl. Kapitel 6.

ten, dass nicht allein die subjektive Gefühlswelt der Schreibenden und die davon beeinflusste Literatur, sondern auch die Wahrnehmung der Lesenden das Kunsterlebnis ausmachen, denn, so heißt es, Literatur hat es auf das Miterleben abgesehen.[20] Dichtkunst sei schließlich mehr als eine platonische Kopie der Wahrheit und Wirklichkeit. Aus der Sicht der historischen Anthropologie liegt es daher nahe, den Begriff *Mimesis* weder als pure Nachahmung zu verstehen, noch auf Dichtung und Ästhetik einzuengen.[21]

Die aristotelische Philosophie mit der Aufwertung der *Mimesis* bezüglich der Imagination menschlicher Handlungen und Wahrnehmungen, eröffnet damit auch einen Zugang zu der medizinischen Anthropologie und der *Theorie der Einheit von Bewegung und Wahrnehmung.* So gesehen beruht das Miterleben wie ein „Mit-Spielen", das dem Publikum Vergnügen bereitet und intensive Affekte bis zur Katharsis auslöst,[22] auf einem physiologischen psychosomatischen Geschehen. Denn die Poetik als Lehre von der Dichtkunst und die Psychosomatik als Lehre von der Leib-Seele-Einheit korrespondieren auf verschiedenen Ebenen insofern, als intersubjektive Vorstellungen von der Welt, sprachliche und nichtsprachliche Phänomene, spontane Einfälle, Träume und vorbewusste, von Empfindungen getragene Gedankengänge wahrgenommen und reflektiert werden, um versuchsweise die Wirklichkeit zu durchdringen oder Wirklichkeit herzustellen. Was auf der einen Seite die Literatur mit der Medizin und die Poetik mit der Psychosomatik immer schon verband, war daher nicht die psychologische Perspektive oder der psychopathologische Blick in die *klinische Wirklichkeit*,[23] sondern der aufmerksame Dialog von Menschen, die sinnliche Wahrnehmungen, Haltungen und Handlungen verkörperten und im Einklang oder Konflikt mit wechselnden Wirklichkeiten lebten.

Was andererseits die Psychosomatik von der Poetik trennte, lässt sich aus den unterschiedlichen Relationen zur Kunst ersehen. Doch die medizinisch tätigen Dichterinnen und Dichter haben versucht, mit zunehmender Aufmerksamkeit für Differenzen die ästhetischen Divergenzen aufzuheben. Deshalb ist es angezeigt, nicht nur von den *Werken* der Ärzte, Dichter und Rebellen, sondern auch von ihrem *Wirken* zu sprechen und die psychosomatischen Aspekte dieses Wirkens im Blick auf einige charakteristische Details wahrzunehmen, um beispielsweise herauszufinden, wie „sie sich einen Namen machten".

---

20 Hans Hiebel: *Interpretieren.* Würzburg 2017, S. 42.

21 Christoph Wulf (Hg.): *Mimesis. Vom Menschen.* Handbuch historische Anthropologie. Weinheim 1997.

22 Ansgar Nünning: *Mimesis.* Metzler Lexikon Literatur- u. Kulturtheorie. Stuttgart 2013, S. 527f.

23 Den Begriff von der „klinischen Wirklichkeit" prägte der Psychopathologe *Kurt Schneider* (1887–1967).

Francois Rabelais, der witzigste Wortkünstler der Renaissance, benutzte den Kunstnamen *Alcofribas Nasier* als anagrammiertes Pseudonym, um allerdings gelegentlich eine weitere Verschönerung vorzunehmen und von diesem, im profanen Sinn so viel wie „Schnapsnase" bedeutenden Namen, zum engelhaften Ananym *Séraphin Calobars* zu wechseln. Der Barocklyriker *Johannes Scheffler* wandelte sich innerlich – und äußerlich, als er vom Luthertum zum Katholizismus konvertierte und sich *Johannes Angelus* nannte, um fortan *Angelus Silesius* oder *Schlesischer Engel* genannt zu werden –, wie später auch die schöne spanische Stadt der Engel: *City of Angels*, Los Angeles. Als der Arzt und Dichter *Franzisco Maldenado da Silva* konvertierte, legte er sich den Namen *Eli Nazareo* zu. *Friedrich Schiller* wurde von *Georges Danton* und *Jean Paul Marat* zum „Citoyen Francais" ernannt. Auf der von *Danton* unterzeichneten Ehrenbürgerurkunde stand allerdings die phonetische Version seines Namens: „le sieur Gillé, publiciste Allemand". *Schiller* störte sich nicht daran, denn er erfand sogar einen Urheber seiner eigenen Ideen, als er eine anonyme Selbstrezension seines Schauspiels *Die Räuber* publizierte. *Georg Büchner* identifizierte sich offenbar mit *Georges Danton* (s.u.). Auch im 20. Jahrhundert veränderten die schreibenden Ärztinnen und Ärzte gern ihre Namen: *Charlotte Wolff* nannte sich *Charlotte Hahn*; *Peter Bamm* hieß bürgerlich *Curt Emmrich*; *Elizaveta Movshenson* eignete sich sogar den Familiennamen ihres verheirateten Liebhabers *Lev Davidovich Polonsky* an und nannte sich fortan *Elizaveta Polonskaja*; *Hedwig Mauthner* bevorzugte das Pseudonym *Harriet Straub*. *Friedrich Wolf* legte sich im Schweizer Exil den Namen Hans *Rüedi* zu und änderte den Titel seines Stücks *Professor Mannheim* in *Professor Mamlock*. Japanische Arztdichter gestalten die übliche Umbenennung ihrer eigenen Vornamen, die den Familiennamen nachgestellt sind, ziemlich kompliziert: *Mori Rintaro* nimmt den Schriftstellernamen *Mori Ogai* an, *Abe Kimifusa* nennt sich *Abe Kobo*, während *Saito Sokichi* unter dem Pseudonym *Morio Kita* bzw. *Kita Morio* bekannt geworden ist. Der Argentinier *Ernesto Guevara de la Serna* wurde *Che Guevara* oder nur *Che* genannt; sein Gegenspieler *Barbie* entpuppte sich als deutscher NS-Geheimagent *Adler* alias *Klaus Altmann*, bürgerlich *Nikolaus Barbie* aus Trier. In der NS-Zeit hatte man versucht, den Pathologen, Hautarzt und Lyriker *Gottfried Benn,* der mit dem Seziermesser wesentlich geschickter umgehen konnte als mit politischer Rhetorik, dadurch zu stigmatisieren, dass man ihm den letzten Konsonanten seines Familiennamens abschnitt. Ein Berliner Arztdichter spielte mit dem Namen seines Wiener Kollegen: *Arthur Schnitzler* erhielt von dem Begründer des „Döblinismus" den Spottnamen „Arthur der Zerschnitzler". Dies war kein Einzelfall. Das Etikett eines „poetischen Schneiders" im außermedizinischen Sinn[24] hatte schon früher einmal ein namhafter romantischer Lyriker einem dichtenden Zeitgenossen angeheftet.[25]

Manchmal führen auch die Namen berühmter Vorbilder – auf Kosten der eigenen Identitätsfindung – zur Identifikation. So teilte zum Beispiel der erste deutsche Psychoanalytiker als ein wesentliches Fazit seiner Studie *Über die determinierende Kraft des Namens* (1911) mit, dass ein Vorname wie *Alexander* seinen Träger nicht nur inspiriere, sondern auch durchaus verpflichte:

> Der Vorname Alexander wird beispielsweise seinem Träger Anlass bieten, sich speziell für Alexander den Großen zu interessieren respektive sich in seiner Phantasie mit diesem zu identifizieren.[26]

Dafür gibt *Georg Büchner* mit seinen Stücken *Leonce und Lena* und *Dantons Tod* interessante Beispiele. In der Komödie *Leonce und Lena* trifft die ironische Identifikation mit dem historischen Vorbild für die Figur des *Valerio* insofern zu, als dieser pathetisch ausruft:

> Ha, ich bin Alexander der Große! Wie mir die Sonne eine goldene Krone in die Haare scheint, wie meine Uniform blitzt![27]

Der Witz der „Vorrede" zu *Leonce und Lena*, bestehend aus insgesamt acht Wörtern in zwei Zeilen, ist ein Vokalwechsel:

Alfieri: „E la fama?"
Gozzi: „E la fame?"[28]

Diese Gegenüberstellung von *Fama/Fame*: Ruhm und Hunger bringt eine Konfrontation der beiden italienischen Dichter *Alfieri* und *Gozzi* auf den Punkt. Der erste fragt nach Ruhm, der zweite kontert mit dem Satz „Und der Hunger?".

Am burlesken Happyend dieses Satyrspiels heiratet der neue König vom Reiche *Popo* die Prinzessin vom Reiche *Pipi*, nachdem beide dem Hofstaat als „zwei weltberühmte Automaten" vorgestellt und demaskiert worden sind. Das junge Herrscherpaar will die Chronokratie der Epoche ausschalten und verkündet als erste Amtshandlung:

---

24 Vgl. Wilhelm Schellberg: *Untersuchung über Clemens Brentanos Märchen „Gockel, Hinkel und Gackeleia". Münster,*1903. Darin wird mitgeteilt, *Joseph Eichendorff* (1788–1857) habe *Clemens Brentano* (1778–1842) einen „poetischen Schneider" genannt.

25 Heinrich Heine (1797–1856) verspottet im Caput 27 von *Deutschland, ein Wintermärchen*, „den Hoffmann mit seiner Zensorschere", die „ins Fleisch schneidet".

26 Karl Abraham (1911): *Über die determinierende Kraft des Namens*. Psychoanalytische Studien I. Frankfurt a.M. 1969, S. 39.

27 Georg Büchner: *Leonce und Lena.* Sämtl. Werke. Wiesbaden. 1959, S. 115.

28 Ebd. S. 110.

> Wir lassen alle Uhren zerschlagen, alle Kalender verbieten und zählen Stunden und Monden nur nach der Blumenuhr, nur nach Blüte und Frucht.[29]

Die Komödie fasziniert auch wegen dieser kritischen Sicht auf die automatisierte Zeit und die freilich vage Vision von einer Wissenschaft der chronobiologischen Zyklen und Biorhythmen.

Georg Büchner identifizierte sich wohl kaum mit dem tragikomischen Protagonisten dieses Lustspiels, sondern eher mit dem melancholischen Titelhelden seines Dramas *Dantons Tod.* Ein Indiz dafür ist, dass er der Bühnenfigur *Danton* nicht den französischen Vornamen *Georges*, sondern seinen eigenen gab. Es sind wiederum minimale Lautwechsel mit maximalem Effekt.

Das Revolutionsstück beginnt mit einer Pantomime, die anstandslos auf die körperliche Liebe anspielt. *Danton* wendet sich an *Julie,* seine Gattin, mit einem entsprechenden Fingerzeig, als er eine Nachbarin am Spieltisch beobachtet:

> Sieh die hübsche Dame, wie artig sie die Karten dreht! Ja wahrhaftig, sie versteht's, man sagt, sie halte ihrem Manne immer das Coeur und anderen Leuten das Carreau hin.[30]

Ob die Herz- oder Karo-Dame ins Spiel kommt, nach dem französischen Vokalwechsel *Coeur /Carreau* werden insgeheim stumme Liebeserklärungen „mit den Fingern" gemacht, da diese „am leichtesten verstanden werden." Als *Danton* sich später mit der schönen Grisette *Marion* trifft und sie, zu seinen Füßen sitzend, den erotischen Anfang ihrer Lebensgeschichte zu schildern beginnt, meint er nur:

> Du könntest deine Lippen besser gebrauchen.

Marion lässt sich nicht unterbrechen und berichtet zu Dantons Überraschung ausführlich von der verwirrenden emotionalen Begegnung mit ihrem ersten Liebhaber, der sich das Leben nahm. Der Monolog verzichtet zugunsten der Affekte auf Fakten. Genaue Zeit- und Ortsangaben, aber auch sprachliche Äußerungen der Liebenden fehlen. Beide schweigen, als gäbe es bei ihrer Begegnung weder ein bewusstes Erleben, noch ein Verstehen für ihr überbordendes Begehren:[31]

> Ich wußte nicht recht, was er wollte, aber ich mußte lachen.
>
> Und: Er kam eines Morgens und küßte mich, als wollte er mich ersticken; seine Arme schnürten sich um meinen Hals, ich war in unsäglicher Angst.

---

[29] Ebd. S. 142.

[30] Georg Büchner (1835): *Dantons Tod.* Sämtl. Werke. Wiesbaden, S. 9.

[31] Ebd. S. 21f.

Oder: Dann ging er; ich wußte wieder nicht, was er wollte.

Und: Ich mußte weinen. – Das war der einzige Bruch in meinem Leben. Die andern Leute haben Sonn- und Werktage, sie arbeiten sechs Tage und beten am siebenten, sie sind jedes Jahr auf ihren Geburtstag einmal gerührt und denken jedes Jahr auf Neujahr einmal nach. Ich begreife nichts davon: ich kenne keinen Absatz, keine Veränderung. Ich bin immer nur eins; ein ununterbrochenes Sehnen und Fassen, eine Glut, ein Strom. [...]
Aber ich wurde wie ein Meer, das alles verschlang und sich tiefer und tiefer wühlte. Es war für mich nur ein Gegensatz da, alle Männer verschmolzen in e i n e n Leib.

Es ist ein Monolog, der in der Dramenliteratur seinesgleichen sucht,[32] weil er aus der subjektiven Sicht der Grisette erstmals die promiskuitive Sexualität freimütig schildert und damit eine weibliche Revolte anzettelt. Auf diese Weise wird die *Marion*-Episode – erzählerisch und pantomimisch – lebendig, ohne eine objektive Gewissheit vorzugeben.

Unter den Schreibenden sind es gerade Ärztinnen und Ärzte, die nicht nur die menschliche Sexualität erforschen, sondern auch *Das Schweigen verstehen*[33] oder zu verstehen meinen, ob es sich dabei um eine psychogene Sprachstörung handelt, besonders wenn akute Stimmverluste nach seelischen Verletzungen und Kränkungen im Zusammenhang mit erotischen Konflikten auftreten und die Betroffenen nicht ausdrücken können, „worüber man nicht spricht".[34]

- Die Dichterin *Charlotte Wolff* hatte die Psychologie der Pantomimik erforscht. Einen großen Teil ihrer wissenschaftlichen Arbeit nahmen aber auch Studien zur weiblichen Sexualität ein. Auf diese Weise erschloss sich ihr der Zusammenhang von (un-) gelebter Sexualität, Scham und jahrelangem Schweigen.[35]
- *Arthur Schnitzler* untersuchte und behandelte den Stimm- und Sprachverlust bei *funktionellen Aphonien*, für die er meistens „keine genügende anatomische Ursache" fand; er sprach aber auch dann bewusst nicht von „Hysterie", wenn der Zusammenhang der Aphonie mit „einer Affektion des Genitalsystems erweisbar" gewesen war.[36]

---

[32] Matthew S. Buckley: *Making Wore of Freedom: Büchner's Marion Episode.* Modern Drama 53:2, 2010.

[33] Luise Lutz: *Das Schweigen verstehen. Über Aphasie.* 4. Aufl. Berlin 2010.

[34] Vgl. Kapitel 6: *Eros, Poesie und Traum.*

[35] Charlotte Wolff: *Augenblicke verändern uns mehr als die Zeit.* 1990.

[36] Arthur Schnitzler: *Über funktionelle Aphonie und deren Behandlung durch Hypnose und Suggestion.* Wien. 1889, S. 1.

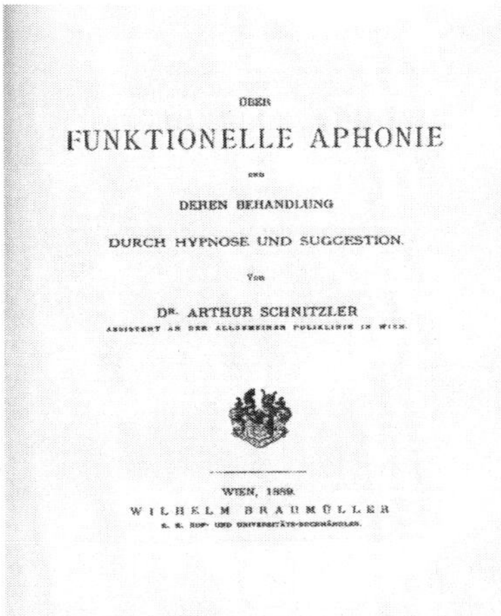

ÜBER

FUNKTIONELLE APHONIE

UND

DEREN BEHANDLUNG

DURCH HYPNOSE UND SUGGESTION.

VON

DR. ARTHUR SCHNITZLER

ASSISTENT AN DER ALLGEMEINEN POLIKLINIK IN WIEN.

WIEN, 1889.

WILHELM BRAUMÜLLER

K. K. HOF- UND UNIVERSITÄTS-BUCHHÄNDLER.

Abb. 12: *Funktionelle Aphonie*
Dissertation Arthur Schnitzlers 1889

- *Oliver Sacks* veranschaulichte mit seinen Studien über Aphasien und Agnosien vor allem neuropsychologische Syndrome bei Durchblutungsstörungen des Gehirns. Da die akute neurologische Symptomatik rasch fortschritt, veranlasste er eine klinische Notfalltherapie und im weiteren Verlauf eine logopädische Behandlung, die er zum Erstaunen der Kollegen auch selbst vornahm. Als Psychosomatiker unter den Neurologen bedeutete ihm die Sprachtherapie zugleich Psychotherapie.

Doch die Theorie der Psychosomatik wurde trotz ihrer grundlegenden Bedeutung für die Hirnforschung häufig verkannt und offenbar aus zwei Gründen verleugnet. Zum einen ist dem Sprecher zwar meistens seine eigene Sprachkompetenz vertraut, aber gewiss nicht als „biologischer Akt“ bewusst, benutzt er doch die Sprache, vergleichbar dem Tasten und Sehen, ohne zu wissen, was zuerst erfolgt, eine Bewegung oder Wahrnehmung, Artikulation oder Rezeption. Er betrachtet auch bewegte Objekte, ohne seine eigenen Augenbewegungen beobachten zu können.[37] Zum andern begnügt sich die Forschung häufig damit, Bewegungen und Wahrnehmungen als isolierte Vorgänge zu untersuchen, so als sei Sprache lediglich die Leistung eines aktiven Sprechers oder Senders und das Zuhören die Sache eines passiven Empfängers, ohne die individuelle, intersubjektive und kommunikative Funktion des biologischen Akts zu bedenken.

[37] Zur *Gestaltkreis*-Theorie s.a. Kapitel 2 u. 13.

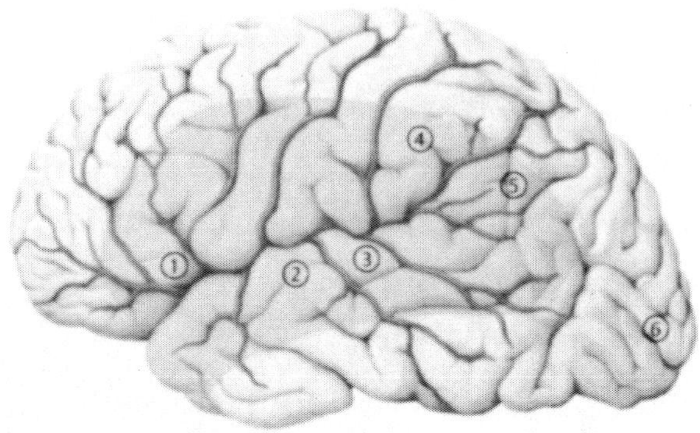

Abb. 13: Sprache, Aphasie und Kreativität

1 In der Sprachregion – beim Rechtshänder linkshemisphärisch – sind zwei Areale eng benachbart:
Broca-Areal (frontaler Anteil der Sprachregion). Bei einer Schädigung ist die Sprachproduktion gestört (motorische Aphasie, Beispiel: Telegrammstil).
2 *Wernicke-Areal* (temporaler Anteil der Sprachregion). Schädigung: Bei sensorischer Aphasie ist das Verständnis auch für die eigene Sprache gestört.
3 Hörfelder (temporal): Wahrnehmung von Lauten (primäre Hörrinde), Interpretation von Lauten (sekundäre Hörrinde). Bei Schädigung "Schwerhörigkeit".
4 Posteriore Parietalregion (linkshemisphärisch): Schädigung: Apraxie, d.h. fehlerhafte Bewegungs-und Handlungsfolgen bei intakter Beweglichkeit; (rechtshemisphärisch): Störung der räumlichen Orientierung.
5 Im Gyrus angularis werden visuelle Eingänge der Sehrinde mit dem Wernicke-Areal (2) koordiniert. Schädigungen dieser Region führen auch zu Störungen des Lesens, Schreibens und Rechnens.
6 Okzipitalpol: Visuelle Wahrnehmung von Objekten, u.a. Zeichen (primäre Sehrinde), Interpretation u.a. von (Schrift-)Zeichen (sekundäre Sehrinde). Beispiel für eine Schädigung (Agnosie): Verlust der Fähigkeit zur Erkennung individueller Gesichter, zusätzlich Störung des autobiographischen und semantischen Gedächtnisses.

Vollständiger Sprachverlust (globale Aphasie) mit weiteren neuropsychologischen Ausfällen im gesamten Versorgungsbereich der mittleren Hirnarterie (grau).
Nicht nur sprachliche, sondern auch kreative Denkvorgänge, die in Ruhe, ebenso wie bei erhöhter Aufmerksamkeit und bei kognitiver Kontrolle ablaufen, sind miteinander neuronal verknüpft und mittels computerisierter Bildgebung an unterschiedlichen Orten des Gehirns zu beobachten: Netze kreativer Funktionen in beiden Hirnhälften und rechtshemisphärisch präfrontal gegenüber der Sprachregion (grau), aber weniger kreative Funktionen subkortikal mit dem Kleinhirn und der sensomotorischen Region verbunden (vgl. Roger E. Beaty et al. 2018).

Erst im Fall einer Dysfunktion des biologischen Sprechakts fällt dem Betroffenen oder seiner Umgebung die Defizienz der Sprachkompetenz auf, er sucht nach Worten und spricht sie fehlerhaft aus. Die Spontansprache kann – in Form einer sensorischen Aphasie – derart gestört sein, dass der Sprecher sich selbst nicht mehr versteht. Häufig ist das Sprechen – bei motorischer Aphasie – auf einen Telegrammstil reduziert oder durch Lautverwechslungen („Apfel" – „Askel") so stark beeinträchtigt, dass der Text vom Zuhörer nicht verstanden wird.

Sind sowohl das motorische Sprechen als auch das sensorische Sprachverständnis betroffen, wie bei globaler Aphasie, kann sich die Sprache auf inhaltsleere Redewendungen, stereotype Floskeln und Automatismen: „da, da", reduzieren. So ähnlich klingt es auch, wenn Kunst, Wissenschaft und die digitalen Forschungsmaschinen ins Stocken geraten: Der Wahrnehmung fehlt die Bewegung – und umgekehrt. So wie Sensibilität und Motilität in der Hirnrinde topographisch getrennt voneinander repräsentiert, aber funktionell miteinander verknüpft sind, ist auch das Sprachverständnis dem artikulatorischen Sprechen nicht nur in gesonderten Arealen eng benachbart, sondern auch im physiologischen Sprechvorgang fest verbunden. Wie bei jedem biologischen Akt erweist sich die *Einheit von Wahrnehmen und Bewegen* im Artikulieren und Verstehen der Sprache.[38]

Wenn Kranke nicht mehr verstehen, was andere oder sie selbst sagen und zugleich gezielte Handlungen nicht mehr beherrschen, zumal sie den Begriff von ihrer *Hand* verloren haben, liegt meistens eine Aphasie mit Sprachverständnis- und Wortfindungsstörungen vor. Sie können aber vorgezeigte und vorgeschriebene Wörter wie *Hand und Hund* benennen, also von der *Hand* über das – *und* – bis zum *Hund* gelangen oder umgekehrt, das Wort *Hand* wieder aussprechen. Es genügt eine bildliche Vorstellung: Schon die Imagination dieser konkreten Nomina lässt sich mittels funktioneller Magnetresonanztomographie als Aktivität im okzipitalen Cortex darstellen,[39] und zwar für die rechte Hand links und die linke Hand rechts, während das emotional besetzte Vorstellungsbild eines Hundes häufiger in der rechten Hirnhälfte erscheint. Gelingt dies, so können die Kranken auch auf ihr Sprachinventar zurückzugreifen und wieder Wortketten bilden: *Hand*, *Hand*schuh, Handschuhfach und *Hund*, Jahr*hund*ert, *Hund*ertdollarschein etc. Die eingangs zitierten Verse:

Reck ich die Hand,
ist da ein Hund.

---

[38] Viktor von Weizsäcker: *Der Gestaltkreis. Theorie der Einheit von Wahrnehmen und Bewegen.* Leipzig 1940.

[39] Horst Müller: *Psycholinguistik-Neurolinguistik.* Stuttgart 2003, S. 32.

muten fast wie die Anleitung zu einem neuropsychologischen Experiment an, wie es das folgende sprachtherapeutische Beispiel zeigt:

Herr L., Ein schweigender, global aphasischer Patient, gewann allmählich die Sprache zurück, als er gemeinsam mit der Therapeutin *L.L.* ein Bild betrachtete, das einen ebenso konkreten wie emotionalen Vorgang darstellte und den spontanen Wechsel von *a* auf *u* im Kontext von *Hand und Hund* hervorrief. Die Abbildung zeigt einen kleinen Jungen, der seinen Hund streichelt:

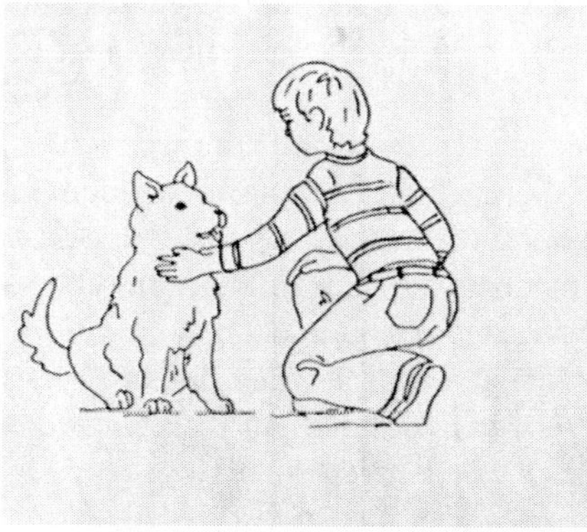

Abb. 14: Hand und Hund
Aphasie-Testbild (Luise Lutz: Das Schweigen verstehen. Berlin 2010)

Herr L.: *Hand…*? (leise, unsicher)
L.L.: Hm…
Herr L.: *Hund*…großartig…(sicherer)
L.L.: Ja, er hat den Hund gern.
Herr L.: Gern.[40]

Das Beispiel bestätigt die psychoanalytische Kurzformel: Kein *Effekt* ohne *Affekt*. Aus neuropsychologischer Sicht ist das Streicheln ein tastendes Berühren und Spüren, daher auch wortwörtlich als sensomotorischer Vorgang zu (be-)greifen. Mit dieser Bewegung und dem Tastgefühl eines Gegenstandes verbindet sich die Selbstwahrnehmung, denn

> ich kann nicht die Hand auf etwas anderes legen und dieses spüren, ohne in der Begegnung mit den andern mich selbst zu spüren.[41]

Diese Selbstwahrnehmung ist eine Bewegung. Damit erweist sich aber das „Begreifen, was uns ergreift" nicht als Erkenntnismöglichkeit im übertra-

[40] Luise Lutz: *Das Schweigen verstehen. Über Aphasie.* Berlin 2010.
[41] Klaus Michael Meyer-Abich: *Komplementäre Erfahrung von Ganzheit im Gestaltkreis.* Berlin 1996, S. 34f.

genen, sondern im psychosomatischen Sinn.[42] Der Versuch eines rein phänomenologischen „Verstehens" neurophysiologischer Vorgänge wäre so unzureichend wie das bloß naturwissenschaftliche „Erklären" eines Symptoms oder Textes. Denn das Verstehen sprachlicher Phänomene ist – in Analogie zu dem nachrichtentechnischen Sender-Empfängermodell – ebenso einseitig wie das Erklären der Symptome, da das rezeptive Verstehen und das expressive Erklären gemeinsam den sensomotorischen Sprechakt bilden und damit in eins fallen. Aufgrund dieser Einheit von Wahrnehmen und Bewegen kann der Sprecher die Rede eines Anderen und seine eigene Rede verstehen, um selbst eine Erklärung abzugeben, die verständlich artikuliert und inhaltlich zu verstehen ist, ohne sich auf sinnlose Monologe und Anweisungen, Sprachrituale und Selbstgespräche zu beschränken.

Da es bei der Wortwahl definitiv weniger auf die Ähnlichkeit der Begriffe als auf deren Unterschiede ankommt, sind beispielsweise auch die Nomina *Gold/Geld* oder *Wort/Wert* lexikalisch und kartographisch getrennt voneinander lokalisiert. Erst der Vokalwechsel dieser Wortpaare führt unmittelbar in einen neuen Kontext, wenn zum Beispiel einem Wort ein bestimmter Tauschwert wie im Verhältnis von *Gold/Geld* beigemessen wird.

Der einfache Umlautwechsel verwandter Wörter wie *Hund* und *Hündin* oder *Hahn, Huhn, Hühner* gewinnt bei einer aphasischen Sprachstörung an Bedeutung; denn wenn in der Sprachtherapie eine Zusammenfügung dieser Begriffe zu Komposita wie *Hund*ehütte, Jagd*hündin*, *Hahn*enkamm, Lege*huhn, Suppenhühner* usw. versucht wird, aber misslingt, weist dies darauf hin, dass eine zugrundeliegende Hirnschädigung bestimmte neuronale Funktionsschleifen nicht verschont hat, obwohl einzelne Wörter verstanden werden. Dennoch kann die zentral gestörte Sprachfunktion mittels auditiver oder visueller Stimulierung reaktiviert werden und ein Wahrnehmungstraining im Lautwechselmodus, exemplarisch beginnend mit den Wortpaaren *Hand/Hund* und *Wald/Wild,* hilfreich sein. Auf diese Weise lassen sich immer weitere Substantive zur Satzbildung aus dem Sprachinventar hervorrufen und mühelos miteinander verknüpfen:

Der *Hand*werkskammerpräsident und sein Jagd*hund* erlegen *die Wild*sau am *Wald*see.

---

[42] Adolf Muschg: *Begreifen, was uns ergreift. Zum Tode von Emil Staiger.* Zeit-Magazin 8.5.1987: Das *Close Reading,* das Staiger verschrieb, musste den hermeneutischen Zirkel Diltheys nicht verlassen, um besser zu „begreifen, was uns ergreift". Das existentialistische Fundament, auf dem man sich einrichten durfte, setzte zwar die Kenntnis von „Sein und Zeit", aber keine Sartreschen – und schon gar keine politischen – Entscheidungen voraus.

Dementsprechend haften die bei dem Lautwechseltest gesprochenen Wörter – wie das in diesem Kontext Gedachte – im Gedächtnis. Das gilt auch für die Rezeption von Gedichten, die im autobiographischen Gedächtnis aufbewahrt und noch im Alter leicht erinnert werden. Wie in den Wortpaaren der Kapitel *Reim* und *Ruhm, Lied* und *Leid, Wunde und Wende,* führt der Vokalaustausch unmittelbar zur Verwandlung und in einem zweiten Schritt zur Ordnung von Begriffen, die zwar alliterieren, wenn die Anfangsvokale einen Stabreim nicht ausschließen, aber weder durch End-, noch Halbreime charakterisiert sind.

- Nicht zufällig dient ein hopsender *Hund* wie *ottos mops* als Demonstrationsobjekt für die Wirkung von Assonanzen,[43] aber auch der poetische Lautwechsel von *Hand* auf *Hund* ist nicht ungewöhnlich. So verwies die Frankfurter Poetik-Vorlesung (1984/1985) – mit *zweierlei Handzeichen*[44] in verschiedene Richtungen:

> Ich bekreuzge mich
> vor jeder Kirche und
> bezwetschkige mich
> vor jedem obstgarten
>
> wie ich ersteres tue
> weiß jeder katholik
> wie ich letzteres tue
> ich allein

Der vortragende Wortkünstler und Schöpfer von Lautgedichten zitierte an dieser Stelle noch weitere Handzeichen aus seiner Anthologie *der gelbe hund.*[45] Wie in dem Eingangsgedicht dieses Kapitels werden auch hier die Nomina *Hand* und *Hund* verwendet. An anderer Stelle fällt ein Vokalwechsel in den Verben ver*siegen* und ver*sagen* auf:

> Gertrude Stein ist für mich immer eine Quelle der Inspiration gewesen, nie versiegend, nie versagend.[46]

Will man freilich den Leuten ein X für ein U vormachen, genügt schon ein minimaler Lautwechsel wie beispielsweise in den häufig verwendeten Wortpaaren *Fördern* und *Fordern, Friede und Freude* sowie in dem antiken Sinnspruch: *Amantes–amentes*: wer liebt, ist ohne *Verstand* – und findet sogar *Verständnis*, wenn zum Beispiel der *Verliebte* seine *Verlobte* oder *Gattin* zur *Göttin* erhebt, denn das A und O, so heißt es, ist doch stets die *Har-*

[43] Ernst Jandl: *ottos mops* In: *der künstliche baum.* Neuwied 1970.
[44] Ders. (1985): *Frankfurter Poetikvorlesung.* Berlin, S. 118.
[45] Ebd. S. 119
[46] Ebd. S. 68.

monie der *Hormone.*[47] Die Vokalwechsel-Wortpaare: T*auschen* und *Täuschen* sind im öffentlichen Diskurs aktueller denn je. *George Orwell* hatte in seinem dystopischen Science fiction-Roman mit dem Zahlendreher 1948/1984 den Codewechsel zum *Newspeak* und den postfaktischen Umgang mit der Wahrheit vorhergesagt. Inzwischen wird diese Wahrheitswende alltäglich medial vermittelt, wenn zum Beispiel die „skripted reality" an die Stelle der Wirklichkeit rückt. Die zunehmende Neigung, erfundene Geschichten zu erzählen, vor allem der *postfaktische Politstil (post-truth politics)*, wird zum Inbegriff der Mythomanie: Tatsachen werden nicht etwa nur verdreht, sondern ver-rückt und quasi auf eine neue Folie verschoben, um störende Fakten zu überblenden und zuletzt die Wahrheit ganz auszublenden. Immer wenn öffentliche Kritik aufkommt, scheint ein rascher Folien- und Themenwechsel das beste Ausweichmanöver der von Tatsachen irritierten Obrigkeit zu sein. Man tauscht Informationen nicht mehr aus, sondern vertauscht sie gegen täuschend ähnliche Nachrichten und freie Erfindungen, die man schließlich selber für wahr hält. Dies ist ein sicheres Anzeichen für die weit verbreitete Pseudologia phantastica. Die nur in der Phantasie existierenden Vorgänge, von denen ein Pseudologe fest überzeugt ist, entsprechen den Konfabulationen der Alkoholkranken, die *Alfred Döblin* in seiner Dissertation beschrieb.[48] In diesen Täuschungssituationen kann Klarheit nur durch große Umsicht, Aufmerksamkeit und geschärfte Wahrnehmung gewonnen werden.

- Nach *Döblin* ist eine wichtige Voraussetzung der Dichtkunst ein „übernormal scharfes Sehen".[49] Denn ein Schriftsteller wie er betrachtet die Dinge nicht einäugig aus einem Winkel, sondern mehrperspektivisch und stereoskopisch; er kann daher Gegenstände dreidimensional beschreiben. Die Lektüre seiner Texte vermittelt – wie bei einem Blick aus dem Fenster bei einer Fahrt durch eine Landschaft – den Eindruck, dass die räumlich wahrnehmbaren Dinge vor einem Hintergrund stehen: ein Baum vor dem Fluss, eine Burg auf dem Berg am Horizont. Je weiter entfernt, desto bläulicher erscheinen die kulissenartigen Hügel. Der Abstand eines Gegenstandes von seinem Hintergrund wird umso deutlicher sein, je schärfer das Sehen und je genauer die Rezeption des räumlichen Eindrucks ist.
- Es entsteht Dreidimensionalität, wenn zum Beispiel in der Vorstellung anschauliche Abbilder von Lebewesen erscheinen: das *Wild* im *Wald*. Nach einem Augenblick des Stillstands ist zu erwarten, dass die Tiere zwischen den Bäumen hervortreten. Diese

[47] Vgl. Jakob Hein: *Liebe ist ein hormonell bedingter Zustand*. München 2009.
[48] Vgl. Kapitel 13: *Nervenheilkunde und Funktionswandel.*
[49] Alfred Döblin: *Schriften zur Ästhetik, Poetik und Literatur.* 2013, S. 207.

Bewegung fesselt die Wahrnehmung. Während das physiologische Rundumhören schon von fern das Wahrnehmen der Laute möglich macht, erschließt das Blickfeld den weiten Beobachtungsraum, eine konjugierte Augen- Kopf- und Körperbewegung. Die Geruchsempfindung führt auf eine Spur, und das Tasten in der Nähe, die Berührung, ermöglicht das Spüren. Ohne Bewegung ist auch keine Wahrnehmung des Raums möglich. Das Hören wird verstärkt, sobald sich der Kopf des Betrachters in Richtung eines Lautes wendet, um eine Stimme oder einen Vogelruf, eine Interjektion aus der Ferne zu orten. Dem auditiven Erlebnis entsprechen, wie zum Beispiel im Kinderlied vom Kuckuck, die sprachlichen Laute eines Textes (französisch *coucou*, italienisch *cuculo*, englisch *cuckoo*). Doch die Silbe *„Ko“ gibt* jedem Europäer, ob Ornithologe oder nicht, ein Rätsel auf:

- Nach *Alaa al-Aswani*, einem ägyptischen Arztdichter, ist *Kô* in arabischer Sprache der *Vogel Greif* aus dem Märchen und zugleich

> ein Luftstoß aus der Kehle bei Öffnen des Mundes und Rundung der Lippen, so wird es ausgesprochen.[50]

In seiner zweiten Bedeutung steht *Kô* allerdings für „Häuptling“, einen Vertreter der Obrigkeit, der seine Untergebenen mithilfe der Grammatik unterdrückt:

> Der echte Diener ist ein Mitlaut, ein Konsonant: Er existiert zwar, aber er klingt nicht für sich allein; er darf keinerlei Aufmerksamkeit auf sich lenken.[51]

So stellt der neue ägyptische Roman das Verhältnis von Herr und Knecht dar, in einem Land, in dem wohl eher der Name des Herrschers als die Herrschaftsform wechselt. Schon in der ägyptischen Dynastie von 1390–1332 v. Chr. veränderten sich die Namen der Pharaonen durch Vokalaustausch von *Amen*-zu-*amun*:

> *Amen*ophis/Amenhotep, Amenhetep/*Imen*hetep
> Tutanchamun/Tutench*amun*.

Auf diese Weise erneuern sich mehrfach die Namen der Herrschenden im Verlauf eines Jahrhunderts, die Herrschaftsformen aber kaum in Jahrtausenden. Der Fruchtbarkeitsgott *Amun/ Amen/ Amon/ Ammon/* war inkorporiert und noch im vierten Jahrhundert vor Chr. färbte der Glanz des *Amun* auf *Alexander den Großen* ab, der ihn in seinem ägyptischen Thronnamen trug.

---

50 Alaa al-Aswani: *Der Automobilclub von Kairo.* Frankfurt, 2017, S. 4.
51 Ebd. Vgl. 1. Kapitel, S. 28.

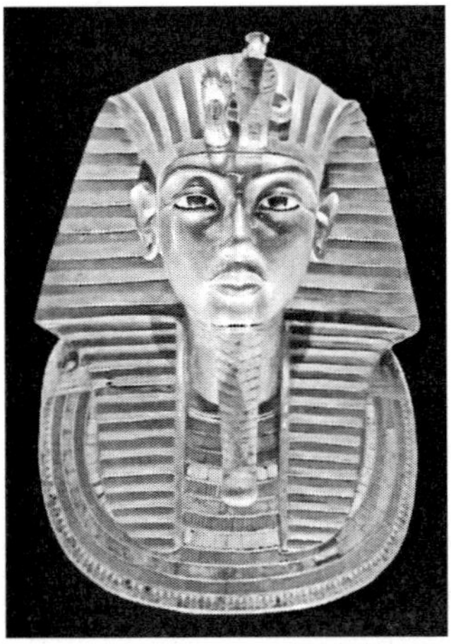

Abb. 15: *Totenmaske des Tutanchamun*
Pharao von 1332 bis 1323 v.Chr.

Wären nicht Frauen wie *Nofretete* und *Kleopatra* gewesen, würde man wohl heute noch die göttergleich ausgeübte Macht der Pharaonen für die einzig mögliche Herrschaftsform halten. Doch wegen der schönen *Helena* kam es zum Krieg um Troja. Frauen herrschten nicht, gaben aber den Ton an. In dem Drama *Die Troerinnen* (415 v. Chr.) wurde nicht das Helden- und Hohelied des Trojanischen Krieges, sondern „das hohle Lied des Leids“ angestimmt, eine einzige Wehklage, die Trauer der Troerinnen.[52] Unvergleichlich ist aber das Leid der Nibelungen:

> Wie nobel auch die Huldigung der Nibelungen war,
> die Heldentaten der Gefährten führten zu Totenhalden.[53]

- Hatten einige Ärzte, Dichter und Rebellen ursprünglich Theologie studiert, wie *Albert Schweitzer* und *Francois Rabelais* sowie der Schlesische Engel *Johann Scheffler*, der nach seinem *Damaskus-Erlebnis* – wie einst *Saulus/Paulus* – konvertierte, so verwandelten sich diese Poeten doch früher oder später in Mediziner. Während aber dem heiligen Apostel *Paulus* zur Namensänderung ein einfacher Konsonantentausch genügt hatte, wäre in Rom das *Kyrie* der *Kurie* und der päpstliche Segen *urbi* et *orbi* ohne einen

[52] In der Inszenierung des Stücks *Die Troerinnen* von *Jean-Paul Sartre* nach der Vorlage des *Euripides*-Dramas am Schauspielhaus Köln wurde unter der Regie von Karin Beier „das hohle Lied des Leids“ angestimmt. Vgl. Bettina Weber: *Die Verurteilung des Krieges. Jean-Paul Sartre: Die Troerinnen* 14.1.2013.

[53] Man wird genötigt, zunächst an das *Lied* der Nibelungen zu denken, obwohl an dieser Stelle von *Leid* die Rede ist. Vgl. Karl F. Masuhr: *Die Visite.* Berlin 2014, S. 97.

klingenden Vokalwechsel wohl niemals weltweit erteilt worden.[54] Dies sind zweifellos Minimalpaare von maximaler Bedeutung und wie viele andere Wechselwörter weder gleichlautende Reime noch Ungereimtheiten, auch keine semantischen Paraphasien oder Verwechslungen aufgrund von *Freud*'schen Versprechern, sondern im Gegenteil, bewusste und gezielte Konfrontationen[55] von Wörtern unterschiedlicher Herkunft und Bedeutung, *last* not *least:* eine Paarung, die dem Denken eine Veränderung zutraut.

- Selbst der Begriff „Veränderung" unterliegt in der Phänomenologie des Anderen[56] einem Lautaustausch: Die Veränderung, die das Ich durch einen anderen erleidet, wird als „Veranderung" bezeichnet und bedeutet so viel wie „Entfremdung".[57] Wenn philosophische Denker und Querdenker des 20. Jahrhunderts mittels minimaler Lautwechsel nicht nur den Unterschied von *Sinn* und *Sein,*[58] sondern auch von *différence* und *différance* betonten,[59] entsprach dies ihrem phänomenologischen Denken in der fortschreitenden Analyse von Sprache und Schrift. Der *Sinn* soll mit dem *Sein* in eins fallen; die unterschiedlich geschriebenen Begriffe *différence* und *différance* klingen in der gesprochenen Sprache gleich; die *Destruktion* als philosophische Methode wird auf den Begriff der *Dekonstruktion* (Destruktion und Konstruktion) gebracht. In dieser Haltung zur Literatur und Kunst kann der Mensch sein eigenes Denken befreien und Grenzen überschreiten, wenn er einen vorhandenen Text in seine Einzelteile zerlegt und die Bruchstücke zu einem neuen Text zusammenstellt.
- Für die Psychosomatik als Vorstufe der medizinischen Anthropologie ist der hier nur stichwortartig zu skizzierende wissenschaftliche (Fort-)Schritt nicht nur eine Bewegung, sondern zugleich Selbstwahrnehmung. In der ersten Hälfte des 20. Jahrhunderts entwickelte sich durch die Verbindung der Phänomenologie mit der Psychoanalyse die so genannte *Daseinsanalyse.*[60] Man sprach beispielsweise nicht mehr von „Irresein", sondern von „Verstiegenheit". Unabhängig von der Psychoanalyse entstand die deskriptive *Allgemeine Psychopathologie.*[61] Phänomenologisch orientierte Psychiater konnten nun psychotische

---

[54] Ebd. S. 95.

[55] In der phonologischen Minimalpaaranalyse wird von „Opposition", seltener auch von „Kontrast" gesprochen.

[56] Edmund Husserl (1859–1938).

[57] Michael Theunissen: *Der Andere.* Berlin 1965, S. 85.

[58] Martin Heidegger: *Sein und Zeit (*1927).

[59] Jaques Derrida (1930–2004).

[60] Ludwig Binswanger (1881–1966).

[61] Karl Jaspers (1883–1969): *Allgemeine Psychopathologie.* Berlin 1913.

Krankheitsbilder genauer differenzieren, beschreiben und klassifizieren. Doch trotz der neuen Erkenntnisse und Erfahrungen fand nur eine ganz allmählich fortschreitende Korrektur der *historischen* Auffassung von der *„hysterischen“* Konversion statt. Indessen erzeugten die mit einem Lautwechsel der Minimalpaare einhergehenden Änderungen von Begriffen in einem neuen Kontext besondere Effekte, die sowohl Nahtstellen der Phänomenologie und Psychodynamik als auch Berührungspunkte der Poetik mit der Psychosomatik aufzeigen.

- Bei der Deutung des Bildes von dem gestreichelten Hund war der Erfolg der Sprachtherapie ein Beleg für die Formel:

  Kein Effekt ohne Affekt.

  Wenn das Gespräch mit einem Kranken von einem Affekt begleitet wird, ist dies ein erster therapeutischer Effekt: In den Anfängen der Psychoanalyse stand die Kurzformel für die überraschende Erkenntnis, dass die Therapie fast immer wirkungslos war, wenn im Dialog mit den Kranken kein Affekt auftrat.[62] Auf der Suche nach Erinnerungsspuren wiederholte sich in der Behandlungssituation zum Beispiel eine emotionale Krise, die der oder die Betroffene als Gefährdung ihrer Partnerschaft erlebt hatten. Begann eine ambivalente Liebesbeziehung etwa nach der Devise „love me or leave me“, eine Begegnung, die von Begehren, Eifersucht und Angst bestimmt war, konnte es zu einer „Affektverkehrung“ kommen. Ein solches Gefühlschaos, das offenbar nur in französischer Sprache zu beschreiben war: die Leidenschaft einer *attitude passionelle* bei einer *amour fou*, – der anscheinend nur noch die Wahl zwischen *l'amour* et *la mort* blieb – wurde jedoch unverhofft von einer *belle indifférence* abgelöst: Gleichgültigkeit als vermeintlich schmerzlindernde Erfahrung, wenn das Begehren durch ein starkes Gefühl der Abneigung neutralisiert wird.[63] Dann schweigen die Liebenden. Alle bindenden Emotionen werden verdrängt oder verleugnet und nehmen eine andere Gestalt an: Die damit einhergehenden Veränderungen der Wahrnehmung und Bewegung drücken sich sprachlich und körpersprachlich, in indifferenter Stimmung oder in Stummheit aus. Affekte haben sich gewissermaßen entspannt,

---

[62] Nach Josef Breuer und Sigmund Freud (1895) ist affektloses Erinnern fast immer wirkungslos: Der psychische Prozess, der ursprünglich abgelaufen war, muss so lebhaft als möglich wiederholt, in statum nascendi gebracht und dann „ausgesprochen“ werden.

[63] Vgl. Sigmund Freud (1905) Bd. IV Frankfurt a.M. 1971, S. 106.

machen sich aber im weiteren Verlauf des Dialogs wieder bemerkbar und können den Therapieerfolg besiegeln.

- Wenn Affekte hervorbrechen, drücken sie sich spontan, verbunden mit Lachen, Weinen oder beziehungssuchenden gestischen Bewegungen aus, wie es der Refrain eines Liedes andeutet:[64]

  Take my hand
  Take my whole life too
  For I can't help falling in love with you

  oder sie mischen sich mit dem Ausdruck der Empörung und häufig sogar im kränkenden Tonfall und in wörtlicher Rede, wie im Vers eines anderen Liedes:

  You ain't nothin' but a hound dog!

- Dagegen dreht sich beispielsweise in dem Märchen *Gockel, Hinkel und Gackeleia*[65] alles um die Genderdifferenzen von Gockel auf Gackel, *Hahn* und *Huhn*, wenn *Vater/Väter, Mutter/Mütter, Tochter/Töchter, Enkel* und *Onkel* der Hühnerfamilie mit menschlichen Stimmen durcheinanderreden. Fast immer ist die ungewöhnliche Kombination einzelner Nomina oder Komposita nach einem Vokalwechsel mit einem heiteren Affekt verbunden, der die Stimmung im Kinderspiel ebenso wie in der Sprachtherapie hebt. Werden erst die Wörter geschüttelt und verdreht, kann durch den Austausch von Anfangskonsonanten ein Paarreim gelingen wie zum Beispiel:

  Mit Spöttergeist man Götter speist.[66]

  Trotz wechselnder Lautstruktur führen Wortspiele im Dialog nicht zu Fehlleistungen, wenn nur Vokale vertauscht und dadurch die Nomina vollkommen verwandelt werden, wie es sich exemplarisch, klar und deutlich am Begriffshorizont der Himmelskörper *Sonne, Stern, Mond* zeigt. In einem neuen Kontext lassen sich Wörter bilden, die nun nicht mehr astronomische, sondern anatomische Begriffe wie *Sinne, Stirn* und *Mund* verkörpern.

- Zur Zeit der Romantik trug ein Dichter „gern sein Lied und Leiden hinaus“ in die Natur, auch wenn er an „Tagen des Leids“ lie-

[64] Zwei Liebeslieder von *Elvis Presley*: 1. *Can't Help Falling in Love*, 2. *Hound dog.*
[65] Clemens Brentano: *Gockel, Hinkel und Gackeleia.* Frankfurt 1838.
[66] Jürgen Jürgens: *Mit Spöttergeist man Götter speist. Schüttelreime.* Gernsbach 1991.

ber „eines Liedes Weise“ in seinem Herzen hütete.[67] Einen Höhepunkt der Spätromantik bildete die *Lore Lay/Lure Ley*-Sage[68] mitsamt der *Loreley-Lyrik*, die die Frage aufwarf, was die Spuren der Erinnerung an „uralte Zeiten“ bedeuten und ihr Aufspüren bewirken können. Die Dichterinnen und Dichter der Moderne gingen mit traurigen und angenehmen Gefühlen ebenso spielerisch um, vor allem wenn das lyrische Ich von nüchternem *Leben* zum rauschhaften *Lieben* wechselte. Sie bildeten Stab- oder Halbreime, tauschten Vokale aus und verzichteten damit lieber auf den Indikativ, den nüchternen *modus realis* und meistens auf den pathetischen Imperativ des „Vivat!“ oder „Du musst Dein Leben ändern!“ und das „Liebet einander!“ oder das feierlich deklamierte *Loben*, *Leben* und *Lieben*.

- Stattdessen gab ein Vers im *modus coniunctivus* einen sanfteren Eindruck von dem wieder, was jemand *wollte*, wenn es noch ein Gefühl dafür gäbe, was man *könnte*, *dürfte* und tun *müsste*, beispielsweise die erste Zeile in *Gottfried Benns* Gedicht:

> *Bitte Wo* –,
> Wenn du noch Sehnsucht hättest [...].

In den beiden letzten Versen der 2. Strophe fallen ferner feine Unterschiede der subjektiven Lesart auf:

> wenn Du noch flügelrauschend
> über den Anden schwebst
> dich in zwei Meere tauschend
> Ahnungslos, wen du lebst [...][69]

Ein Literaturwissenschaftler stellte die Frage, ob man bei der Lektüre dieses Gedichts nicht versucht sei, statt ‚tauschend‘ (V.7) vielmehr ‚tauchend‘ zu lesen, und statt ‚wen du lebst‘ (V.8), ‚wen du liebst‘?[70] Dies mag an den mit Lautwechseln verbundenen semantischen Unterschieden liegen:

> Die Moderne liebt Sprachspiele, vertauscht gern Signifikanten und erzeugt mittels minimaler Verschiebungen maximale Bedeutungsunterschiede.[71]

---

67 Vgl. auch Else Lasker-Schüler: *Das Lied vom Leid*. Sämtliche Gedichte. 2016.
68 Clemens Brentano (1778–1842).
69 Gottfried Benn: *Gesammelte Gedichte*. Wiesbaden 1956, S. 334.
70 Jochen Strobel: *Gottfried Benn (1886–1956)*. Paderborn 2011, S. 206–215.
71 Ebd. S. 214.

- Einen vergleichbaren emotionalen Akzent setzt *Else Lasker-Schülers* Gedicht *Frühling* mit dem Vokalwechsel vom *Leben* zum *Lieben:*

  > Ich sehnte mich nach Mutterlieb'
  > Und Vaterwort und Frühlingsspielen,
  > Den Fluch, der mich durch's Leben trieb,
  > Begann ich, da er bei mir blieb,
  > Wie einen treuen Feind zu lieben.[72]

  Die Contradictio in adiecto vom „treuen Feind" ist als poetisches Mittel geeignet, Ambivalenz auszudrücken, wird aber gerade deshalb leicht verkannt. Dieses unbewusste „Versehen" erfüllt ein Vorurteil, da beim Lesen an dieser Stelle ein „treuer Freund" erwartet wird.
- In einem Frühlingsgedicht des Lyrikers *William Carlos Williams* sind es die Modalverben, die einen Stimmungswechsel des Dialogs zwischen Ehegatten beflügeln. Als der Dichter der Gattin mitteilt, er wolle seine Arbeit hinwerfen und zum Angeln gehen, provoziert er ihren Widerspruch, den er mit dem Titel *Sanfte Entgegnung* versieht und in folgende Verse fasst:

  > Ich weiß
  > was anderes, sagte sie,
  > was du anfangen könntest,
  > genauso leicht, im Frühling,
  > wenn du nur wolltest. Aber
  > du willst eben nicht, oder?[73]

Hinsichtlich dessen, was Menschen dürfen, müssen, wollen, sollen und können, entsprechen die *pathischen Kategorien* der biographischen Medizin den Modi der Psychosomatik und der Poetik – wie jeder sprachlichen Kommunikation, die in der Regel mit einem Lautwechsel verbunden ist. In diesem Kontext ist auch die medizinische Anthropologie als Wissenschaft zu begreifen:

> Sie ist nämlich Wissenschaft und versteht, daß der Mensch im Pathischen lebt, als Pathischer wirkt und als Pathischer dem Sein zugewendet ist, dass er nicht das und das ist, sondern sein darf, muß, will, soll und kann.[74]

---

[72] Else Lasker-Schüler: *Frühling.* In: *Sämtliche Gedichte.* Frankfurt a.M. 2016.
[73] *William Carlos Williams. Sanfte Entgegnung. Gedichte.* München 1999, S. 27.
[74] *Viktor von Weizsäcker: Pathosophie.* Göttingen 2. Aufl. 1967, S. 60–86.

8. Lied und Leid

Der Dichterkreis, das Kernerhaus und die Geister

Poesie ist tiefes Schmerzen
Und es kommt das echte Lied
Einzig aus dem Menschenherzen,
Das ein tiefes Leid durchglüht.
Justinus Kerner[1]

Der 26. April 1807 war für den Arzt und Lyriker *Justinus Kerner* ein wichtiges Datum: der 20. Geburtstag seines besten Freundes, eines schwäbischen Dichters und späteren Literaturprofessors, der im Revolutionsjahr 1848 zum Abgeordneten der Nationalversammlung avancierte. Von diesem Dichter stammt der Text des Liedes:

Ich hatt' einen Kameraden.[2]

Beide Autoren gehörten der *Schwäbischen Dichterschule* an – wie die Autoren der Verse:

Frühling lässt sein blaues Band wieder flattern durch die Lüfte,[3]
Der Reiter und der Bodensee,[4]
Morgenrot! leuchtest mir zum frühen Tod?[5]

Als Schulkind hatte *Justinus Kerner* im Jahr 1793 *Friedrich Schiller* kennen gelernt; als Mediziner betreute er zwei berühmte kranke Dichter, einen Insassen der Tübinger Psychiatrie[6] und einen bei ihm in Weinsberg einquartierten ungarischen Medizinstudenten[7].

Im gastlichen *Kernerhaus* gab es viele Treffen der schwäbischen Dichter, die sich auch politisch engagierten, vor allem der Verfasser des Textes *Der gute Kamerad*.

Dass nun aber der 26. April 1807 im subjektivem biographischen Kalender des *Justinus Kerner* zum unvergesslichen Jahrestag wurde, war dem glücklichen Zufall zu verdanken, dass die 21-jährige *Friedericke Ehmann*

---

1 Chr. A. Ohly: *Der Schwäbische Dichterkreis. Justinus Kerner.* Paderborn 1907, S. 6.

2 Ludwig Uhland (1787–1862); [3] Eduard Mörike (1804 -1875); [4] Gustav Schwab (1792–1850); [5] Wilhelm Hauff (1802–1827); [6] Friedrich Hölderlin (1770–1843); [7] Nikolaus Lenau (1802–1850).

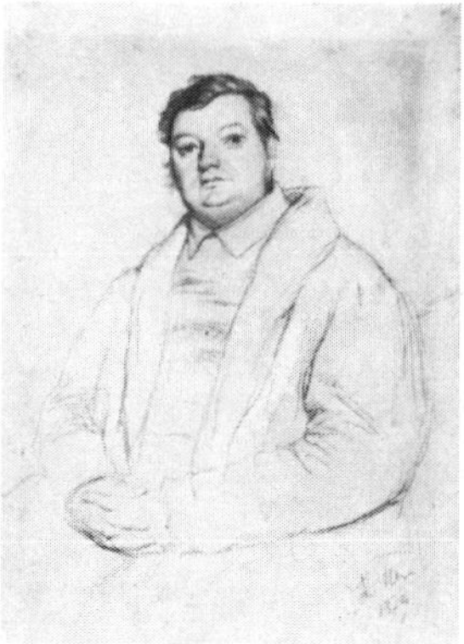

Abb. 16: Justinus Kerner 1834

(1786–1854) auf der Geburtstagsfeier des Freundes erschien, wo ihr der gleichaltrige Medizinstudent *Justinus Kerner* erstmals begegnete. Seitdem führten die beiden einen Dialog wie in einem Poesiealbum, beginnend mit dem Gedicht *Trost und Tränen*, in dem sich am Ende Herz auf Schmerz reimte.[8] Zu dieser Zeit hatte *Kerner* schon eigene Gedichte im *Musenalmanach* veröffentlicht. Als er vorsichtig begann, *Friedericke* anzudichten, konnte er gewiss nicht ahnen, dass der poetische Dialog weit über die Verlobung, Brautzeit und Heirat (1813) hinausreichen und sogar den drei Jahre später gezeugten Sohn *Theobald* eines Tages motivieren würde, ebenfalls Arzt und Dichter zu werden.

Justinus Kerner hatte über *die Funktion einzelner Teile des Gehörs* (1808) promoviert und als erster empirischer Forscher die Ursache einer bakteriellen Lebensmittelvergiftung, des Botulismus beschrieben: Nach seiner Beobachtung führte ein „Fettgift" in verdorbenen Würsten häufig zu Doppelsehen, Atemnot und „Herzlähmung".[9] Das bei Botulismus wirksame Neurotoxin wird heute stark verdünnt in die faltige Gesichtshaut, in Augenlider und spastische Muskeln gespritzt, kann aber dann auch wie der Botulismus nach einer Lebensmittelvergiftung zu weiteren Lähmungen führen. Durch das Toxin von *clostridium botulinum* wird die Acetylcholin-Ausschüttung an der neuromuskulären Endplatte blockiert. Botulinumtoxin ist das stärkste natürliche Gift. Immens ist das Risiko des Einsatzes als B-Waffe (Bioterrorismus): Ein Gramm des Gifts wäre für 10 Millionen Menschen tödlich.[10]

---

8 Johann Wolfgang Goethe: *Trost und Tränen*. Vgl. Dietrich von Engelhardt: *Justinus Kerner – Arzt, Dichter, Musiker*. In: Harald Salfellner (Hg.): *Mit Feder und Skalpell*. Prag 2014, S. 80.

9 Justinus Kerner (1822): *Das Fettgift oder die Fettsäure zur Erklärung der Vergiftung verdorbener Würste*. Stuttgart.

10 Vgl. Masuhr, Karl F., Masuhr Florian, Marianne Neumann: Stuttgart 2013, S. 473.

Kerners *„eigenwilliger Geist“*[11] beschäftigte sich auch mit Klexographie, Somnambulismus und Magnetismus, mit den diagnostischen und therapeutischen Methoden, die er seit 1818 praktizierte und die heute noch in abgewandelter Form als *Rohrschach-Test* bzw. als Hypnosetechnik angewandt werden. Das damals sehr beliebte, aber letztlich erfolglose Magnetisieren kann hingegen nicht als Vorläufer der Magnetenzephalographie (MEG) oder Magnetresonanztomographie (MRT) angesehen werden. Die Vorstellungen von der Heilkraft des animalischen Magnetismus (Mesmerismus) und entsprechende Praktiken[12] wurden später als „Vorwehen der psychosomatischen Medizin“ bezeichnet. Ohne es zu wissen, habe *Kerner* suggestive und hypnotische Methoden angewandt.[13] *Kerner* war ein sachlich urteilender Amtsarzt, der poetologische Probleme wie psychosomatische Beschwerden, Schmerzen und Emotionen in einfache Worte und Verse fasste:

> Dieser Schmerz hat mich bezwungen,
> Daß ich sang dies kleine Lied,
> Doch von bittrem Leid durchdrungen,
> Daß noch keins auf dich geriet.

Er wandte sich nach langen Ehejahren klagend, wenn auch nicht anklagend, sondern eher um Nachsicht bittend, an Friedericke:

> Dass Liebe paaret sich mit Pein,
> Hab' ich dem Himmel oft geklagt,
> Geklagt, dass meine Lieb' dich plagt
> Und möchte dir nur Liebe sein.[14]

Als sie starb, schrieb er:

> Doch als der Tod sie plötzlich von mir nahm,
> Da fühlt' ich erst, wovon die Kraft mir kam.

Den Lautwechsel von „Lied“ auf „Leid“ schätzte auch der Lyriker und Arzt *David Koreff* (1783–1851), ein Mitglied der Berliner literarischen Gesellschaft *Die Serapionsbrüder*. Die folgenden Verse sind ein Beispiel sowohl für die romantische Lied- und Leid-Lyrik als auch den von *Koreff* wie von *Kerner* gepflegten Geisterglauben:

> Wohl mag der Sänger gern sein Lied und Leiden
> Hinaus zur Flur, zum Wald, zum Felsen tragen,
> Mag horchend gern der Echo Stimme fragen
> Und sinnend wandeln über stumme Haiden. […]

---

[11] Vgl. Theodor Nasemann: *Deutsche Dichterärzte.* Stuttgart 1992, S. 36.

[12] Justinus Kerner (1856): *Franz Anton Mesmer aus Schwaben, Entdecker des thierischen Magnetismus.* Frankfurt a.M.

[13] Wilhelm Theopold: *Doktor und Poet dazu.* Mainz 1987, S. 152.

[14] Justinus Kerner (1850): *Liebesplage. An Sie im Alter*, a.a.O.

Heil ihm, wenn rasch des Lebens Funke zündet,
In einem Flammenkreuz die Geister bindet;
Dann überströmt sein Mund von Dank und Liedern.[15]

In der Romantik schien neben dem Geisterglauben die Leidenserfahrung eine Erkenntnisquelle aus der Verbindung von Natur und Geist zu sein. Für *Kerner* wirkten hingegen noch Kunst und Wissenschaft, Physik und Metaphysik, eng zusammen:

> Justinus Kerner war ein Vertreter der romantischen Medizin um 1800 in ihrer Verbindung von Physik und Metaphysik, von Natur und Geist, von Wissenschaft und Kunst, von einer personalen Arzt-Patienten-Beziehung und einer Lebenskunst, die immer auch eine Kunst des Krankseins und des Sterbens bedeutet.[16]

Darüber hinaus verlangte gerade die Doppelperspektive der Ärzte, die Dichter waren, zur Zeit der Restauration eine politische Sprache. Wenn auch nicht von jedem schwäbischen Autor ein Aufruf zum revolutionären Widerstand erwartet wurde, den beispielhaft *Georg Büchner* verkörperte, als er die Flugschrift *Der Hessische Landbote* (1834) verfasste, so gelang doch zumindest ein kritischer politischer Diskurs, der allerdings für *Kerner* ein riskanter Balanceakt zwischen treuer Pflichterfüllung des Medizinalbeamten und freier Meinungsäußerung des Schriftstellers war. Er hatte, wie eingangs erwähnt, eine glänzende Metapher für einige seiner Zeitgenossen gefunden, als er sie *„goldbordierte Knechte"* nannte. Auch in seinem Gedicht *Der Zopf im Kopfe* war von äußerlichem Glanz die Rede, nämlich von der Haarpracht in früheren Zeiten, als Puder und Pomade dem frisierten Kopf unnatürlichen Glanz verliehen; er meinte, im Lauf der Jahre sei die Haartracht zwar schlichter geworden, aber nun finde eine Frisur und Dressur des Gehirns statt:

Einst hat man das Haar frisiert,
Hat's gepudert und geschmiert,
Daß es stattlich glänze,
Steif die Stirn begränze.

Nun läßt schlicht man wohl das Haar,
Doch dafür wird wunderbar
Das Gehirn frisieret,
Meisterlich dressieret.[...][17]

Als man *Kerners* Korrespondenz abfing, fürchtete er, sein Amt zu verlieren und auswandern zu müssen:

---

15 David Koreff: *Gedichte*. Paris 1815, S.1.

16 Dietrich von Engelhardt (2014): *Justinus Kerner – Arzt, Dichter, Musiker*. Prag, S. 81.

17 Justinus Kerner (1838): *Der Zopf im Kopfe*, a.a.O.

> Es kann auch hier zu Land ohne eigentliche Besoldung kein Arzt mehr auskommen, denn die Verarmung wird immer schauervoller.[18]

Indessen übertrug sich die kritische Einstellung zur höfischen Gesellschaft auf seinen Sohn und Nachfolger, *Theobald Kerner* (1817–1907). Wohl kein anderer Arztsohn, der Dichter werden wollte, hat so viel Glück gehabt – zumindest, was das kulturelle Erbe betraf; im Gegensatz zu vielen dieser Autoren, die sich gegen ihre Väter auflehnten, übernahm er dessen Praxis, nachdem er – als Kämpfer für die Ziele der Revolution von 1848 – seine Freiheit aufs Spiel gesetzt hatte und ins Gefängnis gehen musste:

> So war es und wird's ewig sein
> Wer Freiheit liebt, den sperrt man ein, [...]
> Ich sitze hier auf harter Bank,
> nach Wald und Heimath sehnsuchtskrank; [...][19]

Nach der Haftentlassung konnte eine Erfolgsprognose zwar für die ärztlichen Bemühungen des Dichters, aber nicht für die dichterischen Anstrengungen des Arztes gestellt werden. Beide, Vater und Sohn, lehrte die Erfahrung, dass die Wirkung einer Arznei auf den Menschen allemal leichter einzuschätzen war, als die Rezeption eines Gedichts. *Justinus Kerner* hatte sich aber nicht nur als erfolgreich praktizierender Arzt, sondern auch als „*Geisterseher von Weinsberg*" einen Namen gemacht. In dem Gedicht *Traum eines Arztes* beschwor er sogar die Geister seiner Patienten:

> Die Leichen zu mir schweben, o nie vergessner Traum!

Obwohl der Geist der Medizin, vereint mit dem Esprit des *Dichterkreises*, der sich im *Kernerhaus* versammelte,[20] nicht nur die dichterische Phantasie belebte, sondern auch in Gestalt *Justinus Kerners* die Vernunft der Wissenschaft und Philosophie verkörperte, kam es häufig vor, dass eine Inspiration in Spiritismus überging. Er hatte *Friedericke Hauffe,* die *Seherin von Prevorst* (1829), zur Behandlung in das *Kernerhaus* aufgenommen:[21]

> Frau H. kam am 25. November 1826 hier an, ein Bild des Todes, völlig verzehrt, sich zu heben oder zu legen unfähig. Alle 3 bis 4 Minuten mußte ihr ein Löffel Suppe gereicht werden, den sie oft nicht verschlingen konnte, sondern nur in den Mund nahm und wieder ausspieh. Reichte man ihr ihn nicht, so verfiel sie in Ohnmacht oder Starrkrampf.[22]

---

[18] Friedrich Pfäfflin: „*Das Schattenspiel kann ich in Wahrheit nicht vollenden...*" *Justinus Kerner 1786–1862.* Marbacher Magazin 39, 1968, S. 17.

[19] Otto J. Grüsser 1987, S. 256.

[20] Theobald Kerner (1897): *Das Kernerhaus und seine Gäste.* Weinsberg 2005.

[21] Justinus Kerner: *Die Seherin von Prevorst.* Stuttgart 1829.

[22] Ebd. S. 44.

Kerner dokumentierte und publizierte die Krankengeschichte, vor allem die Anfälle und Visionen der Seherin, im Verlauf einer mehr als zweijährigen Therapie. In dieser Zeit nahm der Patienten- und Besucherstrom, aber auch die Kritik an der Heilmethode zu. Ein auswärtiger Psychiater, Verfasser eines erbaulichen Gedichtbandes mit dem Titel *Lieder des Leids*,[23] veröffentlichte eine anonyme Schrift gegen den „Geisterseher", weil er ohnehin eine akute Bedrohung des Protestantismus durch den im Lande grassierenden Geister- und Aberglauben befürchtete.[24] *Kerner* konnte sich jedoch dieser Kritik erwehren, setzte die umstrittene Therapie fort und widmete sich gleichzeitig unverdrossen der Dichtkunst.

Als *Nikolaus Lenau* zum ersten Mal den *Arzt-Poet-Geisterseher* [25] von Weinsberg besuchte, beobachtete er, wie ein Chronist berichtete,[26] eine denkwürdige Szene, die sich im Wohnhaus der Familie abspielte und aus heutiger Sicht nicht anders als ein gruppendynamischer Totstellversuch zu bezeichnen ist. Der Besucher wurde Zeuge einer zuvor wahrscheinlich noch nie praktizierten Familienaufstellung. Es war eine besondere Variante dieser Konstellation, die eine liegende Position aller Beteiligten, einschließlich des Versuchsleiters erforderte:

> Auf dem Boden ausgestreckt lag lang und breit ein Mann, ihm zur Seite eine Frau, zur linken und rechten von ihnen Kinder. Sie lagen unbeweglich, doch konnte ich merken, dass sie lebten.

Nach einer Weile erläuterte *Justinus Kerner* dem Besucher dieses Experiment mit den Worten:

> Wir probieren da eben, wie es seyn wird, wenn wir so nebeneinander im Grabe liegen werden.

Kerner hatte sich mit seiner Familie, warum auch immer, probatorisch totgestellt. Ungeklärt blieb, ob er das virtuelle Familiengrab ausmessen wollte. Der Chronist notiert:

> „Er starb im 76. Jahr, nachdem sein geschwächter Körper einer Grippe, die ihn niedergeworfen hatte, nicht mehr Widerstand leisten konnte." [27]

Der Tod *Justinus Kerners* am 22. 2. 1862 war zugleich ein letztes wichtiges Datum im subjektiven biographischen Kalender seines Freundes. Dieser zog sich ausgerechnet bei *Kerners* Beerdigung einen Infekt zu, von dem er

---

23 Albert Zeller: *Lieder des Leids.* Berlin 1865.
24 Ders.: *Das verschleierte Bild zu Sais, oder die Wunder des Magnetismus.* Leipzig 1830.
25 Otto-Joachim Grüsser: *Justinus Kerner* 1786–1862. Heidelberg 1987.
26 Vgl. Friedrich Pfäfflin: *Über Justinus Kerner*. Marbacher Magazin, 39/1986, S. 26.
27 Ebd. S. 50.

sich nicht mehr erholte. Damit beantwortete sich ihm die bange Frage aus der zweiten Strophe seines Liedes *Der gute Kamerad* von selbst:

Gilt's mir oder gilt es dir?
Ihn hat es weggerissen,
Er liegt mir vor den Füßen,
Als wär's ein Stück von mir.

Er starb kurz darauf – wie *Justinus Kerner* – im 76. Lebensjahr an der Grippe.

Teil III Paradoxien

9. Totstellversuche

Menschen wie tot oder untot: Playing dead

> Wenn Nero als Sänger auftrat, durfte niemand, auch nicht, wenn er zwingende Gründe hatte, das Theater verlassen. So sollen etliche Frauen während der Vorstellung Kinder geboren haben, und viele Männer, die von Gesang und bestelltem Beifall genug hatten, sprangen, da die Stadttore verriegelt waren, heimlich von der Mauer oder stellten sich tot und ließen sich wie zum Begräbnis hinaustragen.
>
> *Gerhard Fink*[1]

An den denkwürdigen Totstellversuch im *Kernerhaus*, den *Nikolaus Lenau* beobachtet hatte,[2] erinnern vergleichbare Texte von *Anton Tschechow* und *Rainald* Goetz.

- In einer deprimierenden Szene aus der Literaturverfilmung des Stücks *Drei Schwestern* (2015) von *Anton Tschechow* stellt sich *Andrej,* ein Mann mittleren Alters, tot. Er liegt auf einer Wiese und probt die eigene Beerdigung: Von einem lachenden Kind, seinem kleinen Sohn, der dies als Spiel auffasst, lässt er sich mit Erde überschütten, zuerst das Gesicht und dann den Körper.[3] *Tschechows* Originalvorlage aus dem Jahr 1901 beginnt mit dem Auftritt der drei Schwestern dieses traurigen Mannes. Sie blicken gemeinsam in ihren biographischen Kalender. Es ist ein flüchtiger Rückblick von *Olga, Mascha und Irina Prosorow* auf ihren Vater am ersten Jahrestag seines Todes. *Olga* erinnert die Schwestern daran:

  > Heut' vor einem Jahr ist der Vater gestorben – gerade an Deinem Namenstag, Irina, am fünften Mai. Es war sehr kalt an dem Tage – es schneite sogar. Ich glaubte nicht, dass ich's überleben würde, – Du lagst ohnmächtig da, wie tot.

  Auch in *Tschechows* Roman *Die Tragödie auf der Jagd* (1884) begibt sich eine junge Frau in Todesnähe: Die schöne *Olenka* phantasiert im Gedenken an den tödlichen Unfall der Mutter

---

1 Gerhard Fink: *Spötter, Götter und Verrückte.* Frankfurt a.M. 1995, S. 249.

2 Vgl. Kapitel 8: *Lied und Leid.*

3 Valerie Bruni Tedeschi (2015): *Drei Schwestern* nach Anton Tschechow (1901).

den eigenen Tod. Während ein Gewitter heraufzieht, versichert sie dem Ich-Erzähler, sie wünsche sich geradezu, wie ihre Mutter vom Blitz erschlagen zu werden, doch wolle sie, wenn sie zugrunde gehe, mit einem kostbaren Kleid und Armbändern geschmückt sein. Vor dem Hintergrund des bedrohlichen Unwetters beschreibt der Ich-Erzähler ihren Ausbruch „wilder Phantasie", besonders ihre Augen „voll heiligen Schreckens" vor einem „entsetzlichen, aber effektvollen Tod."[4] Die hier veranschaulichte *Attitude passionelle*, eine Spielart der „Hysterie", findet sich auch noch 100 Jahre später in der schönen Literatur, aber doch seltener als deren stille Form:

- Der Psychiater *Rainald Goetz* zog in seinem Roman *Hirn* (1986) eine Parallele zu dem Ritual des Totstellversuchs:

  > Alles will nackt sein, sagte Raspe, erhob sich von der Bank, streifte den Kittel ab, ging auf das Dunkel des frisch umgegrabenen Rosenbeetes zu, und legte sich auf die Erde und vergrub sein Gesicht in ihr. War das das Ende? Wer weiß.[5]

  Raspe wusste offenbar nicht, dass das keineswegs „das Ende" war. Sein Verhalten schien ein unbewusstes Probehandeln zu sein und seine vage formulierte „Wer weiß"-Feststellung der verbale Ausdruck seines Bewusstseinszustandes, vergleichbar dem „Ich weiß nicht, was soll es bedeuten..." aus einer Zeit, als das Unbewusste noch nicht erforscht war.

Dass sich in früheren Jahrhunderten zwei französische Ärzte ebenso merkwürdig wie *Raspe* gebärdeten, belegen die Biographien des Jakobiners *Jean Paul Marat* (1743–1793) und des Moralisten *Georges Duhamel* (1884–1966).

- Der Schriftsteller und Arzt *Jean-Paul Marat* verfasste neben politischen und naturwissenschaftlichen Schriften den Abenteuer- und Liebesroman *Aventures du jeune Comte Potowski. Un Roman de Cœur* (1771), der jedoch erst posthum im Jahr 1848 erschien. Im 46. Lebensjahr überlebte dieser kleinwüchsige und chronisch hautkranke Mediziner „sterbenskrank" einen stuporähnlichen dissoziativen Status, also einen Totstellversuch, der durch ein Ohnmachtsgefühl ohne Bewusstseinsverlust gekennzeichnet war. Die biographische Krise hatte sich zu einem historisch wichtigen Zeitpunkt, nämlich genau ein Jahr vor der Französischen Revolution entwickelt, als er sich – von Freunden radikalisiert – entschloss, die Meinungsführerschaft unter den Jakobi-

---

[4] Anton Tschechow (1884): *Tragödie auf der Jagd.* Zürich, S. 54f.

[5] Rainald Goetz (1986): *Hirn.* Frankfurt a.M., S. 9.

nern zu übernehmen. Das Ohnmachtsgefühl schlug in extremes Machtstreben um. Sein subjektiver biographischer Kalender war jedoch wesentlich präziser als der neue Republikanische Kalender, der offiziell mit dem 15. Juli 1789, dem Tag nach der Erstürmung der Bastille, begann:
Für den vierten Jahrestag der Revolution am 14. Juli 1793 war ein Attentat auf *Marat* geplant: Eine 22-jährige Girondistin[6] hatte den Schriftsteller, der zunehmend an seiner stark juckenden Hautkrankheit (Skrofulose) laborierte, in dessen Wohnung aufsuchen wollen, um in einem Gespräch mit ihm eine günstige Situation für das Attentat zu ermitteln, war aber mehrfach von seiner ängstlichen und eifersüchtigen Geliebten an der Tür abgewiesen worden, bis *Marat* am 13. Juli gegen 19 Uhr 30 – in der Wanne sitzend – wider Erwarten einem Bediensteten befahl, die unbekannte Dame zu empfangen und ins Badekabinett zu führen. Dies war sein letzter und tödlicher Fehler, der ihm trotz eines kurzen erregten Wortwechsels mit der Attentäterin wohl kaum vollständig bewusstwerden konnte, denn sie erstach ihn plötzlich mit einem Messer. Es war am Vorabend des vierten Jahrestages der Revolution: *Marat* starb zwar als Opfer und Held dieser Revolution, aber nicht, wie von den Girondisten geplant, am 14. Juli.

- Der 20-jährige Medizinstudent und angehende Dichter *Georges Duhamel* schilderte autobiographisch eine kritische Situation, als er „zwischen Leben und Tod" schwebte.[7] Dieser Status war nach seiner Auffassung der Übergang vom Jugend- zum Erwachsenenalter, aus heutiger Sicht wahrscheinlich eine atypische Adoleszentenkrise; aber aus der Distanz lässt sich keine sichere Differenzialdiagnose stellen, selbst wenn ein Mediziner und Schriftsteller eine eigene Krise überliefert. Wahrscheinlich war es eher ein stiller Totstellversuch als eine spektakuläre Sterbeszene. Jedenfalls schätzt das Publikum in der Moderne und Postmoderne kaum mehr das langwierige – für die große Oper obligate – heroische Hinscheiden. Viele Menschen bevorzugen heute den schlichten Totstellversuch, eine postdramatische Sterbearie ohne Gesang, ohne Text und ohne letalen Ausgang.
- *Albert Schweitzer* erinnerte sich aus Erzählungen seiner Mutter lebhaft an „heiße Tränen", die sie „über dem schwächlichen Kind" geweint habe, als er einmal „für tot" gehalten wurde.[8] Erstaunlich war gewiss nicht die mütterliche Reaktion auf das

---

6 *Charlotte Corday*. Vgl. Sibylle Knauss: *Charlotte Corday*. Hamburg 1995.
7 Vgl. Georges Duhamel: *La Pierre d'Horeb*. Paris 1926.
8 Albert Schweitzer: *Selbstzeugnisse*. München 1988, S. 11.

schreckliche Ereignis, sondern dessen detaillierte Bewertung in seinen Memoiren, obwohl er bekannte, dass er zu jung gewesen sei, um sich daran zu erinnern.

Für einige Ärzte, Dichter und Rebellen – von *Schiller* bis *Che Guevara* – mag es sowohl ein gelinder Schock als auch eine besondere Genugtuung gewesen sein, zu erleben, dass man sie auf dem Gipfel des Ruhms irrtümlich für tot hielt.

- Auch ein italienischer Filmklassiker[9] enthält eine entsprechende Episode, in der sich ein alter Arzt totstellt. Während sein Nachfolger den Totenschein ausfüllt, genießt er mit unverhohlener Freude, wie sehr die Mitmenschen um ihn trauern.
- Doch das beste und berühmteste Totstellspiel – mit schonungsloser Kritik am ärztlichen Stand – wurde von *Molière* (1622–1673) beschrieben und inszeniert: *Le malade imaginaire. Der eingebildete Kranke* ist ein komödiantisches Paradestück für das theaterbegeisterte und gesundheitsbewusste Publikum, aber auch für Hypochonder und professionelle Patienten und Patientinnen, die von Klinik zu Klinik wandern, darüber hinaus ein Lehrstück für alle Menschen, die in der Medizin tätig sind. Denn der von *Molière* inszenierte Totstellversuch des Protagonisten erweist sich als Generalschlüssel der Selbsterkenntnis. Der eingebildete Kranke fragt sich, wie seine Familie reagieren würde, wenn sie ihn – wie tot – auffände. Als er sich aber totstellt, wird er von unterschiedlichen Reaktionen der Familie überrascht. So hört er die Ehefrau sagen:

  > Was ist denn an ihm verloren, und was war er in der Welt nütze?

  Seine Tochter hingegen schluchzt zu seinen Füßen liegend und beteuert:

  > Nachdem ich meinen Vater verloren, will ich von der Welt nichts mehr wissen und entsage ihr für immer.[10]

  Da springt der totgeglaubte Hypochonder auf: Die Gefühlsmischung aus heiligem Gatten-Zorn und väterlicher Rührung führt prompt zum Abbruch des Experiments. Er erklärt sodann, dass er weiterleben will, um Medizin zu studieren. Anders ergeht es *Molière*, der die Paraderolle selbst verkörpert. Der gefeierte Autor stellt sich noch an drei weiteren Abenden auf der Bühne tot,

[9] Julien Duvivier (1953): *Don Camillos Rückkehr.*

[10] Molière: *Der eingebildete Kranke.* In: *Molière. Komödien.* Berlin 1989, S. 908f.

zum letzten Mal am 17. Februar 1673, aber den Totstellversuch des eingebildeten Kranken überlebt er an diesem Tag nicht.

- *Georg Büchner* schrieb am 8. März 1934 an seine Verlobte *Wilhelmine Jaeglé*:

> Die Frühlingsluft löste mich aus meinem Starrkrampf. Ich erschrak vor mir selbst. Das Gefühl des Gestorbenseins war immer über mir.[11]

In seinem Drama *Dantons Tod* (1835) wird die Atmosphäre der letzten Szenen von purem Fatalismus beherrscht, der sich bis zur Todesgewissheit des Revolutionärs steigert:

> Wir sind alle lebendig begraben und wie Könige in drei- oder vierfachen Särgen beigesetzt, unter dem Himmel, in unsern Häusern, in unsern Röcken und Hemden. – Wir kratzen fünfzig Jahre lang am Sargdeckel.[12]

Büchner hatte mit *Dantons* Worten die Akteure des Dramas auf das Scheitern der Revolution eingestimmt und kurz vor *Dantons* Bühnentod wie ein Existenzialphilosoph der Moderne argumentiert – fast hundert Jahre, bevor das *Dasein zum Tode*[13] auf den Begriff des menschlichen Seins gebracht werden sollte. Aus heutiger Sicht entsprach *Die Krankheit zum Tode* (1849),[14] die sich nach dem Scheitern der Revolution von 1848 in Europa ausbreitete. Das *Prinzip der Hoffnungslosigkeit* und resignativen Gewissheit des "Nimmermehr und Niewieder" war das Lebensgefühl der Epoche zwischen den Revolutionen von 1789 und 1848, insbesondere seit dem Tod *Dantons* (1794) und *Büchners Tod* (1837), war eine Frühdiagnose der Existenzphilosophie auf der Grundlage der Erkenntnis:

> Die Krankheit zum Tode ist Verzweiflung.[15]

- Von Daseinsangst und Zweifeln waren auch die Balladen des Mediziners *Nikolaus Lenau* (1802–1850) bestimmt.

Als er im *Kernerhaus* zufällig Zeuge eines erweiterten Totstellversuchs wurde,[16] hatte er von *Justinus Kerner* diesbezüglich nur

---

[11] Georg Büchner: Sämtl. Werke. Wiesbaden, S. 406

[12] Ebd. S. 62.

[13] Martin Heidegger (1927): *Sein und Zeit.* 19. Aufl. Tübingen 2006.

[14] *Sören Kierkegaard* entlehnte den Titel seiner Schrift *Die Krankheit zum Tode* (1849) *Goethes* Roman *Werthers Leiden* (1774).

[15] Als Gegenbegriff zum *Prinzip Hoffnung* des Philosophen Ernst Bloch (1885–1977), vgl. Günther Kunert: *Diesseits des Erinnerns.* München 1982.

[16] Vgl. Kapitel 8: *Lied und Leid.*

> so viel erfahren, dass es bei einem solchen Experiment um einen Erkenntnisgewinn ging, der auf andere Weise schwerlich zu erlangen war.

Aus diesem Grund waren nicht nur Dichter, Theaterleute, Theologen und Philosophen, sondern auch Nervenärzte gefragt, um zu klären, was die wahre Natur dieses Experiments sei. Seit dem Erscheinen der Studien über *Hysterie, Reflex und Instinkt* (1923)[17] wurde ein bei Tieren beobachtetes Erstarrungsphänomen – „Animal Hypnosis", „Death feigning" oder „Thanatosis" – auf menschliches Verhalten übertragen und als *„Totstellreflex"* bezeichnet,[18] obwohl das neurophysiologische Reflex-Modell weder im sensomotorischen noch im übertragenen Sinn viel zum Verständnis des Totstell-Phänomens beiträgt. Das einfache Reiz-Reaktionsschema einer neuromuskulären Funktionsänderung kann eine vermeintlich „reflexartig" auftretende Störung ebenso wenig erklären wie die Theorie der klassischen Konditionierung.

Deshalb trifft die Bezeichnung *Totstellversuch* als Ausdruck einer dissoziativen Störung das Phänomen besser als der Terminus „Totstellreflex". Abgesehen von der psychogenen Akinese, einer funktionellen Bewegungslosigkeit, sind keine körperlichen Merkmale zu beobachten, insbesondere keine Symptome, die auf eine Organkrankheit mit rigider Tonuserhöhung oder spastischen Krämpfen der Muskulatur hindeuten könnten.

Im Fall einer psychosomatischen Störung geht es bei einem Totstellversuch eher um verdrängte Reflexionen und Konflikte, die zunächst nur körpersprachlich ausgedrückt werden, aber durchaus zur Sprache kommen können.

- Ein anschauliches Beispiel dafür lieferte *Arthur Schnitzler* mit der Novelle *Fräulein Else* (1924), die kurz nach der psychiatrischen Abhandlung über den so genannten Totstellreflex erschien; davon unbeeindruckt und unbeeinflusst, schildert *Schnitzler* einen Totstellversuch ganz anderer Art: Die junge suizidgefährdete Protagonistin grübelt so lange, bis sie sich schließlich den Tod in der Phantasie ausmalt, so als ob dieser bereits eingetreten sei:

  > Wer wird weinen, wenn ich tot bin? O, wie schön wäre das tot zu sein. Aufgebahrt liege ich im Salon, die Kerzen brennen. Lange Kerzen. Zwölf lange Kerzen. Unten steht schon der Leichenwagen […][19]

---

17 Ernst Kretschmer: *Hysterie, Reflex und Instinkt.* Leipzig 1923.

18 Vgl. Svorad, D.: AMA Arch Neur Psych 1957; 77 (5): 533-539: Two basic types of reactions were designated by Ernst Kretschmer as "biological radicals": "Totstellreflex" (feigning death) and "Bewegungssturm" (motion storm) […], sometimes also called "hysterical hypokinesis and hyperkinesis".

19 Arthur Schnitzler: *Fräulein Else. Leutnant Gustl.* Köln 2007, S. 47.

Sie blickt – aus der Perspektive der Trauergäste – auf den eigenen leblosen Körper herab und lauscht einem imaginierten Dialog des Herrn *Dorsday* mit Frau *Winawer*:

> Guten Tag, Herr Dorsday, Sie erweisen der kleinen Else auch die letzte Ehre? Kleine Else, sagt das alte Weib. – Warum denn? Natürlich, ich muß ihr die letzte Ehre erweisen. Ich habe ihr ja auch die erste Schande erwiesen. O, es war der Mühe wert, Frau Winawer, ich habe noch nie einen so schönen Körper gesehen.[20]

Sie wundert und empört sich spontan, dass sie von der alten Frau „kleine Else" genannt wird, kann sich aber nun nicht mehr in die virtuelle Konversation der Trauergäste einmischen. Die 19-jährige Else ist in eine scheinbar ausweglose Krise geraten. Um entweder ihre Unschuld oder die Ehre ihres verschuldeten Vaters zu retten, nimmt sie eine Überdosis *Veronal*. Ihre letzten Worte sind:

> Gib mir die Hand, Papa. Wir fliegen zusammen. So schön ist die Welt, wenn man fliegen kann. Küss' mir doch nicht die Hand. Ich bin ja dein Kind, Papa. *Else! Else!* Sie rufen von so weit! Was wollt Ihr denn? Nicht wecken. Ich schlafe ja so gut. Morgen früh. Ich träume und fliege.[21]

Während *Justinus Kerner* den Totstellversuch mit seiner Familie – schweigend – inszenierte, und *Anton Tschechow* eine verbal geäußerte Todesphantasie eher am Rand mitteilte, lässt *Arthur Schnitzler* das *Fräulein Else* von den unterschiedlichen Vorstellungen, tot zu sein, ausführlich berichten. Die Protagonistin reflektiert eine scheinbar unlösbare Situation, die der Autor als Kenner psychischer Konflikte bis in feinste Verästelungen des inneren Monologs beschreibt, eine Krise, die in den Totstellversuch mündet. Die unruhig fließenden Gedanken ufern bis zu einem imaginierten „Freitod" aus: Eine naive Vorstellung der Sterbeszene im Sinne dieser Imagination geht allmählich über in deren dramatische Vorstellung als Inszenierung. Psychotherapeutisch lässt sich eine vergleichbare Situation kommunikativ unterbrechen, wie in folgendem klinischen Beispiel:

- Eine 38-jährige Frau wurde wegen einer Serie von Anfällen, die in einer familiären Konfliktsituation am Heiligen Abend begann, auf die Intensivstation gebracht. Sie lag reglos – wie tot – im Bett, nachdem der Kopf wiederholt abrupt zur Seite gefallen war. Epileptische Anfälle und synkopale Ohnmachten waren auszuschließen. Das simultan aufgezeichnete Video-EEG war unauffällig. Es handelte sich um dissoziative Anfälle mit Tot-

---

[20] Ebd.

[21] Ebd. S. 86.

> stellversuch. Beim passiven Anheben der Lider blickte die Patientin vom Untersucher weg. Minuten später nahm sie selbst ohne Worte Kontakt auf und reinszenierte ihre Ambivalenz pantomimisch, auf beide Körperhälften verteilt: Während die linke Hand sich zur Faust ballte, bot sich die rechte Hand dem abwartenden Beobachter beziehungssuchend an.[22]

Ob man es psychodynamisch oder neurobiologisch betrachtet, ein Lebewesen, das sich, aus welchem Grund auch immer, schlafend stellt, kann sich notfalls auch totstellen; denn dies scheint als Teilziel der Evolution manchmal nützlich, oft aber auch überlebenswichtig zu sein, ein mehr oder minder bewusstes Sicherheitsstreben und Trachten nach vollkommener Unauffälligkeit:

> Dem Frühmenschen blieb häufig nichts anderes übrig, als sich tot zu stellen, also eine Kleintieren vergleichbare Erstarrungsreaktion zu zeigen.[23]

- Einige Verse aus dem Gedichtband *Das Liebesleben der Stimmen* (2016) erläutern das Verhalten besonders anpassungsfähiger Wesen wie der Chamäleons, die sich „bei Gefahr ins Stroh fallen lassen" und sich tot stellen.[24]

Die akute Schreckstarre der Tiere unterscheidet sich allerdings grundsätzlich von einem psychosomatischen Totstellversuch bei Menschen. Dass zum Beispiel eine bestimmte Ziegenart – *myotonic goats* – ständig vor Schreck umfällt, beruht auf einem Gendefekt. Mit Geduld kann man aber Katzen, Hunden und Elefanten beibringen, sich auf Befehl totzustellen. Die Video Installation *Play Dead*; Real Time (2003)[25] im New Yorker Museum of Modern Art zeigte die Zeitlupen-Szene eines „sterbenden" Elefanten, der plötzlich zu Boden ging und auf der Seite lag, so als ob er sich totstellte, bevor er sich wieder aufrichtete. Mit der Installation wurde das Kunststück zum Kunstwerk.

Dass ein spektakulärer Totstellversuch vorteilhaft sein kann, brauchen Insekten und Spinnen nicht zu lernen, da der spontan inszenierte Scheinselbstmord seit Urzeiten Schutz vor Fressfeinden bietet. Auch Fledermäuse stellen sich gelegentlich tot. Ein Käfer – *claviger testaceus* – läßt sich von arglosen Ameisen – als Trojanisches Pferd wie tot – in ihren Bau tragen, um sich dort Eier und Brut einzuverleiben.[26] Der Totstellversuch eines dafür besonders anfälligen Nagetiers, der Beutelratte Possum, hat dem *Play Possum* den Namen gegeben. Ob es sich um ein Spiel mit dem

---

[22] Karl F. Masuhr, Florian Masuhr, Marianne Neumann (2013): *Neurologie.* S. 552.
[23] Christoph Wulf: *Mimesis.* Weinheim 1997, S. 1022.
[24] Hendrik Rost: *Das Liebesleben der Stimmen. Gedichte.* Göttingen 2016, S. 57.
[25] Douglas Gordon: *Play Dead Real Time.* 2003.
[26] *Map of Life* – University of Cambridge: http://www.mapoflife.org/topics/topic 368.

Tod handelt oder um das im tierischen Dasein ständige Zu-Tode-Erschreckt-sein, Neurowissenschaftler haben das Erstarren als automatische Reaktion der Amygdala[27] interpretiert. Freilich geht ein unerschrockenes und erfahrenes Labortier im Experiment davon aus, dass es für konformes Verhalten belohnt und gefüttert wird, sobald es einen Hebel bedient.

- Versetzt sich also ein Forscher in das Gehirn eines intelligenten Versuchstiers, zum Beispiel einer Ratte, dann begreift er, sobald er ihr subjektives Laborwissen teilt, dass es nicht sinnvoll wäre, alles daran zu setzen, um nach den Prinzipien von Versuch und Irrtum, Belohnung und Bestrafung, ein Lebewesen zum Laufen zu bringen und ein Labyrinth durchqueren zu lassen. In der Abkehr von der *dynamischen Psychologie* und im Rückgriff auf die Ratten- und Katzenkäfigforschung des *Behaviorismus* erlebt derzeit die Lerntheorie, unterstützt durch Erfolge der Verhaltenstherapie und neue Ergebnisse der Hirnbiologie eine Renaissance.[28] Als Quelle besonders negativer Affekte wurde unlängst sogar „die Ratte in uns" identifiziert.[29] Demnach reagieren Menschen „genau wie alle anderen Tiere" auf Belohnung und Bestrafung, so dass wir ständig falsche Entscheidungen treffen, „obwohl wir es eigentlich besser wüssten."

  In der klinischen Psychosomatik achten Forschende dagegen auf die physiologischen Selbstbewegungen, die unabhängig von solchem konformen Verhalten in Erscheinung treten. Das Rattengehirn wählt in einer extrem unangenehmen Situation, wenn es beispielsweise mit Elektroschocks traktiert wird oder sich mit dem angeborenen Feindbild der Katze konfrontiert sieht, den erstbesten Ausweg, nämlich wegzulaufen *(flight)* oder es riskiert den letztmöglichen Lebensrettungsversuch: sich totzustellen *(death feigning)*.

  Fügt man ihr wiederholt einen schmerzhaften Reiz zu, anstatt ihr Futter zu geben, dann aktiviert sie, wie es heißt, ihr „Stresssystem". Die Konditionierung äußert sich in einer Furchtreaktion, „einer Art von Schockstarre."[30] Eine Widerstandsaktion (*fight*) – das weiß die Ratte so gut wie der Hirnforscher – wäre den Versuch nicht wert, auch keine ultima ratio mehr, mit einem Wort: sinnlos.

---

[27] Nach *Joseph LeDoux* ist das „Erstarren" eine automatische Reaktion der Amygdala, die auch unbewusste Furcht vermittelt. Menschen versteinern zum Beispiel bei der Konfrontation mit Gegenständen, die Schlangen sein könnten – so lange, bis der Gegenstand eindeutig identifiziert ist.

[28] Christian Stöcker (2006) a.a.O.

[29] Ders. (2016) a.a.O.

[30] Raffael Kalisch: *Der resiliente Mensch*. Berlin 2017, S. 159.

In einem zweiten Experiment könnte sich die Laborratte ohne weiteres in die Forscher einfühlen: Ihr Gehirn weiß inzwischen, zumal ihre Blicke ständig den auffälligen menschlichen Augenbewegungen folgen, dass diese sich in dem Rattenlabyrinth selbst verirrt haben, sich meistens langweilen und am liebsten wegliefen; sie würden sich allerdings bei der Begegnung mit einem entsprechend größeren Versuchstier, zum Beispiel einem Tiger, sehr wahrscheinlich nicht von der Stelle rühren. Für die Ratte ist jedenfalls der Totstellversuch, verglichen mit einer Angriffs- oder Fluchtbewegung, meistens sinnvoller und weit weniger riskant; denn schon die geringste Bewegung erregt die Aufmerksamkeit jagender Katzen. Deshalb wundert sich die Ratte auch, dass viele auf den Gebieten der Neurobiologie und Verhaltenspsychologie Forschende, die unentwegt Tiere zum Laufen bringen, sich nicht so sehr für intelligente Selbstbewegungen, sondern eher für die Wirkung von Lohn und Strafe interessieren, also für solche Effekte, die nicht nur bei Ratten, Katzen, Klein- und Schulkindern, sondern auch bei den in der Neurobiologie und Verhaltenspsychologie Forschenden stereotype Wahrnehmungen und Bewegungen in Gang setzen. Da die Funktionen der (Selbst-)Bewegung in Analogie zur (Selbst-) Wahrnehmung leicht einfühlbare und empirisch begründete Modi sind, die sich zwar gegenseitig vertreten, aber grundsätzlich nicht ausschließen, weil, wie es jede Blickbewegung zeigt, Wahrnehmungen auf Bewegungen angewiesen sind – und vice versa Bewegungen auf Wahrnehmungen – ist es auch künftig nicht erforderlich, dass die Gehirne der Versuchstiere und die der Forschenden – beispielsweise über implantierte Chips – miteinander digital kommunizieren.

Im Unterschied zu diesen Versuchsreihen können mittels biographischer Methoden komplexe Szenarien, familiale Krisen und ödipale Konstellationen in Lebensläufen und literarischen Texten analysiert werden.

- Der Pastorensohn *Gottfried Benn* hatte aggressive Verse gegen seinen Vater gerichtet und war im Affekt bis zur virtuellen Kastration gegangen:

> Verfluchter alter Abraham
> Zwölf schwere Plagen Isaake
> Haun dir mit der Nudelhacke
> den alten Zeugeschwengel lahm.[31]

[31] Gottfried Benn (1968): *Pastorensohn.* GW 2 *Gedichte*. Wiesbaden, S. 417.

- In letzter Zeit pflegen einige Autoren ebenfalls einen unversöhnlichen Umgang mit den Vätern. Die Rolle des Erzeugers kann nicht mehr überzeugend gespielt werden. In dem Gedicht *Playing Dead* sieht sich ein alter Mann genötigt, vom Playing Dad zum *Playing Dead* zu wechseln. Es ist eine besonders brutale ödipale Szene: Der Vater rettet sich in einen Totstellversuch, wird aber von dem Sohn in affektgeladener Attitude bis zur „Wiederauferstehung", *„like Jesus"*, reanimiert, d.h. der Vater fährt in die Höhe, als der Sohn ihm einen Schlag in die „Juwelen" versetzt:[32] Versöhnlicher klingt ein Gedicht mit dem Titel *Playing Dead*, das dem Vater und seinen Lieben empfiehlt, nachts im Garten bis zum Weckruf – wie tot – zu schlafen.[33]
- Das weit verbreitete Phänomen zeigt sich auch im politischen Kontext, wenn Totstellversuche von großen Gruppen veranstaltet werden:

  Am *Hiroshima-Tag* liegen zahlreiche Aktivisten reglos auf der Straße vor dem *Lawrence Livermore National Laboratory* in Kalifornien, um vor der Gefahr eines nuklearen Kriegs zu warnen. Dieses Risiko scheint geringer und keineswegs unabwendbar zu sein, wenn die Pantomimik des Sterbens als Probehandeln und Überlebenstraining verstanden wird.

  Als am 14. Februar 2018 ein Jugendlicher 17 Menschen an seiner ehemaligen Schule in Portland, Florida, erschossen hatte, demonstrierten Schüler spontan vor dem Weißen Haus für eine Verschärfung der Waffengesetze. Sie legten sich auf den Gehweg und stellten sich tot.

  Der Totstellversuch kann auch Terrortäter täuschen. So retteten sich in Paris am 13. November 2015, als 89 Menschen von Attentätern ermordet wurden, einige Besucher des *Bataclan*-Theaters, weil sie sich am Boden liegend totstellten. Zwei Jahre später kam es bei einem vergleichbaren Anschlag in Istanbul zu einem ebenfalls erfolgreichen Totstellversuch.[34]

  Zahlreiche weitere, wenngleich äußerlich meistens nicht erkennbare Gründe, scheinen dafür verantwortlich zu sein, dass sich jemand in Todesnähe begibt. Wie *Justinus Kerner* in der Krankengeschichte *Die Seherin von Prevorst* hatten *Anton Tschechow* und *Arthur Schnitzler* exemplarisch Todesphantasien junger Frauen geschildert, die aber auch bei Kindern und Jugendlichen

---

32 Andrew Hudgins: *Playing Dead.* Poetry Magazine Chicago. July 2005, S. 287.

33 Christopher Bursk: Amer. Poetry Rev. 11, 1982, S. 31.

34 „Ich überlebte, weil ich mich totstellte." Anschlag auf Club in Istanbul mit mindestens 39 Toten. Presseberichte vom 3.1.2017.

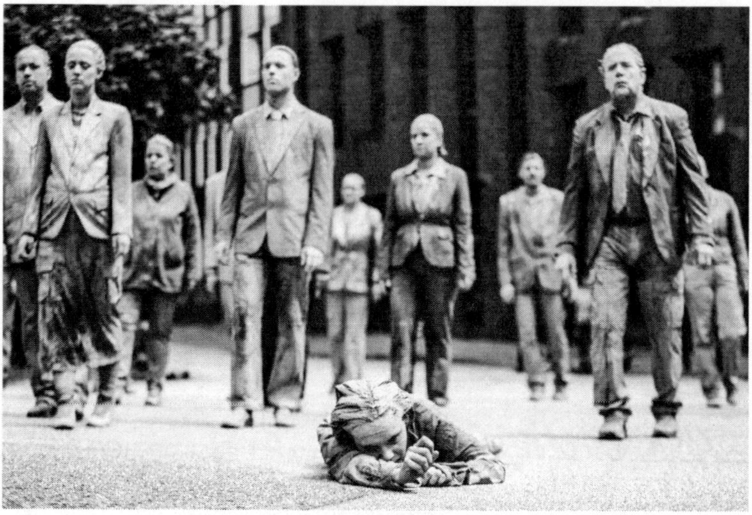

Abb. 17: Kunst-Performance 1000 Gestalten in Hamburg am 7.7.2017 (Foto: Willem Thomson)

keineswegs ungewöhnlich sind, wenn sie, wie *Fräulein Else*, die Frage stellen:

> Wer wird weinen, wenn ich tot bin?

- So wurde zum Beispiel im Januar 2017 aus einer süddeutschen Kleinstadt berichtet, dass sechs Jugendliche während der nächtlichen Geburtstagsfeier eines 18-jährigen Mädchens einer Kohlenmonoxydvergiftung zum Opfer fielen.[35] Vor ihrem Geburtstag hatte die Jugendliche den Freunden eine mediale Botschaft, die im Nachhinein als Todesahnung oder auch Ankündigung einer Suizidhandlung interpretiert wurde, mit folgenden Worten übermittelt:

> Ich würde mir wünschen an meinem Grab stehen zu können, nur um die dort Trauernden zu fragen, wo sie waren, als ich noch lebte.[36]

Wenn mit dieser paradoxen Botschaft nicht nur eine Todesphantasie, sondern eine Todesahnung und darüber hinaus eine Warnung an abwesende Freunde und Familienangehörige verbunden gewesen sein sollte, stünde dies im Gegensatz zu der sprichwörtlich günstigen Prognose für die irrtümlich Totgesagten.

---

35 Presseberichte vom 30.1.2017.

36 Vorausgegangener Facebook-Eintrag des 17-jährigen Mädchens.

Doch in beiden Fällen ließe sich gewiss keine sichere Vorhersage treffen.

- *Louis-Ferdinand Céline,* einer der prominenten Pessimisten unter den Arztdichtern, stellte seinem Roman *Reise ans Ende der Nacht* (1932),[37] eine Ortsbeschreibung voran:

  > Es ist auf der anderen Seite des Lebens.[38]

  Er schilderte den verzweifelten Kampf des *Docteur Bardamu*, eines Frontsoldaten und Armenarztes. *Céline* wandte sich mit diesem Text gegen Patriotismus, Militarismus und Kolonialismus; er verfasste aber auch eine Reihe rassistischer Pamphlete; 1944 wurde er auf der Flucht über Deutschland nach Dänemark inhaftiert, in Abwesenheit zum Tod verurteilt, nach dem Krieg begnadigt und kehrte 1951 nach Frankreich zurück. Er starb zehn Jahre später. Unter Literaturkritikern blieb er umstritten, zumal er jeden Juden verbal attackierte. Vergeblich versuchte ein Chronist zu ergründen, warum seine Bewunderer, geblendet von seinem avantgardistischen Stil, in seinem Antisemitismus nur ein „kurzes Intermezzo" sahen, und fragte, „welchem Konformismus" man *Céline* zu opfern gedenke?[39]
  Célines Texte spiegeln einen verzweifelten und oftmals zynischen Antihelden wider, ob man darin den Romanautor oder seinen Protagonisten sieht. Er meinte sogar, der Roman sei tot. Die Sprache müsse sterben (1936).[40] So wie aber auch ein französischer Philosoph des Existenzialismus – sein Kernsatz lautet: „Der Mensch ist zur Freiheit verurteilt" – von Kritikern voreilig als „Totengräber der Literatur" bezeichnet wurde,[41] war das, was *Céline* von der sterbenden Sprache gesagt hatte, zweifellos so wenig wörtlich gemeint wie die Behauptung eines weiteren französischen Skribenten: „Der Autor ist tot"(1968)[42] und der vielfach beschworene *„Tod der Zeit"* (1987)[43] oder der historische Ausruf „Gott ist tot!" – jene Parole, die *Der tolle Mensch* (1882) ausgab[44]

---

37 Louis-Ferdinand Céline: *Voyage au bout de la nuit.* Paris 1932.

38 Ebd., S. 9: *C'est de l 'autre côté de la vie.*

39 Vgl. Philippe Muray: *Céline.* Berlin 2012

40 Ebd. S. 12.

41 Vgl. Simone de Beauvoir: *Der Lauf der Dinge.* 1970.

42 Roland Barthes (1968): *Der Tod des Autors.* Frankfurt a.M. 2005.

43 Massimo Cacciari: *Der Tod der Zeit.* In: D. Camper, Chr. Wulf (Hg.) *Die sterbende Zeit.* Neuwied 1987.

44 Friedrich Nietzsche (1882): *Der Tolle Mensch.* In: *Die fröhliche Wissenschaft,* München 1990 S. 465–466.

– vergleichbar der *Rede des toten Christus vom Weltgebäude herab, dass kein Gott sei* (1796).[45]
„Life is love“ schrieb ein junger Autor aus Bangladesch, um hinzuzufügen:

> „Der Tod der Poesie“ bedeute „den Tod des Dichters“:
> Death of poetry,
> Means the death of the poet.[46]

Die zu Tode gerittenen Sentenzen über Gott und die Welt der Literatur erschöpften sich seit *Céline* in leisen Echolauten. Stattdessen war der Jagdruf der Diskurs-Reiter zu hören,[47] der an das erinnert, was tödliche Zwischenfälle zu Pferde betrifft: die Kinderschreck-Ballade vom *Erlkönig* (1782)[48] oder auch die Schauerballade *Der Reiter und der Bodensee* (1846),[49] *Der Schimmelreiter* (1888)[50] und der Kupferstich *Ritter, Tod und Teufel* (1513):[51] die Triade der Hinfälligkeit des Daseins, aber nicht der Kunst, die zwar von Zeit zu Zeit tot zu sein schien, aber keineswegs tot war, sondern eben nur scheintot gewesen ist und noch immer wiederbelebt wurde. Demgegenüber nimmt die Einstellung der Menschen zum Tod zuweilen besonders skurrile experimentelle Formen an:

- Jenseits der Kunst werden so genannte *Körperwelten*[52] mittels plastischer Nachbildung menschlicher Leichen öffentlich ausgestellt, und damit keineswegs das Leib-Seele-Problem veranschaulicht, sondern Körper und Psyche durch Kunststoff ersetzt.
- Die Wiederkehr der namenlosen Untoten, die apathisch durch die Welt wandern, soll die kindliche Phantasie beleben, aber auch, falls Jugendliche revoltieren, Angst und Schrecken auslösen.[53]
- Am 7. Juli 2017 bot die Hamburger Kunst-Performance *1000 Gestalten* einen stummen G-20-Protest von Untoten, die sich in zeitlupenartig verlangsamter Pantomime durch die Stadt bewegten.

Von diesen Untoten unterscheiden sich die meisten Menschen immer dann, wenn zum Beispiel mit den Worten des Arztdichters *Rainald Goetz*, die „*Nichttoten*“, einen Toten zu Grabe tragen.[54]

---

45 Jean Paul: *Siebenkäs. Blumen-, Frucht- und Dornenstücke*. Berlin 1796.
46 Md. Ziaul Haque: *A farewell to Love.* Xlibris 2016.
47 Michel Foucault (1969): *Was ist ein Autor?* Frankfurt a.M. 1988.
48 Johann Wolfgang Goethe (1782): *Der Erlkönig.*Weitra 2007.
49 Gustav Schwab: *Der Reiter und der Bodensee*. Karlsruhe 1846.
50 Theodor Storm (1888): *Der Schimmelreiter*. Frankfurt a.M. 2011.
51 Albrecht Dürer: *Ritter, Tod und Teufel.* Kupferstich (1513).
52 Gunther von Hagens*: Körperwelten. Die Faszination des Echten.* Heidelberg 2000.
53 Wie in dem Horrorkultfilm von George A. Romero: *Night of the Living Dead* (1968).
54 Rainald Goetz: *Klage.* Frankfurt a.M. 2008, S. 150.

10. Doppelleben

Die Lyriker William Carlos Williams und Gottfried Benn

Eben weil ich entschlossen war,
Dichter zu werden,
wollte ich Arzt werden.
William Carlos Williams[1]

Vor 100 Jahren meinte *William Somerset Maugham*, er kenne „keine bessere Schulung für den Schriftsteller", als einige Jahre lang den ärztlichen Beruf auszuüben.[2] Der Novellist und Dramatiker wurde Arzt, „um den Menschen ohne Maske" zu studieren. Er schilderte seine Erfahrungen als Armenarzt, die einen Teil der Leserschaft schockierten. Während der russischen Revolution hatte er als Geheimagent seiner Majestät ein riskantes Doppelleben geführt, war aber immer wieder heil davongekommen. Denn *Maugham* konnte nicht nur als Arzt, sondern auch als Diplomat verschwiegen sein, im Übrigen nur stotternd sprechen, aber gut lesbar schreiben. Er verfasste den autobiographischen Roman: *Des Menschen Hörigkeit* (*Of Human Bondage,* 1915), die Lebensgeschichte eines behinderten Arztes.

Heute mag die Überfülle der Arztromane aus kulturwissenschaftlicher und medizinischer Sicht ein Ärgernis sein. *Arthur Schnitzlers* kritische Bemerkungen zu entsprechenden Anstrengungen seiner Kollegen gipfelten in dem Satz:

> Aus dem Werke manchen Dichters spüren wir wohl heraus, dass er irgendwie und irgendwo ein Genie ist, aber leider gerade nicht in seiner Dichtung.[3]

Die ursprünglich gutartigen Verzweigungen der Trivialliteratur werden fast immer toleriert, während die pathogenen Auswüchse fortschreitender Medikalisierung, die sich in den *daily medicals* widerspiegelt, als flim-

---

1 William Carlos Williams: *Die Autobiographie.* Reinbek b. Hamburg, 2001, S. 75.
2 Richard F. Mould: *Mould's medical anecdotes.* 1996, S. 205.
3 Arthur Schnitzler: *Buch der Sprüche und Bedenken*. Wien 1927.

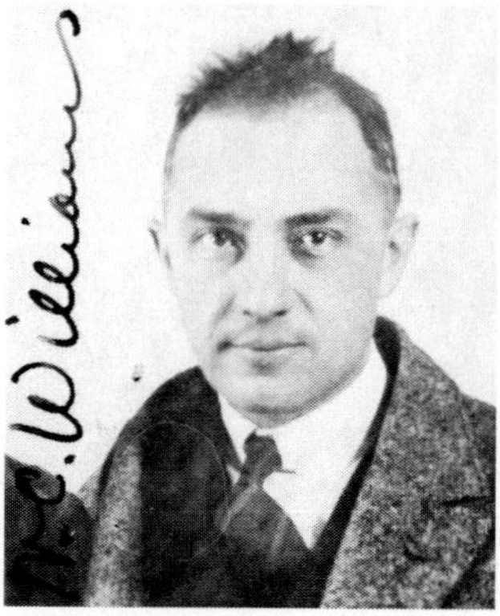

Abb. 18: William Carlos Williams 1921

mernde Werbebotschaften auf kerngesunde Zuschauer zurückstrahlen.[4] Selbst psychologischer Kitsch, der in der sterilen Atmosphäre der Medizin schlecht gedeiht, gilt gemeinhin in diesem Genre nicht als „Kunstfehler“.

So wurde *Das Haus von San Michele* (1931), der autobiographisch stilisierte Lebensbericht *Axel Munthes,* millionenfach verbreitet, in viele Sprachen übersetzt, verfilmt und erst vor wenigen Jahren als Werk eines Blenders entlarvt.[5]

Im Kontrast zu diesem Arztroman, den man auch als *Autofiktion* bezeichnen kann, stehen die Selbstzeugnisse und Texte von Autorinnen und Autoren, die gleichzeitig schriftstellerisch und ärztlich tätig waren, ohne sich als Wunderheilerinnen oder Wunderdoktoren auszugeben.

Charlotte Wolff notierte in ihrer Autobiographie einige Zeilen über ihr Doppelstudium, das ein direkter Weg in ein „Doppelleben“ gewesen sei:

> Mein Wunsch war es, Philosophie zu studieren, aber ich hatte mich aus Vernunftgründen entschieden, die Medizin zu meinem Beruf zu machen.[6]

Sie habe mit 12 Jahren erste Gedichte verfasst. Ihre Versenkung in philosophische Texte während der Schulzeit sei hauptsächlich „Flucht“, später aber lebensbestimmend gewesen:

> Das zwanghafte Bedürfnis, Gedichte zu schreiben, folgte demselben Muster, doch wurde es von einer anderen Quelle gespeist. Kreative Regungen sind in uns allen vielleicht angeboren, von mir ergriffen sie wie ein körperliches Bedürfnis Besitz.

---

4 Vgl. Klara Obermüller: *Der Mensch in seiner ganzen Schwäche.* Zürich 2005, S. 233.

5 Vgl. Thomas Steinfeld: *Der Arzt von San Michele.* München 2012.

6 Charlotte Wolff: *Augenblicke verändern uns mehr als die Zeit.* 1986, S. 66.

Man wisse nicht, so philosophierte sie weiter, welche Impulse den Geist zwingen, „inneren Rhythmen zu lauschen“ und Bilder in Poesie umzusetzen. Dies sei freilich das „wirkliche Leben“ für sie gewesen. Es habe ihr Befriedigung verschafft, obwohl sie oft zwischen Euphorie und Depression, den „notwendigen Begleitumständen kreativer Bemühungen“ gelitten habe.[7]

Die Lyriker *William Carlos Williams* und *Gottfried Benn,* die bis fast an ihr Lebensende eine medizinische Praxis führten, waren fast immer an einen festen Ort gebunden. Sie mussten wie alle schreibenden Kolleginnen und Kollegen mit wechselseitigen Störungen rechnen, die hauptsächlich auf Anstrengungen während der Tag- und Nachtdienste beruhten. Die schriftstellerische Arbeit litt umso mehr, je größer die ärztliche Praxis war. Bevor *Williams* und *Benn* die Entscheidung trafen, gleichzeitig Arzt und Dichter zu sein, hatten sie selbstverständlich zu bedenken, dass der Dichter die Zeit des Arztes stark beanspruchte, so wie auch der Arzt dem Dichter ständig die Zeit stehlen musste. Häufig verfassten sie Gedichte im Sprechzimmer. Es fragt sich daher erneut, was die entscheidenden Beweggründe für die nicht nur vorübergehende Ausübung der miteinander konkurrierenden Tätigkeiten sind: Warum studieren Dichterinnen und Dichter Medizin, warum dichten Mediziner und Medizinerinnen, warum geben einige von ihnen weder das Schreiben noch das Kurieren auf?

William Carlos Williams bekannte, dass er von der „Medizin als Kunst“, mit Ausnahme der Neurophysiologie, keineswegs fasziniert gewesen sei.[8] Er habe Arzt werden wollen, weil er entschlossen gewesen sei, Dichter zu werden. Diese Paradoxie ist, wie sich immer wieder zeigt, typisch für die berufliche Motivation schreibender Mediziner und Medizinerinnen. *Williams* begründete seinen „Plan“ nicht ohne Pathos:

> Ich würde leben: dies zuerst, und schreiben, bei Gott, wie *ich* es wollte, und wenn es die gesamte Ewigkeit brauchen würde, meinen Plan auszuführen.[9]

Eins seiner kurzen „Bild-Gedichte“ oder „Gedicht-Bilder“[10] trägt den Titel:

---

[7] Ebd. S. 74

[8] William Carlos Williams (1951): *Die Autobiographie*, S. 384.

[9] Ebd. S. 75.

[10] Vgl. Hans Hiebel: *„Poempictures“ und „Picturepoems“ aus den USA: William Carlos Williams und E.E. Cummings.* Würzburg 2006, S. 101–132.

Young Women at a Window	*Junge Frau am Fenster*
She sits with Tears on	Sie sitzt mit Tränen auf
her cheek her cheek on	der Wange die Wange auf
her hand the child	der Hand das Kind
in her lap his nose	auf dem Schoß seine Nase
pressed to the glass	gegen die Scheibe gepresst[11]

Auffällig ist die fast emotionslose Einfachheit dieses einsilbig strukturierten Gedichts, der „eingefangene Augenblick, *the frozen moment*" der lyrischen Szene:[12]

> Wie *Gottfried Benn* oder *Samuel Beckett* nimmt *Williams* offenbar das Leid der Welt kommentarlos – ohne Kausalitäten oder ‚Sündenböcke' zu suchen und eilfertige Rezepte zu liefern – hin.[13]

Doch so wie die „Eisberg"-Poetik seines Zeitgenossen und Landsmanns *Ernest Hemingway* auf tieferliegende, verborgene Schichten hinweist,[14] bringt dieses Gedicht – und damit auch die weitere Lektüre – allmählich etwas Vertrautes an die Oberfläche, zum Beispiel ein bekanntes (Vor-) Bild für die Verse von „der Wange, die Wange auf der Hand". Hier ist es der Blick auf eine Unbekannte und dort der Ausruf der Bewunderung eines jungen Mannes für ein fremdes Mädchen:

See how she leans her cheek upon her hand – Da schau, sie stützt die Wange auf die Hand![15]

Die *Junge Frau am Fenster* erinnert an diese bekannte Theaterszene oder auch an die Graphik *Arbeiterfrau mit schlafendem Jungen* aus dem Jahr 1927[16] und an das Bildnis eines dichtenden Sängers aus einer mittelalterlichen Liederhandschrift, eines Mannes in blauem Gewand, der auf einem Stein sitzend die Wange in die Hand schmiegt.[17]

---

11 William Carlos Williams: *Junge Frau am Fenster.* Frankfurt a.M. 2006, S. 94f.

12 Hans Hiebel: *Das Spektrum der modernen Poesie.* Würzburg 2006, S. 109–112.

13 Ebd. S. 110.

14 Ebd. S. 109 und S. 448.

15 William Shakespeare: *Romeo und Julia*. II, 2. München 2002, S. 72/73. Vgl. Kapitel 6.

16 Lithographie *von Käthe Kollwitz* (1867–1945).

17 *Walther von der Vogelweide. Codex Manesse, Zürich um* 1300.

Ein ähnlich strukturiertes fünfstrophiges *Williams*-Gedicht gibt den Blick auf die Hinterhöfe eines Krankenhauses wieder, also nicht etwa auf den ärztlichen Umgang mit den Kranken in einer Klinik, sondern auf die Rückseite des Hospitals und belanglose Details, die „Teilchen zerbrochener Gegenstände":[18]

Between walls	*Zwischen Mauern*
the back wings of the	Die Hinterhöfe des Kranken-
hospital where nothing will grow lie cinders	hauses gar nichts wächst dort liegt Asche
in which shine the broken	in der die Scherben einer grünen
piece of a green bottle	Flasche glitzern[19]

Es ist ein letzter Blick in den Hinterhof einer Klinik – „dort liegt Asche" – wie in einem späten Gedicht *Gottfried Benns,* wenn nichts bleibt, als „der Bilder schweigendes Sein" und „auf die Asche sehn."[20]

Williams fühlte sich nach eigenen Worten zeitlebens der Poesie ebenso eng verbunden wie der Medizin.[21] Von seinem ersten, im Selbstverlag erschienenen Gedichtband (1909) wurden allerdings nur vier Exemplare verkauft. Nach dem Medizinstudium in Pennsylvania und Deutschland ließ er sich als Arzt in seiner Heimatstadt nicht weit von New York nieder. Einmal sei er gefragt worden, wie er einen solchen Beruf ausüben und noch Zeit zum Schreiben finden könne. Ein normaler Mensch sei doch dazu nicht imstande, der müsse mindestens so viel Energie „wie zwei Menschen" haben. Er habe geantwortet, dass eine Beschäftigung die andere ergänze, dass sie zwei Teile eines Ganzen, also keineswegs zwei Berufe darstellten.[22]

> Als Schriftsteller bin ich Arzt gewesen, und als Arzt Schriftsteller; und als Schriftsteller und Arzt zugleich habe ich achtundsechzig Jahre lang ein mehr oder weniger ereignisloses Dasein durchlaufen, keine halbe Meile von dort entfernt, wo ich zufällig geboren wurde.[23]

---

18 Hans Hiebel: *Das Spektrum der modernen Poesie,* a.a.O. S. 106.

19 William Carlos Williams: *Between the walls.* Frankfurt a.M. 2006, S. 90f.

20 Vgl. Anmerkung 28.

21 Vgl. Hanne Kulessa: *Herznaht.* Hamburg 2001, S. 217.

22 Ebd. S. 172.

23 William Carlos Williams (1951): *Die Autobiographie,* S. 6.

Dieser niedergelassene Arzt aus Rutherford, Nine Ridge Road, New Jersey, schrieb Verse – nach oder während der Sprechstunde zwischen zwei Konsultationen – und selbst noch nach einem Schlaganfall, der ihn, wie er selbst bekannte, nicht zufällig bei der Arbeit an seiner Autobiographie gelähmt hatte. Trotzdem tippte der Landarzt weiterhin selbst – und zuletzt einhändig – seine Texte. Kurz vor dem Tod erhielt er den *Pulitzer-Preis* (1963).

In auffälligem Gegensatz zu dieser Mediziner-Lyrik steht das Prosastück *Der Landarzt* (1918), ein mystischer Text eines jungen Dichters, der vielfältige Lebenskrisen und seine eigene Verletzlichkeit beschrieb, aber weder Psychologe noch Mediziner, sondern ein Magier der Literatur war. Es geht in dieser Erzählung um einen unheimlichen Hausbesuch mit katastrophalem Ende. Der nachtdunkle Text lässt ab und zu ästhetische Details aufleuchten, wenn beispielweise von einer „zarten chirurgischen Hand“ die Rede ist.[24] Obwohl dies auch durch das Anagramm vom Arzt, der zart sei, buchstäblich suggeriert wird, trifft es ganz gewiss nicht für jeden Mediziner zu. Aus der Perspektive der Kranken sind einige Arzt-Dichter offenbar teils „medizinisch brillant“, teils „gefühlsroh und unbarmherzig“:

> Wenn man diesen Ärzten nicht gerade als um sein Leben fürchtender Patient ausgeliefert ist, kann man sogar ein gewisses Verständnis für die Entladung von höchster Anspannung in den oft beklagten Zynismus aufbringen.[25]

Gottfried Benn hat sein *Doppelleben*[26] selbstkritisch betrachtet und festgestellt, die ärztliche Tätigkeit habe ihn „nicht innerlich beschäftigt“. Ganz anders bewertete er sein Dasein für die Kunst, die Poesie, das lyrische Ich. In seiner Rede über *Probleme der Lyrik* betont er, dass er „nicht nur die Herstellung des Gedichts, sondern auch sich selber“ beobachte.[27]

Der Arztschriftsteller ist somit als Mediziner zu verstehen, der poetische Texte herstellt, so wie der Medikus als ein (Wieder-)hersteller von Gesundheit aufgefasst werden kann. Es liegt nahe, einen Autor, zumal den Poeta doctus, der ein Gedicht verfertigt, im ursprünglichen Wortsinn der Poesie nicht als Darsteller, sondern eben als Schriftsteller zu bezeichnen, immer in der Annahme, dass er sich von einer poetischen Vorstellung bis zur Herstellung, d.h. Fertigung von Poesie bewegt.

---

[24] Franz Kafka (1918): *Ein Landarzt.* Berlin 2016, S. 5.

[25] Hanne Kulessa, a.a.O. S. 203.

[26] Gottfried Benn (1968): *Doppelleben.* GW 8. Wiesbaden, S. 1935–2038.

[27] Ders.: *Probleme der Lyrik.* GW 4. Wiesbaden 1968, S.1059.

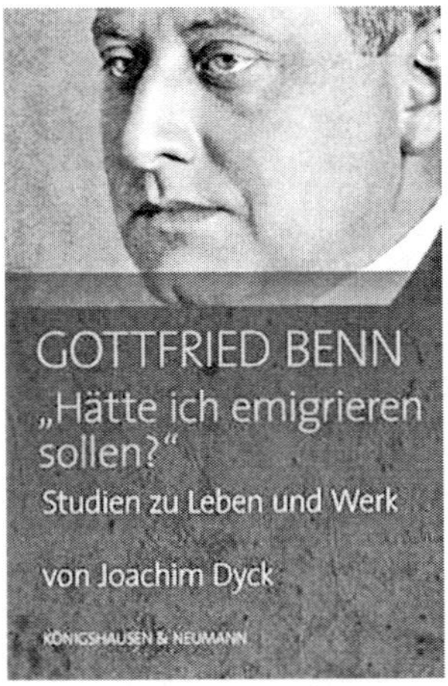

Abb. 19: Gottfried Benn

Benn betont, dass ihm ein Vers nur gelinge, wenn er „den Worten in die Seele" schaue.[28] Er ersinnt kostbare, nicht nach Weihrauch duftende, sondern in Formalin konservierte und in flüssigen Stickstoff eingelagerte, kalt dampfende Chiffren für die Ewigkeit. Seine Gedichte künden von Vergeblichkeit und Weltekel, aber auch von Rausch und Glück:

> Die trunkenen Fluten enden,
> als Fremdes, nicht dein, nicht mein.
> Sie lassen dir nichts in Händen
> als der Bilder schweigendes Sein.
>
> Die Fluten, die Flammen, die Fragen –
> und dann auf die Asche sehn:
> „Leben ist Brückenschlagen
> über Ströme, die vergehn." [29]

Und:

> Du bist so weich, du gibst von etwas Kunde,
> von einem Glück aus Sinken und Gefahr
> in einer blauen, dunkelblauen Stunde
> und wenn sie ging, weiß keiner, ob sie war.[30]

Benn hatte ein Aufsehen erregendes lyrisches Flugblatt verfasst, das von seiner Arbeit als Pathologe zeugte. Die in geringer Stückzahl verbreiteten *Morgue*-Gedichte[31] machten ihn in der literarischen Welt bekannt. Der

---

[28] Fritz Joachim Raddatz: *Gottfried Benn. Leben – niederer Wahn.* Berlin 2001.
[29] Gottfried Benn (1956): *Epilog* 1949. *Gesammelte Gedichte.* S. 359.
[30] Ebd.: *Blaue Stunde*, S. 276.
[31] Ebd. S. 17ff.

Arzt war zum Dichter geworden. Die ersten Zeilen des Gedichts *Requiem* hatte er im Telegrammstil niedergeschrieben:

> Auf jedem Tisch zwei. Männer und Weiber
> kreuzweis. Nah, nackt und dennoch ohne Qual.
> Den Schädel auf. Die Brust entzwei. Die Leiber
> gebären nun ihr allerletztes Mal.

Er wagte es, einen lyrisch strukturierten Bericht über seine Erfahrungen als klinischer Pathologe zu veröffentlichen, obwohl er damit Gefahr lief, das Klischee vom zynischen Mediziner und der Ästhetisierung des Ekels zu erfüllen. Vgl. Kapitel 2, S. 38.

Neuerdings wird betont, dass *Benns* „medizinische Lyrik" nicht nur seine Kritik am Gesundheitswesen und dessen unerfüllbaren Heilversprechen ausdrückte, sondern in diesem Kontext auch die menschliche Hinfälligkeit und Vergänglichkeit beklagte, zumal er festgestellt habe, dass „Sanitas" sich auf „Vanitas" reime.[32] Nach seinen Pathologiestudien gelang es ihm dennoch, „Phänomene des Unvorhersagbaren, Schöpferischen, Entgegensetzlichen" als spezifisch menschlich (‚anthropologisch') zu beschreiben.[33] Dieses „anthropologische Prinzip" sei auch schon für den Arzt *Friedrich Schiller* der wissenschaftliche Bezug zum „Ästhetischen" gewesen.[34]

Offenbar verfügen Arztdichter über ein besonderes Sensorium, um das wahrzunehmen, worum es in der Kunst und Medizin geht – und was sie selbst angeht, weil es ihnen nahegeht. Nach *William Carlos Williams* kann „nichts bewegender" sein.

---

32 Monika Fick: *Medizinische Lyrik*. Benn-Handbuch.Hanna, Christian M., Reents Friedericke (Hg.). Stuttgart 2016, S. 296.

33 Ebd. S. 314: Antje Büssgen: *Anthropologie*.

34 Ebd. S. 32. S.a. Kapitel 3: *Wissenschaft und Widerstand*.

11. Wunde und Wende

Gottfried Benn und Michail Bulgakow

Ich trage Dich wie eine Wunde
auf meiner Stirn, die sich nicht schließt.
Sie schmerzt nicht immer. Und es fließt
Das Herz sich nicht draus tot.
Nur manchmal plötzlich bin ich blind und spüre
Blut im Munde. *Gottfried Benn*[1]

Ein Chronist, der die geistes- und naturwissenschaftliche Situation in der Epoche des Expressionismus vor dem I. Weltkrieg analysierte, bezeugte mit ausdrucksstarken Wendungen den „Durchbruch" *Gottfried Benns:*

> Wo er durchging, brach jede Wunde des Jahrhunderts auf.[2]

Dieser Zeitgenosse, Freund und Biograph des Arztdichters redet von einer Wunde, um eine kulturelle Wende zu veranschaulichen. Den dazu erforderlichen Vokalwechsel praktizierte auch *Benn* gelegentlich, wie zum Beispiel in einem Gedicht für einen Lyriker, der seinerseits Verse über „gütige Wunden" verfasst hatte. *Benn* schrieb ihm:

> Doch wenn Du ganz versinkst,
> kommt Dir die Wende,
> Du schweigend weitertrinkst,
> Wunden und Ende."[3]

Der Mediziner wurde als Lyriker zum Initiator einer expressionistischen Literatur, die er selbst verkörperte. Es begann mit dem Gedicht *Mutter* (1912):

> Ich trage Dich wie eine Wunde
> auf meiner Stirn, die sich nicht schließt.

---

1 Gottfried Benn (1956): *Mutter.* In: *Gesammelte Gedichte.* Wiesbaden, S. 34.

2 Walter Lenning: *Gottfried Benn in Selbstzeugnissen und Dokumenten.* Reinbek b. Hamburg 1978, S. 159.

3 Gottfried Benn (1986): *Für Oskar Loerke zum 50. Geburtstag.* GW 2, S. 436.

Die offene *Stirnwunde* und der *Blutgeschmack im Munde* sind lesbare Zeichen seiner Verletzlichkeit.[4]

Diese Symptome gaben Hinweise auf ein von Trauer geprägtes, psychosomatisches Geschehen im Erleben des Dichters. Wenn sich eine dissoziative Wunde in einer schmerzlichen Trennungs- und Verlustsituation nicht schließt,[5] verkehrt sich die Redensart „Die Narbe bleibt, wenn auch die Wunde heilt“ in ihr Gegenteil: Die Wunde bleibt offen und die Narbenbildung ist unvollständig. Wundmale, die umso reizloser zu sein pflegen, je weniger sie als mythisches Signum bewertet werden, sind so gut wie unsichtbar. Im letzten Vers seines Gedichts *Mutter* heißt es:

> Nur manchmal plötzlich bin ich blind […].“[6]

Benn ahnt nicht nur, sondern spürt und erlebt, wie sich ein seelischer Schmerz in körperlichen Schmerz verwandelt. Doch er transformiert seine widerstreitenden Affekte in lyrische Verse: Trauer, Wut und unversöhnlicher Hass, der ihn in einer Situation der Hilflosigkeit befiel, als er seiner krebskrank sterbenden Mutter nicht ärztlich beistehen konnte: Sein streng pietistischer Vater hatte *im Namen des Vaters* […] *und des Heiligen Geistes* jede Verordnung eines schmerzlindernden Betäubungsmittels untersagt.

In dem denkwürdigen Jahr 1912,[7] als die Mutter starb, durchlebte der soeben promovierte und approbierte Arzt – parallel zu dem expressionistischen Vorspiel – nicht nur eine persönliche, sondern auch eine berufliche Krise. „Erneuerung, Umkehr, Wandlung“ waren führende Begriffe des Expressionismus, der als Jugendbewegung „gegen die Zwänge der Tradition und der Form revoltierte“.[8]

Im Jahr 1912, als die *Titanic* unterging; als *Ernst Ludwig Kirchner* (1880–1938) den Arzt und Schriftsteller *Alfred Döblin* (1878–1957) porträtierte (Abb. 24); als *Arthur Schnitzlers* Schauspiel *Professor Bernhardi* in Wien von der Zensur verboten wurde und in Berlin erfolgreich über die Bühne ging; als *William Carlos Williams* (1883–1963) mit *Florence Herman*

---

4 Subjektiv empfundene Merkmale (Symptome*)* werden nicht immer von objektiv lesbaren Zeichen *(signs)* unterschieden.

5 Vgl. Mechthilde Kütemeyer (2008): *Die dissoziative Wunde – ein Erinnerungssyndrom seelischer Traumatisierung,* ZPPM6:4, 27-39.

6 Wie bei der symbolischen Selbstblendung des Ödipus handelt es sich bei dissoziativen Sehstörungen um Blindheit im übertragenen Sinn. Es sind traumatisierte Kranke, die aufgrund eines *Sinnes*-Wandels ihre Welt-*Anschauung* verleugnen.

7 1912 war das Todesjahr *Georg Heyms* und *August Strindbergs; Franz Kafka* verfasste die Erzählungen *Das Urteil* und *Die Verwandlung*; die Uraufführung des Balletts *Der Nachmittag eines Fauns* von *Vaslav Nijinsky* wurde gefeiert.

8 Wolfgang Martynkewics: *Tanz auf dem Pulvervass.* Berlin. 2017, S. 18.

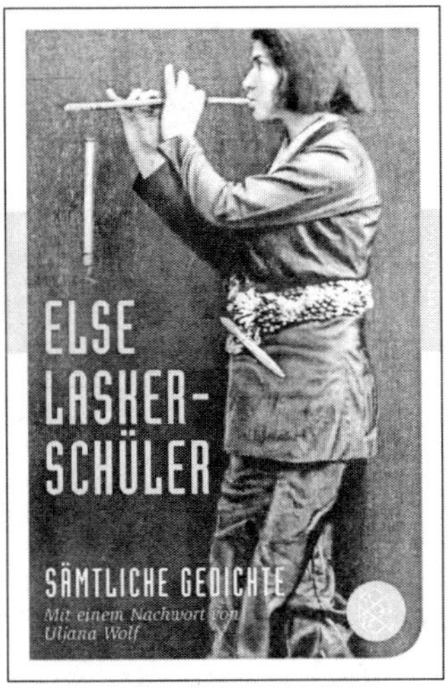

Abb. 20: Else Lasker-Schüler

(1891–1976) am 12.12.12. den Bund fürs Leben schloss; als der Arzt *Albert Schweitzer* (1875–1965) und die Krankenpflegerin *Helene Bresslau* (1879–1957) heirateten, um zusammen nach Afrika zu gehen; als die Sahara-Ärztin *Harriet Straub* (1872–1945) ihr Buch *Zerrissene Briefe* schrieb; als der Arzt *Francis Brett Young* (1884–1954) begann, seine eigene Lyrik zu vertonen; als der Text *Büchners Flucht* in der Zeitschrift *Die Schaubühne* erschien[9]; als der Arzt *Friedrich Wolf* seine Dissertation über *Multiple Sklerose* vorlegte und sein erstes Gedicht für die Zeitschrift *Simplizissimus* schrieb.[10] Zu dieser Zeit korrespondierten der *Prinz von Theben* (alias *Else Lasker-Schüler,* 1869–1945) und *Franz Marc* (1880–1916) regelmäßig in ästhetischer Manier miteinander. Erstmals wechselten die maskulin dominierten, gesellschaftskonformen Gender-Rollen. *Lasker-Schüler* sandte *Marc* eigene Zeichnungen mit lyrischen Zeilen, er schrieb ihr eigens bebilderte Karten und verehrte ihr den *Turm der blauen Pferde.* So entwickelte sich eine Künstlerfreundschaft, die von einer „doppelten Doppelbegabung“[11] zeugte und besonders haltbar zu sein schien. Die Korrespondenz dieser Talente wurde jedoch von einer Künstlerliebe übertroffen.

Es war die Verbindung *Else Lasker-Schülers* mit *Gottfried Benn*, der im Jahr 1912 die Berliner Literatur-Szene betrat. Er bewunderte die be-

---

9 Robert Walser: *Büchners Flucht.* Die Schaubühne 8 (1912), S. 174.

10 Friedrich Wolf: Lebenslauf S. 187 In: *Weltbürger aus Neuwied.* 1988.

11 Schuster, Peter-Klaus (Hg.): *Franz Marc – Else Lasker-Schüler. Der Blaue Reiter präsentiert Eurer Hoheit sein blaues Pferd, Karten und Briefe.* München 1987, S. 6.

reits berühmte Dichterin, für ihn war sie „das Jüdische und das Deutsche in einer lyrischen Inkarnation," er nannte sie einmal „die größte Lyrikerin, die Deutschland je hatte";[12] *Else Lasker-Schüler* gilt manchen heute als „die erste Dichterin der Moderne" und *Gottfried Benn* als „Jahrhundertlyriker Nummer eins."[13]

Nun gingen zwei ungebundene Menschen eine enge Verbindung ein, die für beide weit mehr war als ein flüchtiges Renkontre von Künstlerinnen und Künstlern, die sich damals täglich durch die Drehtür des Treffpunktes *Café Größenwahn* alias *Café des Westens* am Kurfürstendamm drängten. Es war eine *Liaison amoureuse passagère,*[14] deren wilde poetische Auswüchse in das Geflecht der von ihnen selbst verfertigten Literatur hineinragten.

Mit dem Gedicht *Schöne Jugend*[15] spielte *Benn* auf die Figur der *Ophelia an*, die gemeinhin als ein zerbrechliches feminines Wesen beschrieben wird und mehr am Jenseits als am Diesseits interessiert zu sein scheint: Sterben, Tod und Leichnam sollten in der Kunst stets ästhetisch ansprechend abgebildet sein.[16] Doch *Benn* zerstörte das romantische Stereotyp der *femme fragile*. In neuer, expressionistischer Darstellung bildeten jetzt ekelerregende Autopsie-Befunde einen Kontrast zu den Bildern „schöner" Wasserleichen:[17]

SCHÖNE JUGEND

Der Mund eines Mädchens, das lange im Schilf gelegen hatte,
sah so angeknabbert aus.
Als man die Brust aufbrach, war die Speiseröhre so löcherig.
Schließlich in einer Laube unter dem Zwerchfell
fand man ein Nest von jungen Ratten.
Ein kleines Schwesterchen lag tot.
Die andern lebten von Leber und Niere,
tranken das kalte Blut und hatten
hier eine schöne Jugend verlebt.
Und schön und schnell kam auch ihr Tod:
Man warf sie allesamt ins Wasser.
Ach, wie die kleinen Schnauzen quietschten!

---

12 Gottfried Benn (1968): *Rede auf Else Lasker-Schüler.* GW 4. Wiesbaden, S. 1102.

13 Vgl. Steffen Jacobs: *Statische Gedichte. Gottfried Benn.* Frankfurt a.M. 2007, S. 141.

14 Vgl. Kapitel 6: *Poesie, Eros und Traum.*

15 Gottfried Benn (1956): *Gesammelte Gedichte* (1912–1920). Wiesbaden S. 18.

16 Vgl. William Shakespeare: *Hamlet* und Arthur Rimbaud: *Ophelia* II., auch Georg Heym: *Die Tote im Wasser*; Bertold Brecht: *Vom ertrunkenen Mädchen;* Peter Huchel: *Ophelia,* a.a.O.

17 Zur Kritik der „schönen Leichen" vgl. Elisabeth Bronfen: *Over her dead Body: Death, Femininity and the Aesthetic.* Manchester 1992.

Er hatte begonnen, seine Erfahrungen aus dem Seziersaal zu verarbeiten, aber sich noch nicht für eine bestimmte medizinische Fachrichtung entschieden, und dann war plötzlich die ruhige Sprechzimmersituation, das Gespräch mit den einfachen Fragen zur Lebensgeschichte der Kranken, für ihn unerträglich geworden. Deshalb scheiterte er schon zu Beginn seiner Tätigkeit an der Psychiatrischen Klinik der Charité. Nach eigenem Bekenntnis versagte er, als er am Krankenbett eine biographische Anamnese erheben wollte:

> Mein Mund trocknete aus, meine Lider entzündeten sich, ich wäre zu Gewaltakten geschritten, wenn mich nicht vorher schon mein Chef zu sich gerufen, über vollkommen unzureichende Führung der Krankengeschichten zur Rede gestellt und entlassen hätte.[18]

Benn brach aus. Nicht anders als viele junge Mediziner, die irgendwann aus theoretischen, praktischen, irrationalen oder durchaus einfühlbaren Gründen beginnen, sich selbst zu untersuchen, wie zum Beispiel *Arthur Schnitzler,* der nicht nur ein Hals-Nasen-Ohren-Arzt, sondern auch ein Psychiater und unheilbarer Hypochonder war, beobachtete *Gottfried Benn* plötzlich seine vegetativen Symptome – der Stress-Begriff war noch nicht erfunden – und diagnostizierte, stark verängstigt, anhand der psychiatrischen Literatur bei sich selbst vorübergehend eine „Entfremdung der Wahrnehmungswelt". Er entnahm den Lehrbüchern, dass der Betroffene, wie es später genauer dargelegt werden konnte, bei einer von *Benn* vermuteten „Depersonalisationsstörung", in seiner Selbstwahrnehmung derart verändert sei, dass er sich, vorübergehend wie in einem Traum oder Film fühlt und seinen eigenen Körper wie einen Fremdkörper von außen betrachtet, wenn sich das Ich in einen erlebenden und einen beobachtenden Anteil spaltet. Häufig ist nicht nur die Selbstwahrnehmung, sondern auch – aufgrund einer manifesten Derealisation – die Wahrnehmung für die Umgebung gestört, so dass das Gefühl für die Wirklichkeit der Außenwelt fehlt und vertraute Personen dem Betroffenen fremd erscheinen oder sich in seinem Blickfeld wie Roboter bewegen.[19]

Neue Ergebnisse der *Benn*-Forschung besagen, dass die Literatur des beginnenden 20. Jahrhunderts von dem Phänomen der Depersonalisation geprägt worden sei, d.h. nicht nur *Benns* Lyrik, vor allem die Geburt des lyrischen Ich, sondern auch seine Prosa, insbesondere die frühen *Rönne*-Novellen. In diesem Kontext sei freilich auch der Einfluss der medizini-

---

[18] Gottfried Benn (1968): *Epilog und lyrisches Ich.* GW 8. S. 1875.

[19] Karl F. Masuhr, Florian Masuhr u. Marianne Neumann (2013) a.a.O. S. 549f.

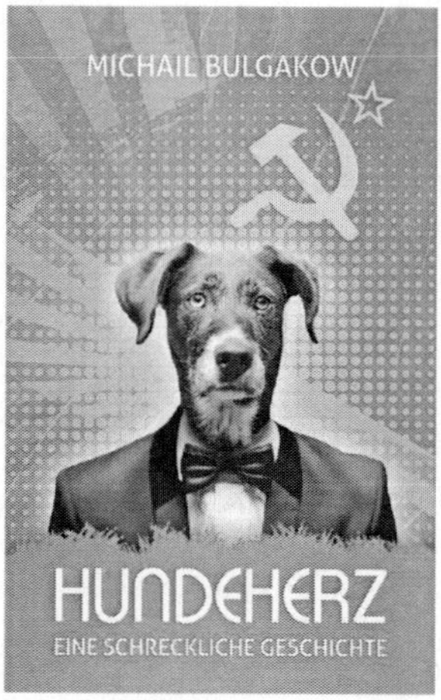

Abb. 21: Hundeherz.
Eine schreckliche Geschichte von Michael Bulgakow

schen Fachliteratur auf *Benns* autobiographische Schriften zu beachten.[20] Wesentlicher dürfte aber sein persönlich dokumentiertes (Er-)Leben sein. Denn *Benns* psychosomatische Krise setzte zu einem Zeitpunkt ein, als er im Gespräch mit Patientinnen und Patienten wesentliche Daten der biographischen Anamnese, zum Beispiel die Krankheiten und Berufe der Eltern, aktuelle Beschwerden und Ausbildungsziele, erfragte, reflektierte und sich auf diese Weise zum ersten Mal auch mit der Struktur seiner eigenen Lebensgeschichte konfrontiert sah. Der Autor, der als Lyriker bekannt und für eine medizinisch-wissenschaftliche Studie ausgezeichnet worden war, geriet vorübergehend aus dem Gleichgewicht.

Über die wissenschaftlichen Studien und medizinischen Karrieren der Arzt-Schriftsteller dieser Zeit ist verhältnismäßig wenig bekannt. Sie waren primär Militärärzte, also von Berufs wegen weder Dichter noch Rebellen. Frühzeitig hatte man sie auf das paradoxe Ziel vorbereitet, in einen Krieg zu ziehen, um möglichst viele Menschenleben zu retten. In Friedenszeiten war ein vergleichbar gutes Ergebnis nur durch jahrzehntelange ärztliche Tätigkeit zu erreichen. Eine weitere Paradoxie bestand darin, dass man die Mediziner während des Studiums beschworen hatte, in jedem Fall die persönliche Unabhängigkeit – und die Schweigepflicht – als Grundlagen einer freien ärztlichen Tätigkeit zu wahren, nicht aber, notfalls eine eigene Meinung frei und offen zu äußern. Dennoch gelang es einer Reihe von Arztdichtern, diese Paradoxien aufzulösen: Sie brachten alle

[20] Moritz Schramm: *Depersonalisation und Identitätsverlust*. Benn-Handbuch. Hanna, Christian M., Reents Friedericke (Hg.). Stuttgart 2016, S. 320.

erdenklichen Widersprüche, die in der medizinischen Wissenschaft und Heilkunde – wie in den Geisteswissenschaften und in der Poesie – angelegt sind, zu Papier und publizierten zudem Hypothesen des Widerstands: Die Rebellen unter den Medizinern verfassten politische Verse, Prosatexte und Flugschriften neben philosophischen, psychologischen, naturwissenschaftlichen und psychosomatischen Studien, insgesamt eine große Fülle an Literatur, deren Wirkungsgeschichte ebenso eindrucksvoll wie wechselhaft verlief. Zwar wurden ihre Texte von der Leserschaft und dem Theaterpublikum häufig begeistert aufgenommen, auch von Kritikern viel gerühmt und in der Folgezeit oft zitiert, doch hin und wieder von staatlichen Stellen zensiert und konfisziert. Zu Beginn der 1940er Jahre waren zum Beispiel die Aufführungen zweier Heldendramen untersagt worden:

Friedrich Schillers Schauspiel *Wilhelm Tell* und
Michail Bulgakows Stück *Don Quijote*.

- Schon im Dezember 1919 brach im Berliner Staatlichen Schauspielhaus während der Premiere von *Wilhelm Tell* eine Saalschlacht aus, die durch völkisch-antisemitische Aktionen gegen den Regisseur und Theaterdirektor hervorgerufen worden war.[21] Während der NS-Zeit wurden der eidgenössische Nationalheld und der Nationaldichter *Friedrich Schiller* als heroische Vorbilder gefeiert, im Juni 1941 aber die Aufführung des Schauspiels und dessen Behandlung in den Schulen aufgrund eines Führererlasses verboten.[22]
- *Michail Bulgakow* hatte nach dem Medizindiplom (1916) zunächst als Truppen- und Landarzt, in den Nachkriegsjahren als Journalist gearbeitet und erste literarische Texte wie zum Beispiel *Die weiße Garde* (1924) verfasst. Bei einer Hausdurchsuchung wurden seine Tagebücher und das einzige Exemplar seines Romans *Hundeherz* konfisziert.[23] Der Autor empfand die Zensur als „literarische Hinrichtung".[24] *Josef Stalin* hatte dem Autor zwar telefonisch viel Erfolg gewünscht, doch für den Fall aller Fälle die Aufführung seiner Stücke und die Verbreitung seiner Schriften verboten. Als *Bulgakow* diese doppelte Botschaft aus dem Kreml durchschaute, steckte er bereits in der Falle: Der Diktator hatte den Dichter ermutigt – mit gefesselten Hän-

---

[21] Der Theaterleiter war *Leopold Jessner* (1878–1945), vgl. Fritz Kortner 1959, S. 352.
[22] Vgl. Kapitel 3: *Wissenschaft und Widerstand*, S. 53.
[23] Vgl. Elsbeth Wolffheim: *Michail Bulgakow*. Reinbek. b. Hamburg 1996, S.143.
[24] Ebd. S. 73.

den – frisch drauflos zu schreiben. Er soll über den Autor gesagt haben:

> Bulgakow geht richtig ran, der bürstet gegen den Strich![25]

Gerade deshalb wurde der Dichter gemaßregelt und verfemt. Nachdem er in seiner Not alle Manuskripte verbrannt hatte, berichtete er dem Diktator, er leide unter Angstzuständen und „herzbedingter Schwermut". Der Grund dafür sei das „langjährige Gehetzt werden und das darauffolgende Schweigen". 1940 starb er, erblindet, im Alter von 49 Jahren. Erst nach dem Tod des Kremlchefs (1953) wurde *Michail Bulgakow* rehabilitiert. Als sein Roman *Der Meister und Margarita* (1966) erschien, feierte man ihn enthusiastisch.

Bei dem Vergleich der Texte und deren Wirkungsästhetik überwiegen die auffallenden Unterscheidungsmerkmale der Literaturgattungen: Für *Michail Bulgakow* und *Gottfried Benn* traf weit weniger zu, was *Friedrich Schiller,* der kein geborener Erzähler war, wegen seiner Vorliebe für Gedankenlyrik und Freiheitsdramen doppelt auszeichnete; denn *Bulgakow* war kein Lyriker, sondern Erzähler und Dramatiker, *Benn* hingegen Essayist und vor allem Lyriker.

Aus zeitgeschichtlicher Perspektive sind zudem die ästhetischen Formen ihres vielfach unterdrückten Widerstands und damit auch ihre paradoxen Einstellungen im Dienst der beiden totalitären Regime, die sich im Weltkrieg vernichtend bekämpften, zu differenzieren. Dennoch eignen sich die Lebensgeschichten *Michail Bulgakows* und *Gottfried Benns* wegen besonderer Gemeinsamkeiten geradezu für eine Doppelbiographie: Beide Autoren waren Söhne protestantischer Geistlicher, in ihren Ländern früh bekannte und zeitweilig verkannte Dichter, dreimal verheiratet, Ärzte für Haut- und Geschlechtskrankheiten, Schiffsärzte, Militärärzte, leitende Ärzte, zeitweilig auch Drogenkonsumenten. In den 1930er Jahren versuchten beide vergeblich, sich als Schriftsteller und Leiter kultureller Institutionen mit dem diktatorischen Regime ihres Landes zu arrangieren; sie wurden öffentlich attackiert und diskriminiert, erhielten Schreibverbot wie viele Autoren, die außer Landes gingen, emigrierten aber nicht. *Bulgakow* erhielt keine Ausreisegenehmigung. *Benn* blieb.

Seine Auseinandersetzung mit *Klaus Mann,* der in der NS-Zeit wie die gesamte Familie *Thomas* und *Heinrich Manns* emigrieren musste, lässt jedes Anzeichen einer freundschaftlichen Einstellung oder Sorge um den

---

[25] Vgl. Rainer Traub: *Nachwort* zu Michail Bulgakow: *Der Meister und Margarita.* Hamburg 2007, S. 489.

ihm persönlich bekannten 27-jährigen Schriftsteller vermissen, als dieser ihm am 9. 5. 1933 aus Levandaou schrieb:

> Lieber und verehrter Herr Doktor BENN
>
> Erlauben Sie einem leidenschaftlichen und treuen Bewunderer Ihrer Schriften mit einer Frage zu Ihnen zu kommen, zu der ihn an sich nichts berechtigt, als eben seine starke Anteilnahme an Ihrer geistigen Existenz? [...]
> Was konnte Sie dahin bringen, Ihren Namen, der uns der Inbegriff des höchsten Niveaus und einer geradezu fanatischen Reinheit gewesen ist, denen zur Verfügung zu stellen, deren Niveaulosigkeit absolut beispiellos in der europäischen Geschichte ist und von deren moralischer Unreinheit sich die Welt mit Abscheu abwendet?[26]

Benns Antwort, die im Radio gesendet wurde, war mit der Gegenfrage an *Klaus Mann* verbunden, ob dieser glaube, „in französischen Badeorten" Geschichte machen zu können.[27]

Trotz seiner extrem unfreundlichen Botschaft an die „literarischen Emigranten" fiel er bei dem NS-Regime in Ungnade. Wenig später wurde ihm offiziell untersagt, im Rundfunk zu sprechen. Von seiten des *Schwarzen Korps* und der Ärzteschaft war ihm „jüdische Abstammung" vorgeworfen worden. Der Ariernachweis nützte nichts mehr.[28] Auch mit dem Versuch, sich während des Krieges von dem NS-Regime abzugrenzen, und damals und danach sein wahres *Doppelleben* darzustellen, verwirrte *Benn* einige Zeitgenossen, vor allem *Alfred Döblin*, der ihn ablehnte und zugleich bewunderte.[29]

Wahrscheinlich kann man *Benn* nur gerecht werden, wenn man beispielsweise einen mehrdimensional argumentierenden Literaturkritiker herbeizitiert: Dieser Wortkünstler, wie *Benn* ein *Büchner*-Preisträger, machte mit seiner *Benn*-Laudatio – teils dem namhaften Dichter – teils dem eigenen Namen alle Ehre,[30] als er in dessen melancholischer Poesie teils einen „menschlichen Sinn von Artistik", teils einen „humanen Hoffnungsschimmer" entdeckte.

Dementsprechend lautete der Titel eines von diesem Kritiker besonders gelobten *Benn*-Gedichts:

---

[26] Gottfried Benn: *Doppelleben* GW 8, Wiesbaden 1968, S. 1940f.
[27] Ebd. S. 1946.
[28] Vgl. Helmut Lethen: *Der Sound der Väter.* Berlin 2006, S. 186.
[29] Ebd. S. 234.
[30] Peter Rühmkorf: *Dreizehn deutsche Dichter.* Reinbek b. Hamburg 1989, S. 70–75.

TEILS-TEILS[31]

Der Laudator wollte aber wohl auch den Dichter vor Elogen bewahren, die seiner Lyrik einen „süßen Sog" und „suggestiven Zwang" als Ursache einer allgemeinen „Benn-Besoffenheit" nachsagten. Deshalb nannte er ihn abwechselnd einen „Dichterdoktor", „Wunderdoktor und Wahrsager" oder auch „Medizin- und Schmerzensmann" sowie etwas weiter hergeholt, einen „modernen Nachfolger der Merseburger Stabreimmediziner", womit er beiläufig auf die in den *Benn*-Gedichten häufig wiederkehrenden und zur Imitation anregenden Alliterationen hinwies: Dies gehörte nun einmal zum partiell-provozierenden Preislied dieses kreativen Kritikers.

Gottfried Benn selbst hatte nicht nur sein eigenes „Genieproblem",[32] sondern auch die *Probleme der Lyrik*[33] erörtert und sich dazu apodiktisch geäußert:

- Genie entsteht!
- Ein Gedicht entsteht nicht, es wird gemacht!
- Im Ganzen also: Genie entsteht und macht ein Gedicht?

Ausgehend vom allgemeinen Genieproblem, kam *Benn* in seinem Vortrag *Zucht und Zukunft* [34] auf sein eigenes Dichterleben zu sprechen, als er sich der seinerzeit verbreiteten Auffassung von der Erblichkeit des Genialen anschloss und betonte, wer in Europa als Genie bezeichnet werde, entstamme „alten hochgezüchteten Talentfamilien" und gedeihe vornehmlich in der förderlichen Atmosphäre des evangelischen Pfarrhauses. Aus diesem *„Erbmilieu"* sei mehr als die Hälfte aller „großen deutschen Männer" hervorgegangen, namentlich *Nietzsche, Schelling, Lessing, Wieland, die Gebrüder Schlegel, Jean Paul, Hölderlin, Uhland,* – und von ihm irrtümlicherweise aufgeführt: der Arztsohn *Friedrich Schiller.*[35] Die Botschaft, die *Gottfried Benn* mit seinen Vater-Gedichten aussendet, ist allerdings weniger von theologischen Einsichten oder genetischen Einflüssen geprägt als von Affekten in einem poetisch ausgestalteten Vater-Sohn-Konflikt.[36]

Ein Literaturkritiker, der sich seiner Leserschaft als „Lyrik-Doktor" vorstellte, erstattete mit einem so genannten *Lyrik-TÜV* (2007) über *Gottfried Benn* ein psychologisches Sachverständigengutachten.[37] Schon die Übernahme der Mediziner-Rolle wies auf ein notorisches Verwechslungsspiel hin, in dem medizinische, poetologische und politische Begriffe

---

[31] Gottfried Benn (1956): *Teils-Teils. Ges. Gedichte.* Wiesbaden S. 355.
[32] Ders.: *Zucht und Zukunft.* GW 4. Wiesbaden 1968, S. 1017–1027.
[33] Ebd. S. 1058–1096.
[34] Ebd. S. 1021–1024.
[35] Benn nennt *Schiller*, aber nicht den Pastorensohn *Jakob Michael Reinhold Lenz.*
[36] Vgl. Kapitel 9: *Totstellversuche*, S. 136.
[37] Steffen Jacobs: *Statische Gedichte. Gottfried Benn*. In: *Der Lyrik-TÜV.* 2007.

ausgetauscht werden. Dieses komplexe Spiel erfordert eine Probe auf der Drehbühne. Denn der „Lyrik-Doktor" stellte nach der eingehenden Untersuchung des „Kollegen" *Benn* – unter Berücksichtigung der angeblichen Neigung des Probanden zu einem erotischen Spiel mit der Politik – eine psychopathologische Diagnose und kam zu dem Ergebnis, dieser Arzt sei nicht nur ein kranker, sondern auch ein – in Abwesenheit von Frauen – einfallsloser Dichter gewesen; ferner habe er sich als ehemaliger „Polarisierer" zuletzt den politischen Verhältnissen angepasst:

1. *Der Mediziner* Gottfried Benn habe früh seine ärztliche Tätigkeit aufgegeben: „Angeekelt von Weltengang und Menschendrang hat sich Doktor Benn von seinen Patienten abgewandt [...]"[38] Er sei ein kranker Arzt gewesen. Diagnose: „grundlegende" Persönlichkeitsstörung [39] einer „asozialen Existenz." [40]

2. *Der Dichter* Gottfried Benn, dieser von allen geliebte „Jahrhundertlyriker" habe „neben der versorgenden Ehefrau immer auch eine Geliebte" benötigt, die seine „Blockaden" zu lösen gehabt habe.[41]

3. *Der Rebell* Gottfried Benn sei nach einem „fatalen, wenn auch kurzen Flirt mit dem Nationalsozialismus" ein „großer Polarisierer", zuletzt aber der „große Einiger" gewesen. [42]

Das Fazit des *Lyrik-Doktors* lautete in psychopathologischer Hinsicht:

> „grundlegende Persönlichkeitsstörung" einer „asozialen Existenz".

Nun hatte sich aber Gottfried Benn gar nicht von seinen Patienten „abgewandt", da er vier Jahrzehnte lang – auch während seiner Zeit als Sanitätsoffizier – Kranke behandelte.[43] Wenn der Kritiker schließlich im Blick auf dessen zeitweilig „fatale" Beziehung zum NS-System von einem

---

[38] Ebd. S. 153.
[39] Ebd. S. 158.
[40] Ebd. S. 169.
[41] Ebd. S. 155.
[42] Ebd. S. 141.
[43] *Gottfried Benn* behandelte von 1917 bis 1953, d.h. bis drei Jahre vor seinem Tod, Patienten in seiner Berliner Praxis *und* während seiner Zeit als Sanitätsoffizier. Der ihm von *Steffen Jacobs* nachgesagte „Flirt" mit dem NS-System ist eine Verharmlosung. Vgl. Fritz Raddatz, Berlin 2001 S. 127. Raddatz kennzeichnet *Benn* als einen Dichter, der zuweilen ein erotisches „Karussell" betrieben habe. In der NS-Zeit sei er zumindest anfangs *„ein Faschist"*, wenn auch *„kein Nazi"* und kein Mitläufer, sondern, ein *„Vorläufer"* gewesen.

„Flirt" spricht,[44] empfiehlt es sich, – parallel zu den vielfältigen *cultural turns* – auf der virtuellen Drehbühne neue Analysekategorien zu reflektieren[45] und bezüglich der rotierenden Begriffsverwechslungen und Umdeutungsversuche des Lyrikdoktors einige dazu passende Widerworte zu verlieren. Vgl. Kapitel 4.

Andernfalls dürfte sich die Richtung der Kritik je nach Kopfdrehung des Kritikers verschieben: Erotik, als Kurmittel verstanden, diente dann bestenfalls der Entfaltung einer poetischen Produktion, schlimmstenfalls der Verhüllung einer politischen Dimension.[46] Nach Belieben könnten Verführungsszenarien und Unterwerfungsgesten, die geeignet sind, innere und äußere Widerstände zu verringern, als gesundheits- *oder* krankheitsfördernd – ebenso jeder Irrsinn als Makel oder Talent – und jede Rebellion als Freiheitskampf oder Wahnsinnstat deklariert werden.[47]

---

[44] Vergleichbar einem ebenso fatalen Paralogismus: *Damian Catani*, London 2016, behauptet, *Louis-Ferdinand Céline* sei einen Flirt („Flirtation") mit dem Nationalsozialismus eingegangen.

[45] Doris Bachmann-Medick: *Cultural turns.* Reinbek b. Hamburg 2014.

[46] Zwei neue Biographien versuchen, dem Dichter damit gerecht zu werden, dass sie das Schwergewicht auf *Die Poesie der Hörigkeit* bzw. auf *Gottfried Benn, die Frauen und die Macht* legen, um sein *Doppelleben* und „Doppellieben" detailliert zu beschreiben: Lea Singer: *Poesie der Hörigkeit.* Hamburg 2017 und Wolfgang Martynkewics: *Tanz auf dem Pulvervass.* Berlin. 2017.

[47] *Justinus Kerner* diagnostizierte zum Beispiel bei seinem rebellierenden Sohn *Theobald* im Jahr 1848 eine „politische Krankheit" (s.S. 206).

12. Arzttum – Dichtertum – Kämpfertum

Santätsoffiziere und Dichter, Dichterinnen und Ärztinnen an der Front

Und du hast ihnen alles gegeben:
Deine Kraft, Deine Jugend, Dein Leben.
Hannes Wader nach Eric Bogle

Sir Arthur Conan Doyle (1859–1930), der Erfinder des *Sherlock Holmes,* wurde für seine Berichte über den Burenkrieg geadelt. Der Sanitätsoffizier genoss diese Ehrung, aber viel mehr noch den Welterfolg seiner Kriminalromane. Ein Blick auf Werk und Vita lässt erkennen, dass ein scharfsinnig beobachtender und logisch kombinierender Mediziner durchaus zum Amateurdetektiv taugt. Sein Alter Ego war *Doktor John Watson*, der gelehrige Mitarbeiter und einzige Freund des unübertrefflichen *Sherlock Holmes.*[1] Beide vertraten unisono die Auffassung, dass eine richtige Diagnose im medizinischen wie im kriminologischen Kontext nichts anderes als das Durchschauen eines Charakters bzw. Mörders bedeutete.

Dem unterkühlten Kopf mit dem alles durchdringenden Blick und brillanten Gedächtnis wurden wegen mangelnder Empathiefähigkeit und gewisser sozialer Inkompetenz gelegentlich autistische Züge angedichtet. Dies wirkte sich umso fataler aus, als *Sherlock Holmes* mit seinem Schöpfer, bei dem man ein Asperger-Syndrom diagnostizierte, häufig gleichgesetzt wurde.[2] Doch wer den Menschen *Arthur Conan Doyle* persönlich kannte, sah in ihm einen Arzt mit Herz und Seele („heart-and-soul"):

> He was a doctor pure and simple, an enthusiastic doctor too.[3]

Er hatte seine Erlebnisse als junger Arzt im fiktionalen Stil eines Briefromans (1894) herausgegeben[4] und drei Jahrzehnte später *Memories and*

---

[1] *Umberto Eco* lässt in seinem Roman *Der Name der Rose* (1980) einen dem *Sherlock Holmes* nachempfundenen Detektiv namens *William von Baskerville* und dessen Adlatus *Adson* (alias Dr. Watson) intertextuell als Ermittlerpaar agieren und ihre Rollen ebenso anachronistisch wie genretypisch im Mittelalter spielen.

[2] Michael Fitzgerald: *The Genesis of Artistic Creativity.* London 2005, S. 84f.

[3] Vgl. Catherine Wynne: Sherlock Holmes and the Problems of War. Lit. Science 3(1):29-53, 2010.

[4] Arthur Conan Doyle (1894): *Bekenntnisse des Stark Munro.* Barnstorf 2009.

Adventures (1924) publiziert.[5] Von seiner Leserschaft konnte er so viel detektivischen Spürsinn erwarten, dass sie imstande war, die faktische von der fiktiven Seite der Realität zu unterscheiden, um seine biographischen Daten zu entschlüsseln und ihn nicht mit seinem berühmten Protagonisten zu verwechseln. Als dieser zum Verdruss der Leserinnen und Leser plötzlich gestorben war, gelang es dem Autor, *Sherlock Holmes* zu reanimieren. Doch dann geriet er selbst in eine lebensgefährliche Krise: Der Soldatentod seines Sohns *Kingsley* löste bei ihm ein Ohnmachtsgefühl mit depressiven Vitalstörungen aus. In seinen letzten Lebensjahren wandte er sich dem Spiritismus zu. Am 7.7.1930 starb er an einem Herzinfarkt.

William Carlos Williams war Kinderarzt und Dichter, aber kein Freund des Militärs. Er schätzte vielmehr seine ärztliche Tätigkeit so ein, als sei er stets „ein Mann an der Front, im Schützengraben" gewesen.[6] *Arzttum ist immer Kämpfertum*[7] war hingegen die Devise des ärztlichen Standes in der deutschen Wehrmacht: eine ideale Symbiose von Arzt und Offizier. Zu Beginn des 21. Jahrhunderts überschnitt sich dieses Statement mit der Rede von der „Synthese aus Arzttum und Poesie",[8] einer phänomenalen Aufwertung der erst zwei Jahrzehnte nach dem II. Weltkrieg entdeckten „Doppelbegabung deutscher Dichterärzte."[9] Es hieß, ein „Hang zum Humanismus und zur sprachlichen Schönheit" habe alle Ärzte, die Dichter waren, ausgezeichnet und die „Großen" unter ihnen hätten sich früher oder später – „gehorsam gegenüber dem inneren Lebensplan" – ihrem dichterischen Schaffen vollkommen hingegeben.[10]

Doch die Militärmediziner unter den Schriftstellern verkörperten dieses Ideal mehr oder minder freiwillig, kämpferisch und patriotisch als Frontoffiziere, einige zugleich als Kriegsberichterstatter wie *Arthur Conan Doyle* und *Peter Bamm,* andere wurden verwundet und invalide wie *Francis Brett Young*, *Louis Ferdinand Céline* und *Hans Carossa.* Die Mehrzahl der Militärärzte überlebte und konnte sich wieder der kranken Zivilbevölkerung und der Schriftstellerei widmen. Uniformität und Konformität verlängerten die Lebenserwartung signifikant. Ein relativ hohes Alter erreichten diejenigen Autoren, die als Sanitätsoffiziere – wie *Arthur Conan Doyle* am Burenkrieg (1899–1902) – teilnahmen oder wie *Silas Weir Mitchell* während des Amerikanischen Bürgerkriegs (1861–1865) militärärztliche Dienste leisteten, aber auch die Arzt-Schriftsteller, die in den Weltkriegen an der Front kämpften, meist Offiziersränge bekleideten und sich im Zivilleben als Kulturträger oder Weltbürger verstanden: *Georges*

---

[5] Ders. (1924): *Memories and adventures*. Cambridge 2012.
[6] William C. Williams: *Die Autobiographie.* Reinbek b. Hamburg 1994, S. 390.
[7] Vgl. Alexander Neumann: *Arzttum ist immer Kämpfertum*. Düsseldorf 2005.
[8] Hanne Kulessa *Herznaht.* Hamburg 2001, S. 202.
[9] Vgl. Theodor R.K. Nasemann (1993): *Deutsche Dichterärzte.* Stuttgart, S. 34.
[10] Ebd. S. 54.

Duhamel, Hans Carossa, Alfred Döblin, Friedrich Wolf, Peter Bamm und *Gottfried Benn.* Zwei Drittel der Autoren sowie die Autorinnen *Elizaveta Polonskaja* und *Vera Ignatievna Gedroitz* hatten einem Regime ihrer Länder in Sanitätsoffiziersuniformen unterschiedlichster Couleur gedient.

- Die Lyrikerin *Elizaveta Polonskaja* war, wie *Gottfried Benn*, in beiden Weltkriegen zu Sanitätsoffiziersdiensten abkommandiert worden. Die russische Ärztin arbeitete als Epidemiologin, der deutsche Arzt als Dermatologe und Venerologe.
- Die Stabsärztin *Vera Ignatievna Gedroitz,* eine litauische Prinzessin, und der Militärarzt *Wikenti W. Weressajew* nahmen am russisch-japanischen Krieg und am I. Weltkrieg teil. *Gedroitz* war die erste russische Chirurgin und lehrte als Universitätsprofessorin in Kiew. Ihre Gedicht-Sammlung *Red Angel* (1914) machte sie früh als Lyrikerin bekannt.[11] *Weressajew* arbeitete in einer chirurgischen Klinik in Petersburg und verfasste neben Biographien russischer Dichter eigene Prosatexte.
- *Silas Weir Mitchell,* ein ambitionierter amerikanischer Neurologe, publizierte zahlreiche Romane und Kurzgeschichten über den Amerikanischen Bürgerkrieg. Eine Kritikerin meinte, dass jeder Tintentropfen in diesen Texten mit dem Blut des Bürgerkriegs vermischt gewesen sei.[12]
- *Mori Ogai* war der Chef des japanischen Sanitätscorps und Leiter der Reichsakademie der Schönen Künste. Nach einem Deutschlandaufenthalt (1884-1888) verfasste er *Berliner Novellen* und übersetzte u.a. Schriften *Friedrich Schillers.*
- *Archibald Joseph Cronin*, schottischer Regimentsarzt im I. Weltkrieg, praktizierte als Armenarzt im Bergbaugebiet von Wales, berichtete sowohl von dem Elend der Grubenarbeiter in dem Roman *The Stars Look Down* (1935) als auch über kritikwürdige ärztliche Praktiken in dem Roman *The Citadel* (1937).
- Der französische Schriftsteller *Georges Duhamel* war ebenfalls Sanitätsoffizier im I. Weltkrieg. Sein wichtigstes Werk trägt den Titel *Civilisation* (1918). Er sieht die Zivilisation „in den Herzen der Menschen“ begründet.
- Der Dramatiker und Erzähler *Michail Bulgakow* war Militärarzt, desertierte aus der ukrainischen Armee und verfasste u.a. ein Stück mit dem Titel *Molière* über die *Sklaverei der Frömmler* (1936).

---

[11] Volker Klimpel (2006), S. 89.

[12] Joanna Bourke: *The art of medicine. Silas Weir Mitchell's The Case of George Dedlow. Lancet* 373, 2009, 1332-1333. Vgl. Kapitel 13: Nervenheikunde und Funktionswandel.

- *Louis-Ferdinand Céline* wurde vom Kriegsdienst befreit (1914), nachdem er verwundet worden war und unter Angstattacken litt. Er war als Epidemiologe hauptsächlich in Afrika tätig und diente als Stabsarzt der Vichy-Regierung (1941).[13] Wegen seines Romans *Reise ans Ende der Nacht* (1932) wurde er rasch berühmt, war aber berüchtigt wegen antisemitischer Schriften.[14]
- Die Autoren *Gilbert Schlogel, Jean-Pierre Garen* und *Frantz Fanon* dienten als Militärärzte in Algerien, *Antonio Lobo Antunes* in Angola und *Francis Brett Young* wie *Arthur Conan Doyle* in Südafrika. Diese Mediziner und *Die Ärzte ohne Grenzen* bezeugten mit ihren Berichten aus den ehemaligen Kolonien die Härte und Grausamkeiten afrikanischer Befreiungskriege. Sie lieferten zahlreiche Belege für den heute sichtbaren Umkehreffekt der Übersiedlung vieler tausend Menschen nach Europa.
- *Friedrich Wolf* war im I. Weltkrieg Truppen- und Lazarettarzt. An der Front schrieb er die Erzählung *Langemarck* (1917). Eine für mehrere Generationen typische Frage stellte er 1920 mit seinem Antikriegsgedicht

> *Was taten wir?*
>
> Da vor Jahren wir über die Brücke zogen
> Und sie donnerte vom Gleichschritt,
> Da aus unseren Gewehrläufen rote Rosen nickten,
> Liebesgebete,
> Die wir...als Kugeln in fremde Leiber schickten,
> Gläubig,
> Da logen wir...logen...logen...bei allem „guten Glauben";
> Weil wir nicht einmal innehielten und fragten:
> *Was - taten - wir?* [15] [...]

- *Peter Bamm* segelte als Sanitätsoffizier *Unter unsichtbarer Flagge* (1952).[16] Von ihm wird gesagt, er habe als erfolgreicher Schriftsteller und Chirurg beide Berufe „wechselseitig geistig durchdrungen", zumal ein verbindendes Element seiner Tätigkeiten der Humanismus gewesen sei.[17] Der Bericht über seine Kriegserlebnisse in Russland wurde als leuchtendes Symbol der Humanitas und damit der aus vielen historischen Quellen, Nebenflüssen und Rinnsalen gespeisten humanistischen Strömung wahrgenommen,

---

13 Volker Klimpel (2006), S. 54.
14 Vgl. Kapitel 9: *Totstellversuche*, S. 139.
15 Friedrich Wolf: *Was taten wir?* Gedichte. Berlin 1981, S. 341.
16 Peter Bamm (1952): *Die unsichtbare Flagge.* München 1963.
17 Theodor R.K. Nasemann 1992, S. 54.

die sich zwar als stilprägend für die abendländische Kultur,[18] aber deshalb wohl aus heutiger Sicht als nicht widerstandsfähig genug erwies, um im Kriegsfall den Konflikt zwischen ärztlichem und militärischem Ethos durchzustehen.[19] Als nach dem II. Weltkrieg sporadische Kritik am Kämpfertum der Ärzte aufkam, legte *Peter Bamm* im prägnanten Stil des Chirurgen und in typischer Wir-Form ärztlicher Berichterstattung ein Bekenntnis zur Mitwisserschaft an den von ihm hinter der Front beobachteten NS-Verbrechen ab:

> Wir wussten es, wir taten nichts.“ [20]

- Eine von *Gottfried Benn* vertretene Auffassung, der Eintritt in die Armee sei die aristokratische Form der Emigration – wurde damit als „große Illusion“ entlarvt.[21]
  Wie *Bamm* war auch *Benn* in Berlin fachärztlich tätig gewesen. Beide hatten im Militärdienst zwei Weltkriege überlebt: *Bamm* leitete ein Lazarett unweit der Front, *Benn* erfüllte als Stabsoffizier militärärztliche Aufgaben. 1933 wurde *Benn* kommissarischer Vorsitzender der Sektion für Dichtung der *Akademie der Künste*, jedoch vom NS-Ärztebund ausgeschlossen und mit einem Schreibverbot belegt, das wegen seiner anfänglichen Nähe zum NS-Regime in der Nachkriegszeit erneut über ihn verhängt wurde.
- Auch der Lyriker und Erzähler *Hans Carossa,* der im I. Weltkrieg als Bataillonsarzt verwendet und verwundet worden war, arrangierte sich mit dem NS-Regime, das ihn gefördert hatte, ging allerdings in die „Innere Emigration“ und in Distanz zur Diktatur, als er die Berufung in die *Deutsche Akademie der Dichtung* ablehnte.

Einige Arztdichter, die sich nach dem Militärdienst als Leiter kultureller Institutionen behaupten konnten, übten offene und textimmanente Kritik nicht nur an einzelnen Sanitätsoffizieren, sondern auch an der Hierarchie des ärztlichen Standes, deren Präsidenten schon in der NS-Zeit den Spiel-

---

[18] Vgl. Julian Nida-Rümelin: *Humanismus als Leitkultur.* München 2006.

[19] Vgl. Christof Goddemeier: *Peter Bamm: Der Konflikt zwischen ärztlichem und militärischem Ethos.* Dtsch. Ärztebl. 2014; 111(10).

[20] Peter Bamm schreibt in seinem Bericht *Die unsichtbare Flagge,* a.a.O. S. 88: In einem abgeschlossenen Teil des GPU-Gefängnisses, Mauer an Mauer mit uns, sammelten sie die Bürger Sewastopols, die jüdischen Glaubens waren, und töteten sie. Sie ließen die zum Tode bestimmten in ein großes Kastenauto steigen. Die Tür wurde geschlossen. Der Motor wurde angelassen. Er brachte irgendeinen Gasmechanismus in Gang.

[21] Vgl. Christof Goddemeier a.a.O. 2014.

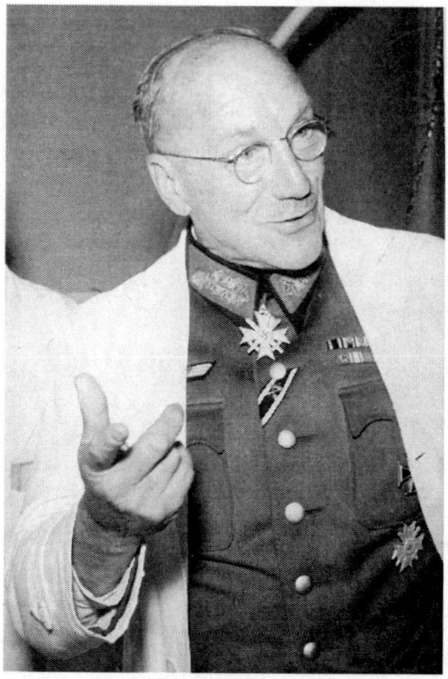

Abb. 22: Ferdinand Sauerbruch,
Chirurg an der Berliner Charité 1928–1949

raum der medizinischen Therapie – angefangen von der Krankenheilung über das Seelenheil bis hin zum Heil der Menschheit – ausdehnen wollten.

Dieser hegemoniale Anspruch war seinerzeit weder von jenem *Doctor Eisenbarth* im Studentenlied (1800) noch von dem *Doctor Allwissend* im Märchen (1815) erhoben worden. Nur ein *Klassiker der Medizin*[22] vertrat diese Forderung in einem Aufruf *An die Ärzteschaft der Welt* (1933). Es war der Protagonist einer fiktiven „Autobiographie“ und zugleich Titelheld des Spielfilms *Sauerbruch – das war mein Leben* (1954).[23] Im letzten Viertel seines wahren Lebens hatte dieser akademische Lehrer, der, wie es hieß, mit „ganzem“ Herzen Chirurg gewesen war, eine Doppelrolle gespielt: Er trug seinen Chefvisitenmantel – halbgeschlossen – über der Generalsuniform.

---

[22] Vgl. Dietrich von Engelhardt, Fritz Hartmann (Hg.): *Klassiker der Medizin* II, München 1991, S. 336–349.

[23] *Sauerbruch – das war mein Leben,* ein deutscher Spielfilm (1954), basierend auf den kurz zuvor erschienenen Sauerbuch-„Memoiren“, die allerdings erst als Autofiktion posthum nach dem Tod *Ferdinand Sauerbruchs* (1875–1951) von einem Ghostwriter, dem ehemaligen SS-Publizisten *Hans Rudolf Berndorff*, verfasst worden waren. Die rehabilitative Geschichtsklitterung ging so weit, dass der von *Sauerbruch* unterzeichnete Aufruf „An die Ärzteschaft der Welt“ (1933), einem Bekenntnis der Professoren zum Nationalsozialismus, in der „Autobiographie“ keiner Kritik unterzogen wurde.

- Der Chirurg *Ernst Weiß* und der Kinderarzt *Jan Korczak*, die als Sanitätsoffiziere gedient hatten, aber seit den frühen 1940er Jahren keine ärztliche Tätigkeit ausüben durften und als Romanschriftsteller ebenfalls keine Einkünfte mehr erzielen konnten, gerieten nach eigenem Bekenntnis – mittellos und isoliert – in depressive Krisen. Beide wurden während des II. Weltkriegs von der SS in den Tod getrieben. Ihr „Freitod“ war die Folge der in Europa herrschenden Unfreiheit: Sie starben in den von der deutschen Wehrmacht besetzten Ländern Frankreich bzw. Polen:
  Ernst Weiß emigrierte 1934 nach Paris. Er schrieb einen Schlüsselroman über Hitlers psychogene Blindheit mit dem Titel: Der Augenzeuge (1939). Am 14. Juni 1940, dem Tag, als die deutschen Truppen in Paris einmarschierten, setzte er seinem Leben ein Ende.[24]
  Jan Korczak (Henrik Goldsmit) verfasste Kinderbücher und Abhandlungen wie *Das Recht des Kindes auf Achtung* (1928). Nach dem Ende seiner ärztlichen Tätigkeit leitete er das jüdische Waisenhaus in Warschau. Im August 1942 wurde er zusammen mit mehr als 200 Kindern, die er im Warschauer Ghetto betreut hatte und nicht im Stich lassen wollte, in der Gaskammer des Vernichtungslagers Treblinka ermordet.[25]
- *Ernesto Guevara* schrieb im Juli 1965 einen Abschiedsbrief an seine Eltern und bedauerte, dass er kein besserer Soldat und Arzt gewesen sei. Am Arztberuf habe er kein Interesse mehr, aber ein „ganz so schlechter Soldat“ sei er nicht:

> Viele werden mich einen Abenteurer nennen, und das bin ich auch, obgleich von anderer Art, einer von denen nämlich, die ihre Haut hinhalten, um die Wahrheit aufzuzeigen.[26]

---

[24] *Ernst Weiß* berichtete in einem autobiographischen Abriss (1938): „Ich habe in Berlin gelebt, bis Hitler an die Macht kam. Meine Bücher wurden vernichtet, in Rom verbrannt. Ich ging nach Paris.“ Als Emigrant hatte er keine Arbeitserlaubnis und war auf Unterstützung durch Freunde angewiesen. Vgl. Frithjof Trapp: *Der Augenzeuge*. Frankfurt a.M., 1986, S. 9 u. 44.

[25] Vgl. Elisabeth Heimpel und Hans Roos: *Janusz Korczak*, Göttingen 1973, S. 362: Für *Jan Korczak* waren es im Warschauer Ghetto offenbar „schreckliche Zeiten des Hungers, der Verachtung und Vernichtung“. Freunde hätten versucht, *Korczak* aus dem Ghetto herauszuholen, er habe jedoch alle Rettungsversuche „für seine Person“ abgelehnt und weiterhin die Kinder aus dem *Dom Sierot* betreut.

[26] Daniel James: *Che Guevara.* München 1969, S. 74.

Teil IV Geist der Generationen

13. Nervenheilkunde und Funktionswandel

Mitchell, Döblin, Benn, Wolf, Wolff, Kipphardt, Sacks, Augustin, Antunes, Goetz

> Wenn eine Wut immer wieder unterdrückt wird und dafür eine arterielle Hypertonie entsteht, wenn eine erotische Kränkung dazu führt, eine Angina zu bilden, dann liegen hier Beispiele vor, wie etwas Unausgelebtes zur Krankheit führt. Man kann dies zwar so ausdrücken, dass man sagt, eine Wut oder Kränkung sei ersetzt worden durch einen Funktionswandel. Aber man muss doch hinzufügen, dass bei diesem Wandel auch etwas Neues geschaffen wurde wie bei einer Schöpfung, wie bei einer Dichtung.
>
> *Viktor von Weizsäcker*[1]

Eine Reihe bekannter Autoren des 20. Jahrhunderts, denen es gelang, die Dichtkunst mit der Medizin zu verbinden, hatte Studien auf dem Gebiet der Nervenheilkunde verfasst (Tabellen 6a u. b, vgl. auch Tabelle 3 im 3. Kapitel).

Der Neurologe und Schriftsteller *Silas Weir Mitchell* (1829–1914) schrieb psychologische Kurzgeschichten und historische Romane, aber auch 150 medizinische Artikel, hauptsächlich über *Blood and Fat, Neurasthenie* und Nervenverletzungen: *Injuries of Nerves and their consequences*. Er setzte erstmals Massagen als Heilmittel ein. Seine teils sanfte, teils rigorose *Rest Cure-Therapy* schrieb den Kranken strenge Diät bei sechswöchiger Bettruhe vor und gestattete keinerlei körperliche Aktivitäten. Während des amerikanischen Bürgerkriegs war er in Philadelphia ärztlich tätig. Sein fiktiver Bericht *The Case of George Dedlow* (1866) handelt von einem Militärmediziner, der sich nur noch als „nutzlosen Torso" empfindet, nachdem er im Krieg die vier Extremitäten verloren hat.[2] Aus der Innen- und Außensicht beschreibt das erzählende Ich – als Kranker und Arzt – die vierfache Amputation und die daher rührenden Phantomerlebnisse. Als Schmerzforscher prägte *Mitchell* die Begriffe *Phantomglied* und *Kausalgie*. Er gehörte neben *Jean-Martin Charcot* (1825-1893) zu den angesehens-

---

1 Viktor von Weizsäcker: *Pathosophie.* Göttingen 1956, S. 249.

2 Silas Weir Mitchell: *The Case of George Dedlow*, Atlantic monthly 18:1-11.1866.

ten Neurologen seiner Zeit. Nach ihm wurden sowohl die *Erythromelalgie (Mitchell-Syndrom)*, als auch die in Kalifornien endemische gefleckte Klapperschlange (*Crotalus mitchellii*) benannt.

Tabelle 6 a
Wissenschaftliche Beiträge zur Nervenheilkunde
von Schriftstellern und Schriftstellerinnen im 20. Jahrhundert

Silas Weir Mitchell (1829–1914):
Fat and Blood: An Essay on the Treatment of Certain Forms of Neurasthenia and Hysteria 1902

Alfred Döblin (1878–1957):
Gedächtnisstörungen bei der Korsakowschen Psychose 1905

Gottfried Benn (1886–1956):
Die Ätiologie der Pubertätsepilepsie 1910

Friedrich Wolf (1888–1953)
Multiple Sklerose im Kindesalter 1912

Charlotte Wolff (1897–1986):
A Psychology of Gesture 1945

Heinar Kipphardt (1922–1982):
Zur Prognose der Intelligenzentwicklung beim Kinde 1950

Am Übergang von der Belle Époque in die Moderne fand eine neue kulturelle Aufwertung der Städte *Wien* und *Weimar* statt. So sprach man von der *Wiener Moderne* und nach dem Ende der *Wilhelminischen Ära* von der *Weimarer Republik*.

Verglichen mit diesen epochalen Begriffen beschrieb *Alfred Döblins* Romantitel *Berlin Alexanderplatz* (1929) zwar nur den kleinen Teil einer großen Stadt, aber doch einen für die Weimarer Zeit charakteristischen Ort lebhaften und lauten kulturellen Lebens.

Alfred Döblin, der in Berlin an der Charité studierte und sowohl nervenärztlich als auch internistisch tätig war, gilt als Wegbereiter der modernen Prosa im 20. Jahrhundert. Er wurde am 10.8.1878 in Stettin als viertes Kind des Ehepaars *Max* und *Sophie Döblin* geboren, die gemeinsam ein Schneideratelier führten. Die Eltern trennten sich, als er zehn Jahre alt war, und der Vater wanderte in die USA aus. Die Mutter sah in dem talentierten, trotzigen und keineswegs erfolgreichen Schüler keinen künftigen Schriftsteller, sondern eher einen Zahnarzt. Wie viele Arztdichter, die den elterlichen Rat teilweise befolgten, fügte er sich.

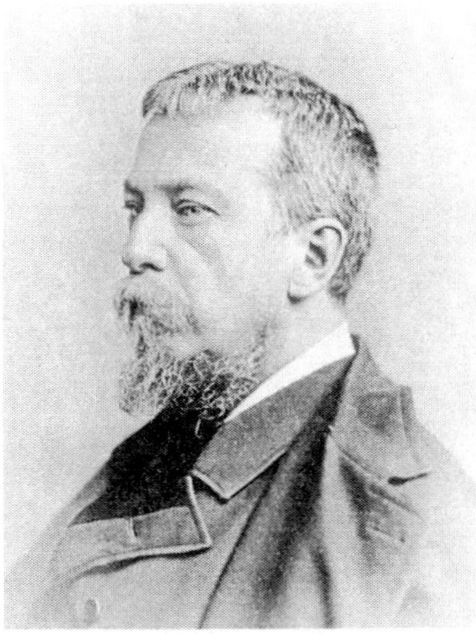

Abb. 23: Silas Weir Mitchell,
Nervenarzt und Schriftsteller 1881

An der Charité hörte der von der Medizin „faszinierte“ Student die letzten Vorlesungen von *Rudolf Virchow* (1821–1902) und *Ernst von Bergmann* (1876–1907);[3] er bestand das ärztliche Abschlussexamen (1904) und verfasste während seiner kurzen Tätigkeit an der Freiburger Universität eine Dissertation über die alkoholbedingte Demenz (1805),[4] die durch ein amnestisches Syndrom mit Konfabulationen gekennzeichnet ist: In diesem Fall werden größere Erinnerungslücken – weit mehr als allgemein üblich – durch phantastische Einfälle ersetzt. Die neuen psychologischen Erkenntnisse waren geeignet, sein Interesse an der Poesie zu verstärken, da er folgerte, dass das Erinnern, Vergessen und Konfabulieren sowohl zur Struktur psychotherapeutischer als auch kreativer Prozesse gehörte.

Von 1906 -1908 war *Döblin* Assistenzarzt an der Irrenanstalt Buch und anschließend am Urban-Krankenhaus in Berlin tätig. 1912 feierte er Hochzeit mit der Medizinstudentin *Erna Reiss* (1888–1957). Sein Durchbruch als Schriftsteller war der historische Roman über den chinesischen Rebellen *Wang-lun* (1916).[5] Während des militärärztlichen Dienstes in Elsass-Lothringen begann er mit der Arbeit an dem polyphonen Prosatext *Wallenstein*, in dem er nicht nur, wie einst *Friedrich Schiller*, „dreißig jammervolle Kriegsjahre“[6] beklagte, sondern – aufgrund eigener Erlebnisse

---

[3] Oliver Bernhardt: *Alfred Döblin.* München 2007, S. 26.

[4] Promotion (1905) bei *Alfred Hoche*, der später mit *Karl Binding Die Freigabe der Vernichtung lebensunwerten Lebens* (1920) herausgab.

[5] Alfred Döblin: *Die drei Sprünge des Wang-lun. Ein chinesischer Roman*. Berlin 1916.

[6] Friedrich Schiller (1798): Prolog zu *Wallensteins Lager*. In: *Dramen und Gedichte*. Stuttgart 1955, S. 417.

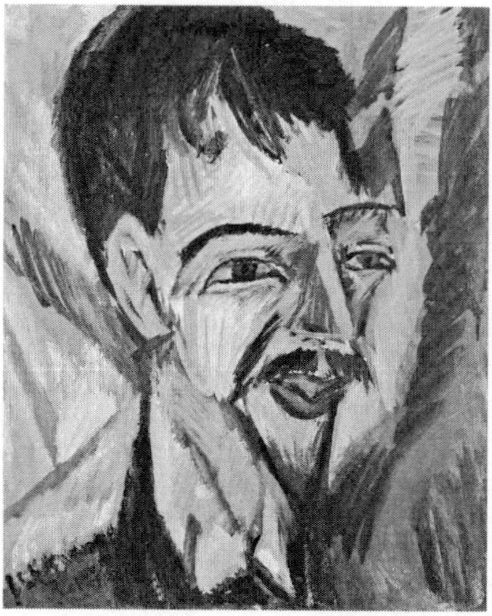

Abb. 24: Alfred Döblin 1912,
porträtiert von Ernst Ludwig Kirchner

an der Westfront – auch die Absurdität aller großen Kriege darstellte, in denen Leben von Abermillionen Menschen um ökonomischer Vorteile willen geopfert werden.[7] Seine Romane waren, wie ein Chronist es formulierte, „Gegenentwürfe"

> gegen die Hybris des wilhelminischen Kaiserreichs, gegen die Vergötzung ‚großer Männer', gegen die Verherrlichung des Krieges und gegen einen ökologisch ignoranten Technik-Optimismus.[8]

In dem Roman *Berlin Alexanderplatz* (1929) fließt zwischen kunstvoll montierten Passagen die erlebte Rede, der *stream of conciousness* des Großstädters, dem die Ursache allen Übels – immer erst wenn es zu spät ist – in einem einzigen Satz bewusst wird: „Das viele Trinken". Es geht um Mord und (Über-)leben in Berlin: *Franz Biberkopf* hat seine treulose Freundin *Ida* erschlagen. Nach der Haftentlassung sucht der reuevolle Antiheld ohne Umschweife eine Prostituierte auf; dieses Unterfangen wird mit ungewöhnlichen stilistischen Mitteln, d.h. mit einer in den Erzähltext eingefügten Börsenmeldung kommentiert: „Tendenz lustlos, später Kursrückgänge."[9] *Biberkopf* will künftig anständig bleiben, ist aber verführbar und wird zum Einbrecher und Zuhälter, zuletzt aber zum Insassen und

---

[7] Alfred Döblin: *Wallenstein.* Berlin 1920.

[8] Klaus Müller-Salget: *Entselbstung und Selbstbehauptung.* Innsbruck 2005, S. 151.

[9] Vgl. Werner Welzig*: Der deutsche Roman im 20. Jahrhundert,* Stuttgart 1967, S. 118.

Hilfsportier der Irrenanstalt Buch. Seiner Besserung folgt die Bekehrung in religiöser Verklärung.

Nach dem Reichstagsbrand vom 27.2.1933 emigriert *Alfred Döblin* über die Schweiz nach Paris und wird drei Jahre später französischer Staatsbürger. 1940 flieht er vor den deutschen Truppen in die USA. In Hollywood arbeitet er als Drehbuchautor. Erst nach dem Zweiten Weltkrieg erfährt er, dass sich sein Sohn Wolfgang in Frankreich das Leben genommen hat. 1949/1950 erscheint sein Roman *November 1918. Eine deutsche Revolution.*[10] 1953 kehrt er nach Paris zurück, lebt dort isoliert, krank und verarmt. Am 26. Juni 1957 stirbt er 78-jährig im Verlauf einer Parkinson-Krankheit in der Nervenklinik Emmendingen.

Döblin hatte die originelle Hypothese aufgestellt: „Das gefährlichste Organ des Menschen ist der Kopf".[11] Schon während des Medizinstudiums schrieb er eine satirische Kopf-ab-Geschichte:[12]

> Sein Arm hob sich, das Stöckchen sauste, wupp, flog der Kopf ab.
> Der Kopf überstürzte sich in der Luft, verschwand im Gras.[13]

Als *Döblin* den berühmten Autor des Stücks *Reigen* (1921) in einer zugespitzten Theaterkritik förmlich aufspießte und „Arthur der Zerschnitzler" nannte, bezog er sich auf die Dichtkunst des Wiener Kollegen, den er aber als Urheber der von ihm selbst angewandten Methode des *inneren Monologs* bewunderte. *Döblin* folgte zwar durchaus den von *Schnitzler* im Wiener Milieu der Jahrhundertwende aufgenommenen Spuren des vorbewussten Denkens; er favorisierte jedoch den breiten Bewusstseinsstrom, der später vor allem seinen Berliner Großstadtroman durchflutete. Mit der Umdeutung des Namens kritisierte er *Schnitzlers* dramatische und narrative Technik insofern, als diese nach seiner Auffassung eine Trennung von Erotik und Sexualität bewirkt habe; er bezog sich also nicht etwa auf dessen pathologisch-anatomische Fertigkeiten, vielmehr schätzten beide, der Berliner wie der Wiener Dichter, nicht nur die Zergliederung der Umgangssprache zugunsten des inneren Monologs, sondern auch den Nutzen autoptischer Studien zur Erforschung der Körperfunktionen: Das psychologische wie das sezierende Handwerk der schreibenden Nervenärzte zeigte sich in der Erzählkunst, in der Sprache und vor allem in der Erforschung sprachlicher Leistungen.

Dies fand einen besonderen Ausdruck darin, dass der Wiener Neurologe *Sigmund Freud* – kurz bevor er die Psychoanalyse erfand – eine große

---

[10] Alfred Döblin: *November 1918. Eine deutsche Revolution.* Freiburg 1949/1950.

[11] Christina Althen: *Alfred Döblin: Das gefährlichste Organ des Menschen ist der Kopf.* München 2007.

[12] Alfred Döblin: *Die Ermordung einer Butterblume und andere Erzählungen.* München 1913.

[13] Vgl. auch den Vers „knabengleich Disteln köpfen" in Goethes *Prometheus*-Gedicht.

Zahl von Hirnsektionen vorgenommen hatte, um einen neuen Zugang zu den Sprachregionen und Sprachfunktionen zu eröffnen. Anhand seiner kritischen Studie über Aphasien (1891)[14] war es möglich, die funktionellen Bilder kortikaler Sprachareale zu interpretieren und eine darauf gründende, von neurobiologischer Seite verfochtene Hypothese zu prüfen: Nicht nur die Sprache und Sensomotorik, Wahrnehmungen und Bewegungen, sondern auch die seelischen Regungen sind an Hirnfunktionen gebunden. Nun war kaum mehr außer Acht zu lassen, dass nicht nur das Gehirn, vor allem die Sprach- und Wahrnehmungsareale, zunehmend wichtige Forschungsobjekte – und darüber hinaus *Döblins Biberkopf* ebenso wie *Schillers Schädel* interessante Untersuchungsgegenstände der Literaturwissenschaft – geworden waren, sondern es wurde auch bedacht, dass zur Wissenschaft vom Menschen der gesamte Körper gehört. Psychosomatiker und Kulturwissenschafttler stellten sich daher immer wieder gegen reduktionistische Tendenzen in der Neurobiologie, die das Gehirn zur übermächtigen zentralen Instanz erhebt und konstatiert:

> Die Seele sitzt im limbischen System.[15]

Denn eine Beziehung zwischen beobachtbaren Hirnprozessen und bewusst erlebten Vorgängen des Wahrnehmens, Denkens, Vorstellens, Erinnerns, Fühlens und Wollens konnte bisher keineswegs erklärt werden.[16]

Gottfried Benn, geb. am 2. Mai 1886, war kein Nervenarzt, sondern Pathologe und Dermatologe. Aber er erhielt für die neurologische Schrift *Ätiologie der Pubertätsepilepsie* (1910) den Preis der medizinischen Fakultät der Berliner Universität. Von 1910-1911 war er Unterarzt an der Charité und Assistent der Psychiatrischen Klinik. Ein Jahr später promovierte er mit der Studie: *Über die Häufigkeit des Diabetes mellitus im Heer*. Anschließend war er als Assistenzarzt am Krankenhaus Charlottenburg-Westend in der Pathologie tätig und nahm annähernd dreihundert Sektionen vor. Als Lyriker wurde er durch *Morgue und andere Gedichte* (1912) bekannt; es folgten *Söhne. Neue Gedichte* (1913). Nach einer New York-Reise als Schiffsarzt fand in München die Hochzeit mit der Schauspielerin *Edith Osterloh* statt. 1914 wurde Tochter *Nele* geboren. Von 1914–1917 war er als Sanitätsoffizier an der Westfront, u.a. in Brüssel an einem Prostituiertenkrankenhaus tätig. Danach ließ er sich als Facharzt für Haut- und Geschlechtskrankheiten in Berlin nieder. 1922 starb *Edith Osterloh* nach einer Gallenoperation. 1928 beging seine Freundin *Lili Breda* Suizid. 1932 wurde er zum Mitglied der Preußischen Akademie der Künste ge-

---

[14] Paul Vogel (Hg.): *Sigmund Freud: Zur Auffassung der Aphasien: Eine kritische Studie,* Frankfurt a.M. 2001.

[15] Gerhard Roth und Nicole Strüber: *Wie das Gehirn die Seele macht.* Stuttgart 2015.

[16] Ebd. S. 43.

wählt. 1933–1934 erschienen seine Schriften: *Der Neue Staat und die Intellektuellen* und *Kunst und Macht*. Obwohl er durchaus anfällig für die Kulturpolitik des NS-Regimes gewesen war, wurde gegen ihn 1938 ein Publikationsverbot mit dem Ausschluss aus der „Reichsschrifttumskammer" verhängt.[17] In demselben Jahr heiratete er seine Sekretärin *Herta von Wedemeyer*. Während er den Dienst als Sanitätsoffizier in Landsberg a.d. Warthe verrichtete, lebte sie in Neuhaus an der Elbe, wo sie sich 1945 beim Einmarsch der Roten Armee das Leben nahm. 1946 heiratete *Benn* in Berlin die Ärztin *Dr. Ilse Kaul*. Der Autor, der wegen seiner ambivalenten und wechselnden Einstellung zum NS-Regime mehr als ein Jahrzehnt lang geächtet und mit Schreibverboten – vor und nach dem II. Weltkrieg – belegt worden war, und dann, in einer Berliner Etagenpraxis wohnend und arbeitend, Gedichte und kurze Texte niedergeschrieben hatte, gewann in seiner letzten Lebensdekade – zur eigenen Überraschung – wieder großes Ansehen als Lyriker. Ihm wurde der *Büchner*-Preis (1951) verliehen. Am 7. Juli starb Gottfried Benn in Berlin an den Folgen eines Wirbelsäulentumors. Eins seiner letzten Gedichte[18] endet mit den Versen:

> Ob Rosen, ob Schnee, ob Meere,
> was alles erblühte, verblich,
> es gibt nur zwei Dinge: die Leere
> und das gezeichnete Ich.

Der Psychiater und Dramatiker *Friedrich Wolf*, geb. am 23.12.1888 in Neuwied, studierte Medizin, Philosophie und Kunstgeschichte, verfasste eine Dissertation über *Multiple Sklerose im Kindesalter* (1913) und war als Assistenzarzt an der Psychiatrischen Universitätsklinik Bonn tätig. Nach der Kriegstrauung mit der Heilgymnastin *Käthe Gumpold* verdingte er sich im I. Weltkrieg wie *Gottfried Benn* zunächst als Schiffsarzt, dann als Sanitätsoffizier. An der Front schrieb er erste Erzählungen. Nach der Scheidung wollte er mit der Erzieherin *Else Dreibholz* eine Familie gründen. Aus dieser im Jahr 1922 geschlossenen Ehe gingen zwei Söhne hervor, *Markus* und *Konrad*, die – wie zuvor schon ihr Vater – zu höheren Funktionsträgern in der DDR der 1950–1980er Jahre werden sollten.[19]

Wolfs größter Bucherfolg war *Die Natur als Arzt und Helfer* (1928). Ein Jahr später fand in Berlin die Uraufführung des Stücks *Cyankali* statt, mit dem *Wolf* gegen den Abtreibungsparagraphen kämpfte. 1932 wurde er

---

[17] Zur Chronologie vgl. Hanna, Christian M., Reents Friedericke (HG.): *Benn-Handbuch*. Stuttgart 2016, S. 412–426.

[18] Gottfried Benn 1956, S. 358.

[19] *Markus Wolf* (1923–2006) war Leiter des Auslandsgeheimdienstes der DDR, *Konrad Wolf* (1925–1982) Filmregisseur und Präsident der Akademie der Künste.

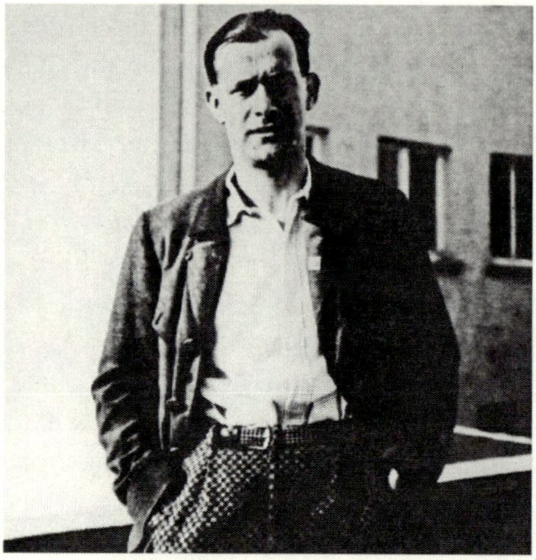

Abb. 25: Friedrich Wolf 1930

verhaftet. In der Zelle erlitt er einen Asthmaanfall. Die Atemnot sei von Stunde zu Stunde größer geworden, er habe das Fenster aufgerissen und trotz der Kälte fast immer „am Gitterkreuz" gehangen.[20] Zwei Wochen später wurde er nach einer öffentlichen Protestaktion freigelassen. 1933 entkam er vor drohender Verhaftung nach Österreich, reiste dann nach Zürich, wo die deutschsprachige Erstaufführung des *Professor Mamlock* (1935) seinen Welterfolg begründete, und anschließend nach Paris. 1939 wurde er von den französischen Behörden interniert, 1940 erging das Aufführungsverbot gegen den russischen Film *Professor Mamlock*. Ein Chronist schrieb später über ihn, er sei ein dreifaches NS-Opfer gewesen, „Jude, Kommunist, revolutionärer Stückeschreiber".[21] 1941 erwarb er im Moskauer Exil die sowjetische Staatsbürgerschaft. 1949 wurde er zum Professor an der Pädagogischen Hochschule Potsdam, 1950 zum Botschafter in Polen ernannt. Damals erhielt er den DDR-Nationalpreis. Am 5.10.1953 starb er im Alter von 64 Jahren an einem Herzinfarkt.

Die Schriftstellerin *Charlotte Wolff*, geb. am 30.9.1897, war Psychotherapeutin und Sexualforscherin.[22] Sie wurde als zweites Kind jüdischer Eltern, die ein Getreidehandelsgeschäft betrieben, in Riesenburg an der Liebe geboren. Sie hatte 1920 in Freiburg Psychologie studiert, ein *Heidegger*-Seminar besucht und 1928 nach abgeschlossenem Medizinstudium in Ber-

---

[20] Henning Müller: *„Der jüdische Arzt und Kommunist Dr. Friedrich Wolf". Dokumente des Terrors und der Verfolgung 1931–1944.* Neuwied 1988, S. 8.

[21] Ebd. S. 5.

[22] *Charlotte Wolff* verfasste Studien über Homo- und Bisexualität sowie über den Pionier der Sexualforschung, *Magnus Hirschfeld* (1868–1935).

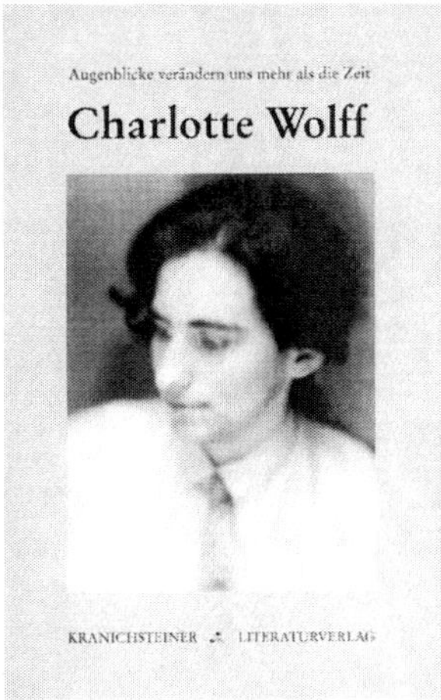

Abb. 26: Charlotte Wolff

lin an der Charité promoviert. Sie glaubte erkannt zu haben, dass die Medizin ein „Nährboden für die Poesie" und ein „Gegengift gegen zu viel Innerlichkeit" sein konnte. Rückblickend auf ihre Tätigkeit als Ärztin in einem Berliner Ambulatorium für Präventivmedizin und im Schwangerenfürsorgedienst diagnostizierte sie eine „Revolution" in der Medizin, die „das Bedürfnis nach Geburtenkontrolle" einschließlich psychologischer Beratung hervorgerufen hatte.[23] Ihre Autobiographie bezeugt die frühe Auseinandersetzung mit der herrschenden Medizin, insbesondere der Psychiatrie, aber auch der Psychologie:

> Psychologen haben vergessen, dass ihre Wurzeln mit denen der Philosophie und der Poesie verflochten, und dass die Grenzen zwischen der Wissenschaft und Literatur unscharf sind. Konventionelle Medizin und Psychologie waren mir schon früh suspekt. Was ich ersehnte, war eine Einheit von Medizin, Wissenschaft und Kunst.[24]

Im April 1933 wurde sie in der U-Bahn verhaftet, aber nach Intervention eines Wachmanns, dessen Frau sie behandelt hatte, freigelassen. Am 26. Mai 1933 floh sie nach Paris. Dort lebte sie ohne Arbeitserlaubnis bei Freunden und betätigte sich in der Handlesekunst. Drei Jahre später eröffnete sie in London eine psychologische Beratungsstelle und erst nach dem Krieg eine psychiatrische Praxis. Ihr Buch *A psychology of gesture* (1945) war ein Ergebnis ihrer Forschung, die es ihr ermöglichte, die Körpersprache genauer zu ergründen und berühmte Zeitgenossen auf beson-

[23] Charlotte Wolff: *Augenblicke verändern uns mehr als die Zeit*, S. 257f.
[24] Ebd. S. 259. Siehe auch S. 142f.

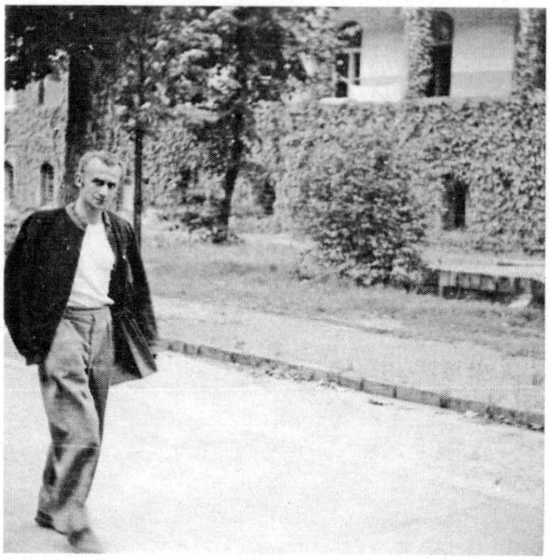

Abb. 27: Hainar Kipphardt an der Charité 1950

dere Weise zu charakterisieren.[25] 1947 wurde sie britische Staatsbürgerin. Am 12. September 1986, kurz vor ihrem 89. Geburtstag, erlag sie einem Herzleiden.

Heinar Kipphardt, geb. am 8.3.1922, war Psychiater, Dramatiker und Dramaturg. Er hatte nach dem Abitur (1940) Medizin studiert und die Kriegsehe mit der Malerin *Lore Hannen (*1943) geschlossen, wurde zum Dienst an der Ostfront eingezogen (1944) und desertierte im Januar 1945. Nach dem Krieg arbeitete er als Assistenzarzt in Düsseldorf und promovierte mit einem kinderpsychiatrischen Thema. Er wechselte 1949 von West- nach Ostdeutschland, um an der Berliner Charité als Psychiater tätig zu werden. Doch schon nach einem Jahr gab er den ärztlichen Beruf auf, weil er Stücke schreiben wollte und Dramaturg am Deutschen Theater werden konnte. Heftige Konflikte, die ihn nach dem ungarischen Volksaufstand von 1956 zur Rückkehr in den Westen bewogen, herrschten aber auch an den Kammerspielen in München, wo er 1971 – nach einem erfolgreichen Jahr als Chefdramaturg – wegen eines unabwendbaren, von ihm nicht verschuldeten Theaterskandals entlassen wurde.[26] Trotz

---

[25] Markante Beispiele sind der „wie ein Bauer" aussehende Martin Heidegger (S. 68); der „stämmige Picasso" (S. 141); Die „geistigen Zwillinge": André Breton, ein „herrischer Kopf" und Paul Eluard, „sein Schatten (S. 144); der „periodisch hyperaktive" Antoine de Saint-Exypéry (S. 146); der „grimassierende" Antonin Artaud (S. 147) und das „ausdrucklose Lächeln" der Virginia Woolf (S. 164).

[26] Es war ein politischer Skandal: 1971 fand an den Münchner Kammerspielen die Aufführung von *Wolf Biermanns* Stück *Der Dra-Dra* statt. Der Entwurf des vom städtischen Kulturausschuss vorsorglich konfiszierten Programmhefts enthielt eine Passage mit Empfehlung zur „Drachentötung": 24 prominente Personen aus Wirtschaft und Politik hätten auf der – unveröffentlichten – „Abschussliste" gestanden. Vgl. Sven Hanuschek: *Heinar Kipphardt.* Berlin 1996, S. 58.

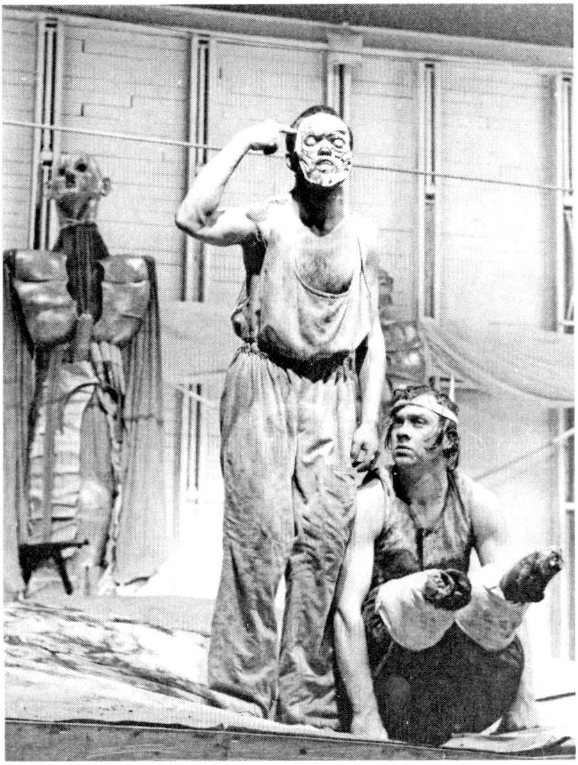

Abb. 28: Dra Dra Dra
Ein Fingerzeig der Verrücktheit und Phantomschmerzen.
Premieren-Szene des Drachendramas von *Wolf Biermann* 1971 in München
mit Folgen für den Chefdramaturgen *Hainar Kipphardt.*

dieser anhaltenden biographischen Krisen verfasste er sehr erfolgreiche Theaterstücke wie *Shakespeare dringend gesucht* (1953), *Der Hund des Generals* (1962), *In der Sache J. Robert Oppenheimer* (1964), *Sedanfeier* (1970), *März, ein Künstlerleben* (1980). Der Autor erhielt zahlreiche Literaturpreise in Ost und West. Mit seinem dokumentarischen Stück *Bruder Eichmann* (1982) zeigte er, wie in der Haltung des mörderischen Bürokraten „die funktionale Haltung des durchschnittlichen Bürgers überhaupt steckt", so als sei das Gewissen „an die Gesetzgeber und an die Befehlsgeber delegiert".[27] 60-jährig starb er an einer Hirnblutung. Eine seiner poetischen Miniaturen in Versform vermittelt tragikomische Empfindungen:

Den Fluß entlang die Kirschbäume
sind heute Morgen erblüht.
Am Abend fiel Schnee und es fror.

---

[27] Heinar Kipphardt: *Bruder Eichmann.* Reinbek b. Hamburg 1986.

Über die eisgrüne Wiese
hüpfen die pfundschweren Amseln
und flöten verstimmt.[28]

Der Neurologe *Oliver Sacks,* geb. am 9.7.1933, stammte aus einer englischen Arztfamilie.[29] In seinem Buch *Der Mann, der seine Frau mit einem Hut verwechselte* (1985)[30] berichtete er anekdotisch über besondere hirnorganisch bedingte Krankheitsbilder, vor allem neuropsychologische Teilleistungsstörungen, die im Verlauf vaskulärer, degenerativ-atrophischer oder tumorbedingter Hirnprozesse auftreten. Nach Infarkten („Schlaganfällen") in der dominanten – beim Rechtshänder linken – Hemisphäre sind es meistens Störungen der Sprache, des Schreibens und Lesens. Der Autor schildert bizarre Begriffsverwechslungen („Banane" statt „Kneifzange"), die ihm bei seinen Patienten besonders aufgefallen waren, aber auch definitorische Umschreibungen eines vorgezeigten Gegenstandes, wie zum Beispiel:

> Eine durchgehende Oberfläche, die eine Umhüllung bildet, die fünf Ausstülpungen zu haben scheint ... eine Art Behälter.

Das Wort *„glove"* (Handschuh) hätte hier gereicht, um das entsprechende Demonstrationsobjekt korrekt zu benennen. Die Definition von „glove" nach englischem *Fairplex dictionary* lautet:

> A close-fitting covering for the hand with a separate sheath for each finger and the thumb, worn especially as protection from the cold.

Auch die Handschuh-Definition nach *Duden* ist nicht wesentlich einfacher:

> Eine zum Schutz od. auch zur Zierde getragene, die Hand [u. die Finger einzeln] umschließende Bekleidung.

Doch der ratlose Patient – in diesem Fall Doktor P. genannt, ein Berufsmusiker – war aufgrund der neuropsychologischen Störung nicht imstande, das Wort „glove" auszusprechen. Er verwechselte sogar den Kopf seiner Frau mit einem Hut. Merkwürdig war auch, dass er sich davon nicht besonders berührt fühlte; er hielt sich gar nicht für krank.[31] Die auf einem Nicht-Erkennen (Agnosie) beruhende Verwechslung des Kopfes mit dem Hut lässt jedoch nicht vermuten, dass dadurch auch die ursprüngliche Be-

[28] Sven Hanuschek 1996, S. 77.
[29] Vgl. Kapitel 14: *Arztkinder und Arztdichter*, S. 213.
[30] Oliver Sacks: *Der Mann, der seine Frau mit einem Hut verwechselte*. 1985.
[31] Ders.: *Der Fall Anna H. Dokumente aus dem Tagebuch eines Neurologen*. Gehirn & Geist 2: 2003, 60.

deutung und Funktion des Hutes, nämlich das *Behüten* eines Menschen verloren geht,[32] zumal es sich bei dem Hut wie bei einem Handschuh nicht um modische Accessoires, sondern um traditionell wichtige kulturelle Symbole handelt, die bestimmte Rückschlüsse auf die Persönlichkeit ihrer Träger zulassen.[33] Eine vergleichbare Musikerstudie war *Der Fall Anna H.* (2003), die Krankengeschichte einer Pianistin, die unversehens das Notenlesen verlernt hatte. Bei der neuropsychologischen Untersuchung bezeichnete sie einen Handschuh als „Statue." Sie las auch sehr langsam, Buchstabe für Buchstabe: ein „H", ein „A", ein „T" und dann mühsam „HAT", ohne das Wort als Ganzes erkennen und damit als Kopfbedeckung deuten zu können.[34] *Oliver Sacks* betonte aber, dass trotz der ausgeprägten Agnosie sowohl Anna H. als auch Doktor P. weiterhin fehlerfrei musizieren konnten. Die letzten Arbeiten des Neurologen,der am 30.8.2015 starb, waren Studien über den Bewusstseinsstrom, *The River of Consciousness.*[35]

Tabelle 6 b
Wissenschaftliche Beiträge zur Nervenheilkunde
von Schriftstellern und Schriftstellerinnen im 20. Jahrhundert

<u>Oliver Sacks</u> (1933–2015):
Migraine 1970

<u>Ernst Augustin (*1927):</u>
Das elementare Zeichnen bei den Schizophrenen 1952

<u>Antonio Lobo Antunes</u> (*1942)
Conhecimento do Inferno 1981

<u>Rainald Goetz:</u> (*1954):
Das Reaktionszeit-Paradigma als diagnostisches Instrument in der Kinderpsychiatrie 1982

Zu den zeitgenössischen Autoren, die in der Psychiatrie tätig gewesen sind, gehören *Ernst Augustin* (*1927), *Antonio Lobo Antunes* (*1942) und *Rainald Goetz* (*1954)

Der Psychiater *Ernst Augustin*, geb. am 31.10.1927 in Hirschberg im Riesengebirge, studierte an der Humboldt-Universität Berlin und war von

---

[32] Vgl. Adolf A. Steiner: *Joseph Victor Scheffel*, Zürich 1969, S. 32: Das „Behüt' dich Gott" im Refrain des Liedertextes von Joseph Victor Scheffel *Der Trompeter von Säckingen* (1853): Behüt' dich Gott, es wär' zu schön gewesen.

[33] *Friedrich Schiller* hatte die besondere symbolische Bedeutung dieser Gegenstände genutzt. Vgl. Kapitel 3, S. 51f. und 6, S. 84f.

[34] Oliver Sacks: *Der Fall Anna H.*

[35] Ders.: The River of Consciousness. Picador Macmillan NY 2017, posthum.

1955-1958 Assistenzarzt an der Charité. Seit 1953 ist er mit der Malerin *Inge Augustin*, geb. Kalanke, verheiratet.[36] Kurz vor dem Mauerbau verließ er die DDR. Nach einer Asienreise und dreijähriger Leitung eines amerikanischen Hospitals in Afghanistan war er an der Universitätsnervenklinik in München tätig. Dort lebt er seit 1962 als freier Schriftsteller. Wie schon in seiner Dissertation über schizophrene Psychosen (1952) werden in einigen seiner Erzähltexte psychisch Kranke detailgenau und einfühlsam abgebildet, so in *Der Kopf* (1962) und in *Raumlicht: Der Fall Evelyne B.* (1976) oder auch in *Eastend* (1982). Die Romanfiguren sind von dem „Grundgefühl gestaltloser Angst" beherrscht.[37] Der dritte Teil seines kafkaesk stilisierten Debutromans *Der Kopf* ist mit *Der Turm* betitelt, der an ähnliche Bauten, wie zum Beispiel in dem Roman *Der Turm* von *Uwe Tellkamp* denken lässt.[38] Die Fabel enthält ein architektonisch zweigeteiltes Raummodell der Wirklichkeit, in der die gespaltene Person *Türmann/Asam* existiert:

> Türmann lebte wirklich / er lebte zwischen Gastürmen und Mietshäusern / und ging in einem Strom von Wirklichkeit spazieren / zu Hause aber in seiner Kommode / hielt er sich einen Sandkasten mit kleinen Gastürmen und / Mietshäusern / und in diesem Sandkasten / lebte ein Mann namens Asam, [...][39]

Ernst Augustin nahm an der Tagung der Gruppe 47 in Princeton (1966) teil und erhielt zahlreiche Auszeichnungen, darunter den Kleist-Preis (1989) und den Mörike-Preis (2009). In seiner Kritik an der Medizin, vor allem der psychiatrischen Therapie, kombiniert er wie in allen seinen Schriften, phantasievoll fiktionale mit fachlichen und autobiographischen Elementen. Dieser subjektivierende Stil wird nur noch übertroffen von der teils sachlichen, teils satirischen Schilderung seines Kunstfehlerprozesses in dem Buch *Das Monster von Neuhausen. Ein Protokoll* (2015): Der Autor ist seit der operativen Entfernung eines benignen Hirntumors mit iatrogener Sehnervenverletzung (2009) nahezu blind. Er entwirft dennoch nicht das Selbstporträt des kranken und leidenden Mediziners, das weder mit seiner gelassenen Lebenseinstellung, noch einem traditionellen Rollenklischee vereinbar wäre.

Antonio Lobo Antunes, geb. am 1.9.1942, ergreift den Beruf seines Vaters, eines Psychiaters, und wird Chefarzt einer Psychiatrischen Klinik in Lissabon. Er wird vom *Salazar*-Regime von 1971-1973 als Militärarzt nach

---

36 Antonie Magen: *Ernst Augustin.* Literaturportal Bayern.

37 Vgl. Lutz Hagestedt und Nicolai Riedel: *Ernst Augustin*. Munzinger Online 2017..

38 Vgl. Kapitel 16: *Verletzlichkeit.*

39 Ernst Augustin (1962): *Der Kopf.* München. 2016, S. 1.

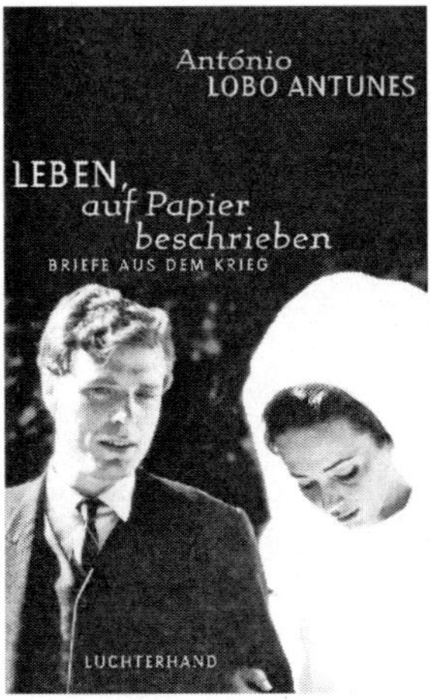

Abb. 29: Antonio Lobo Antunes.
Leben, auf Papier beschrieben.
Briefwechsel mit Maria José während des Angolakriegs.

Angola geschickt und in Lissabon wegen Widerstands gegen die Diktatur für kurze Zeit inhaftiert. Eine Auswahl zahlloser Briefe, die er seiner Frau *Maria José Xavier da Fonseca e Costa* aus Angola geschrieben hatte, wurden von den gemeinsamen Töchtern *Maria José* und *Joana* in einem Buch mit dem Titel veröffentlicht: *Leben, auf Papier geschrieben, Briefe aus dem Krieg* (2007). *Antunes* verfasste Jahr für Jahr einen Roman und erhielt zahlreiche Literaturpreise. Zu den bekanntesten Prosatexten gehören: *Reigen der Verdammten* (1991), *Die Leidenschaften der Seele* (1994), *Das Handbuch der Inquisitoren* (1997), *Welche Pferde sind das, die da werfen ihren Schatten ins Meer?* (2013), *Ich gehe wie ein Haus in Flammen* (2017). In dem autobiographischen Roman *Conhecimento do Inferno* (1981) kehrt der Ich-Erzähler, ein Sanitätsoffizier, aus dem Angolakrieg heim und fährt in die Lissaboner Irrenklinik wie in ein Inferno ein. Dort herrscht nur Elend, Wahnsinn, Indifferenz. Höllenflammen verzehren die kranken Leiber und die Stimmen der Menschen. Schließlich verspeist der Erzähler sich selbst. Er hinterlässt eine überraschende Botschaft:

> Wenn sie mir den Bauch auf einem Operationstisch aufschneiden und nach der Leber oder der Galle oder dem Magen suchen, werden sie anstelle der Eingeweide die Stille verlassener Landgüter vorfinden, die Unruhe der Hunde, die aufschreckend den Morgen rufen.[40]

[40] Antonio Lobo Antunes: *Einblick in die Hölle.* München 2013.

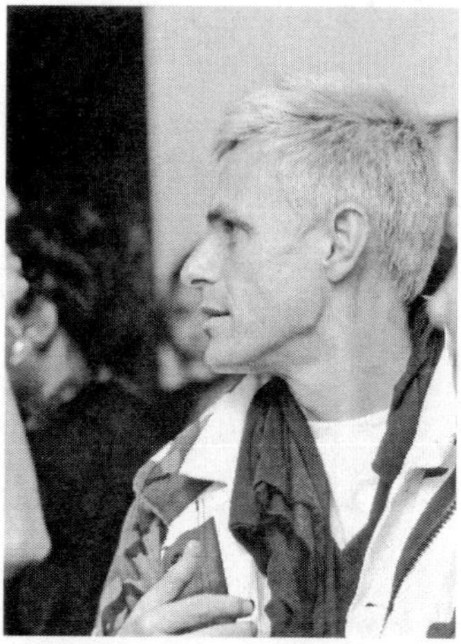

Abb. 30: Rainald Goetz 1994

Rainald Goetz studierte Medizin, Geschichte und Theaterwissenschaft. Nach dem praktischen Jahr in der Nervenklinik München (1980) und der Approbation (1981) promovierte er mit einer Untersuchung zum *Reaktionszeit-Paradigma in der Kinderpsychiatrie* (1982). Er wurde bekannt durch seine als Skandal empfundene Lesung beim *Ingeborg-Bachmann-Wettbewerb* (1983).[41] Dass er den Psychiaterberuf rasch wieder aufgab, erklärt sich leicht aus seiner kritischen Perspektive, die er schon in dem Roman *Irre* (1983) einnahm:

> Fällt mir die Psychiatrie ein, schlage ich mit dem Gesicht wie ein Umgefällter auf den BodenBeton.[42]

Wenige Zeilen nach dieser wuchtigen Sentenz wird das Bild von der „Normalität" des Psychiaters mit einem im Plauderton vermittelten Stereotyp satirisch abgerundet:

> Reden zwei Psychiater-Kollegen miteinander, denkt jeder nicht nur an die Diagnose, die er selbst dem anderen gibt, sondern auch daran, was der andere Psychiater bei ihm diagnostiziert.

Außerhalb der Psychiatrie wurden die Labels „Wahnsinn", „Schwachsinn", und „Hysterie" mitsamt ihrer psychopathologisch definierten Erscheinungsformen sozialisiert und im historischen Verlauf zunehmend ins Alltagsleben übernommen. Sachverständige wie *Alfred Döblin*, *Arthur Schnitzler*, *Charlotte Wolff* und *Oliver Sacks* wahrten eher Abstand zur psychiatrischen Terminologie, wenn sie mittels neuer Erzähltechniken die

---

[41] Vgl. *Rainald Goetz: Hirn.* Frankfurt a.M. 1986, S. 9–21 und Kapitel 16, S. 241f.
[42] Rainald Goetz: *Irre.* Roman. Frankfurt a.M. 1983, S. 263.

psychologischen und psychosomatischen Aspekte einer Biographie veranschaulichten. Doch eine große Zahl der auf anderen Gebieten tätigen Experten verwendet das überkommene Psychiatrie-Vokabular, um zum Beispiel extreme Erscheinungsformen der Gewalt, besonders des globalen Terrors – und darüber hinaus unerklärliche Phänomene des außerirdischen Horrors – oder auch nur die auffälligen Eigenschaften ihrer Mitmenschen zu charakterisieren. Sie selbst sind wahrscheinlich heilfroh, wenn sie aus ihren Albträumen in die Wirklichkeit zurückfinden, bezeichnen aber andersdenkende Träumer als realitätsfremd und „wahnsinnig". Nun lassen aber die kritischen Texte der *Ärzte, Dichter und Rebellen* keinen Zweifel daran, dass der Fingerzeig der Verrücktheit ein direkter Weg zur Selbsterkenntnis ist (s. Abb. 28). Sie belegen auch, dass ein psychopathologisches Etikett unversehens zum virtuellen Bumerang werden kann.

Was Ärzte von Ärzten denken, Dichter über Dichter reden und Ärzte von Dichtern bzw. Dichter von Ärzten halten, und was auch Literaturkritiker dazu sagen, ist eine Sache. Abgesehen von einer Laudatio, die den Betroffenen an einem Jahrestag ehren soll, aber auch in Verlegenheit bringen kann, sind einseitige und gegenseitige Ermunterungen oder auch Kränkungen, sogar lebenslange Konflikte mit Kritikern, im Literaturbetrieb und in ständischen Organisationen nicht ungewöhnlich.

Eine andere Sache ist die seit mehr als 100 Jahren nicht nur mit spitzer Feder, sondern manchmal auch mit dem Skalpell geführte wissenschaftliche Auseinandersetzung in der Medizin und Psychologie, Neurologie, Psychiatrie und Psychoanalyse und zwar immer wieder, wenn es um den Sitz der Seele geht. Das Fazit eines Psychotherapeuten lautet, wenn man auch mit Recht von „Freuds Jahrhundert" spreche, so werde doch deutlich, „dass diese Epoche vorüber" sei. „Die heute konstatierte ‚Krise der Psychoanalyse' sei „der Krise der Geisteswissenschaft" vergleichbar, denn Stichworte wie

> Geist und Sinn, Sprache und Geschichte, Identität und Selbstverständnis finden weniger Resonanz in einer Gesellschaft, die vorwiegend durch ökonomische Zwänge, informatorische Vernetzung, Anspruch auf hohe Flexibilität und die Möglichkeit virtueller Parallelwelten gekennzeichnet ist.[43]

Ein fabulierender Zeitzeuge unter den Arztschriftstellern war *Axel Munthe* (1857–1949), der aufgrund seiner eigenen Erfahrung mit der französischen Neurologen-Schule sein Misstrauen gegenüber den Anfängen der Psychoanalyse zum Ausdruck brachte. *Munthe* war der berühmte *Arzt von San Michele*:[44] Armenarzt, Modearzt und Leibarzt von Fürstinnen, Schauspielerinnen, Ministern und Millionären. Er behauptete, ein wissen-

---

[43] Gerd Rudolf: *Psychodynamische Psychotherapie*. Stuttgart 2014, S. 1.
[44] Thomas Steinfeld: *Der Arzt von San Michele.* München 2012.

schaftlicher Mitarbeiter des Begründers der modernen Neurologie, *Jean Martin Charcot* (1825–1893), gewesen zu sein, obwohl dieser lediglich als Gutachter seine Dissertation durchgesehen und festgestellt hatte, dass eine wissenschaftliche Tätigkeit am Hôpital de la Salpêtrière für *Munthe* nicht in Frage kam.[45] Der abgewiesene Bewerber setzte später alles daran, *Charcot* mit literarischen Mitteln zu diskreditieren. In seiner Autobiographie, die er zu einem spannenden Roman ausgestaltet hatte, versuchte er der Leserschaft zu suggerieren, Professor *Charcot* habe im Auditorium der Salpêtrière die Hypnose-Therapie nur als akademisches Spektakel inszeniert, das zudem keine Heilerfolge erbracht hätte:

> Fast alle Theorien Charcots über Hypnose haben sich als falsch erwiesen [...], und ich habe oft wunderbare Erfolge mit dieser noch unverstandenen Heilmethode gehabt.[46]

Mit der teils als Biographie, teils als Trivialroman verfassten Autofiktion hatte *Munthe* großen Erfolg – und *Charcots* Ruf anhaltenden Schaden zugefügt. Noch heute ist das Ansehen der Nervenheilkunde und der psychologischen Medizin, vor allem der Psychoanalyse des *Charcot*-Schülers *Sigmund Freud*, vergleichbaren Projektionen ihrer Widersacher ausgesetzt. Den Arzt-Schriftsteller *Munthe* hält man aber inzwischen für einen „hochtalentierten Blender und Geblendeten."[47] Dass er beispielsweise als „blinder" Arzt von San Michele seine Leserinnen und Leser zu Tränen rühren konnte, gehörte zum Konzept dieses phantastischen Pseudologen, der offensichtlich selbst von dem Vorhandensein seiner erfundenen Krankheiten überzeugt war: *Munthe* litt im Alter an grauem Star und gab dann und wann vor, vollständig erblindet zu sein. Er glaubte jedoch, die eigenen Leiden stets heilen zu können, wenn nicht gar nahezu unverwundbar zu sein, hatte er doch seine Einsätze in Tollwut-, Cholera- und Typhusregionen sowie zahlreiche Krankheiten, einschließlich Tuberkulose, aber auch Skorpionstiche und tödliche Schlangenbisse überlebt. So führte er ein langes Luxusleben auf der Insel Capri: Der Privatier verbrachte einige Jahrzehnte bis zum 92. Lebensjahr im *Haus von San Michele.* Der letzte Satz seines Buchs unterstrich die Unwirklichkeit seiner von der Vergänglichkeit der Schönheit und des Daseins durchdrungenen Botschaft an die Welt:

> Ich war gestorben und ich wusste es nicht.

Vergegenwärtigt man sich *Freuds* wiederholt ausgesprochene Warnung, die psychoanalytische Therapie werde stets und überall Widerstand her-

---

[45] Volker Klimpel gibt in seinem Lexikon über *Schriftsteller-Ärzte* a.a.O. (1999) S. 129 an, Axel Munthe sei „unter Charcot zum Psychiater ausgebildet" worden. Dem widersprechen Recherchen Thomas Steinfelds (2012).

[46] Axel Munthe: *Das Buch von San Michele,* München 1931, S. 338f.

[47] Vgl. Thomas Steinfeld: *Der Arzt von San Michele.* München 2012.

vorrufen, muss man sich nicht über die alte und neue Kritik an den psychodynamischen Verfahren der biographischen Medizin wundern.

Der historische Widerstand gegen *Freud* und die Psychoanalyse, aber auch – in geringerem Ausmaß – gegen *Weizsäcke*r und die Psychosomatik, ist u.a. damit zu erklären, dass viele ahistorisch argumentierende Wissenschaftler nicht von eigenen empirisch gewonnenen Daten, sondern eher von subjektiven Überzeugungen ausgehen, obwohl sie exakt das Gegenteil vorgeben. Während *Freud* und *Weizsäcker* als Neurologen in Laboratorien der Pathologie bzw. Physiologie naturwissenschaftlich geforscht hatten, bevor sie den psychologischen Horizont der Medizin erweiterten, setzten sich deren Kritiker gar nicht erst wissenschaftlich mit den psychodynamischen Verfahren auseinander, weil sie weder in der Psychoanalyse noch in der Psychosomatik eine exakte Wissenschaft, sondern "vorwiegend philosophische Spekulationen"[48] zu erkennen glaubten, ohne auf das von der naturwissenschaftlichen Medizin ungelöste philosophische Leib-Seele-Problem einzugehen.

Da auch *Darwins* Evolutionstheorie noch vielerorts abgelehnt wird, kann niemand sicher sein, dass im Zeitalter der Raumfahrt und Digitalisierung schon alle Zweifel an der *Kopernikanischen Wende* beseitigt sind. Die Unfähigkeit zur Selbstwahrnehmung und das Unvermögen, einen Gegenstand stereoskopisch zu sehen, verwehrt den Betreffenden zugleich die Vorstellung von geometrischen Körpern, vor allem von der Erdkugel, einem Gebilde, das sie zwar bewohnen, aber meistens nur ausschnittsweise wahrnehmen. Diese Unfähigkeit zur Selbstwahrnehmung ist gelegentlich der Beginn einer Realitätsverweigerung. Allerdings scheint die Wirklichkeit aufgrund eines weiteren Mangels gar nicht berechenbar zu sein, soweit dies der *Relativitätstheorie* zu entnehmen ist:

> Insofern sich die Sätze der Mathematik auf die Wirklichkeit beziehen, sind sie nicht sicher, und insofern sie sicher sind, beziehen sie sich nicht auf die Wirklichkeit.[49]

Zur selben Zeit, als *Die Vertreibung des Menschen aus der Kunst* (1925) beklagt wurde,[50] versuchte *Viktor von Weizsäcker* „das Subjekt in die Naturwissenschaft einzuführen“. Der Heidelberger Neurologe war beeindruckt und beeinflusst von der biographischen Methode der Psychoanalyse. Er hatte *Sigmund Freud* in Wien besucht und *Stücke einer medizinischen Anthropologie* (1926) entworfen. *Weizsäcker* verfolgte kein geringeres Ziel, als die ärztliche Psychotherapie zu einer allgemeinen klinischen Methode nicht

48 Vgl. Richard Jung: Allgemeine Neurophysiologie. Heidelberg 1953, S. 126f.

49 Albert Einstein: *Geometrie und Erfahrung.* Berlin 1921, S. 3f.

50 José Ortega y Gasset (1883-1955) publizierte dieses Werk unter dem Titel *La deshumanización del arte (*1925). Gleichzeitig erschienen von Gottfried Benn *Spaltung. Neue Gedichte* (1925), von Franz Kafka *Der Prozeß* und Hitlers *Mein Kampf.*

nur der Inneren Medizin und Neurologie, sondern auch weiterer Disziplinen und zur Lehre von einer *anthropologischen Medizin* zu entwickeln. Der kranke Mensch sollte als Subjekt im Verhältnis von Ich und Umwelt wahrgenommen werden, mehr noch: selbst an dem Heilungsprozess verantwortlich mitwirken, daher im ärztlichen Gespräch ausführlich zu Wort kommen und nicht in erster Linie das Untersuchungsobjekt technischer Verfahren sein. Ein Schüler *Weizsäckers* forderte schließlich von den Psychoanalytikern, nicht nur das Seelische, sondern auch „das Körperliche" zu erforschen, damit „eine Wendung zum Anthropologischen" gelinge.[51] *Die Krankheit in ihrer Menschlichkeit* war der Titel einer Schrift, die eine damals noch utopische Vorstellung von einer anthropologischen Methode zur „Erschließung und Psychotherapie" körperlicher Erkrankungen darlegte.[52]

Die Anthropologie hatte seinerzeit mit der naturwissenschaftlichen Medizin so viel zu tun, wie zum Beispiel die Pathologie mit der Poetologie in der expressionistischen Literatur. In dieser Hinsicht hatte *Gottfried Benn* mit seinem *Morgue-Zyklus* seine Zeitgenossen schockiert. Manche Forscher schrieben aber auch der Dichtkunst eine heilsame Wirkung auf ein krankes Gemüt und damit bessere Erfolge als der Organmedizin zu. Diese Unsicherheit kennzeichnete die konventionelle Physiologie, in deren Beschreibungen keine Spur einer Empfindung zu entdecken war. *Weizsäckers* Kritik an den Naturwissenschaften wurde von einem Physiker unterstützt, dessen Überlegungen in den Satz mündeten:

> Der Grund dafür, dass unser fühlendes, wahrnehmendes und denkendes Ich in unserem naturwissenschaftlichen Weltbild nirgends auftritt, kann leicht in fünf Worten ausgedrückt werden: Es ist selbst dieses Weltbild. Es ist mit dem Ganzen identisch und kann deshalb nicht als Teil darin enthalten sein.[53]

Eine der wichtigsten Entdeckungen der Heidelberger Schule der Psychosomatik war der so genannte *Funktionswandel.* Denn nun wurde dem statischen ein dynamischer Funktionsbegriff entgegengestellt.[54] Diesem Funktionswandel entspricht beispielsweise in der digitalen Technik das „Flip-Flop-Phänomen". Dafür ist der *Necker*-Würfel ein Beispiel (Abb. 31):

Ein auf Papier gezeichnetes zweidimensionales Objekt, das den Betrachter von Zeit zu Zeit zum Perspektivwechsel auffordert, so dass er einmal von oben, ein andermal von der Seite in den Würfel hineinschauen kann.

---

51 Hans Stoffels: Gelebtes und ungelebtes Leben. 2004. http://viktor-von-weizsaecker gesellschaft.de/ texte_ mehr.php? id=13&sID=1.

52 Wilhelm Kütemeyer: *Die Krankheit in ihrer Menschlichkeit.* Göttingen 1963.

53 Erwin Schrödinger. *Geist und Materie*. Wien 1968, S.77.

54 Ders.: Über den Funktionswandel, besonders des Drucksinnes, bei organisch Nervenkranken und über Beziehungen zur Ataxie. Gesammelte Schriften 3. Frankfurt a.M., S. 203.

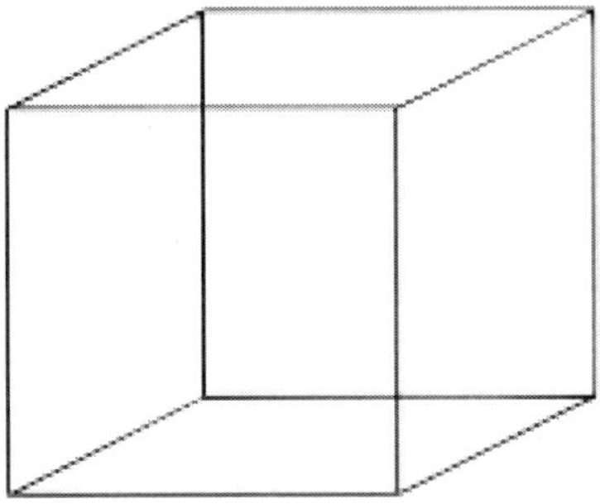

Abb. 31: Necker-Würfel
Dreidimensional gezeichnetes Kippbild eines Würfels
nach Louis Albert Necker (1786-1861): Ständiger Perspektivwechsel
mit Einblick in den Würfel von oben oder von der Seite.

Ein ähnlicher neuropsychologischer Vorgang ist der *sensible Funktionswandel:*

Je häufiger man einen leichten Hautreiz setzt, desto eher wird er umgedeutet. Obwohl der Betroffene wach ist, scheint die Wahrnehmungsfunktion zu ermüden. In diesem Zustand kann ein geometrisches Objekt mit einem anderen verwechselt werden. Das zeigt sich bei der *Dermolexie*,

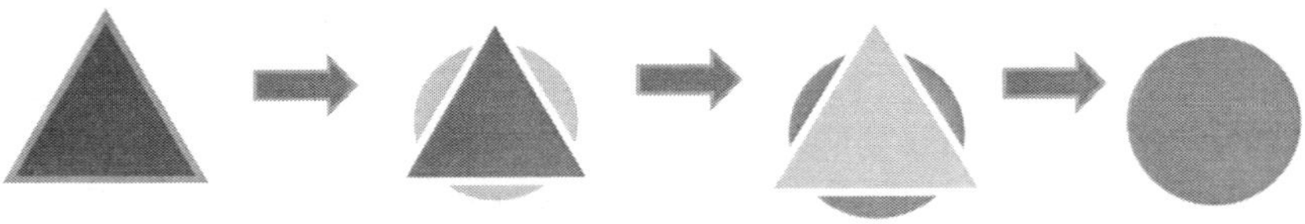

Abb. 32: Funktionswandel bei Dermolexie.
In der taktilen Wahrnehmung verschmilzt ein wiederholt auf die Haut
gezeichnetes Dreieck allmählich zu einer kreisförmigen Struktur

wenn die wiederholt auf ein bestimmtes Hautareal gezeichnete Figur, ein Dreieck oder Viereck oder auch eine Zahl, mit zunehmender Stimulationsdauer nicht mehr differenziert werden kann, da die bei geschlossenen Augen zunächst richtig erkannte Form, wie hier das Dreieck, in der taktilen Wahrnehmung allmählich zu einer kreisförmigen Struktur verschmilzt (Abb. 32), obwohl weder an der Art noch am Ort der Stimulation etwas verändert wird. Mit *Weizsäckers* Worten ist daher festzustellen, dass bei dem Funktionswandel „etwas Neues geschaffen wurde wie bei einer Schöpfung, wie bei einer Dichtung."

Das Phänomen des Funktionswandels wird als Forschungsgegenstand von der Neurobiologie, Neurophysiologie und Neuropsychologie ausgeblendet. Stattdessen orientieren sich Neurowissenschaftler und Verhaltenspsychologen immer noch an dem einfachen Reiz-Reaktions-Schema und dem Modell der *Pawlow*'schen Konditionierung, um mit Labortieren und menschlichen Probanden zu experimentieren. Die Versuchspersonen erhalten zum Beispiel zunehmend schmerzhafte Elektroreize am Handrücken, sobald auf einem Bildschirm ein geometrisches Symbol wie ein Dreieck erscheint. Das Experiment dauert solange, bis die Probanden – vor lauter Schmerzen – eine „messbare" Stressreaktion mit Schwitzen, beschleunigtem Herzschlag und geweiteten Pupillen zeigen und diese Symptome auch unabhängig von der Stimulation auftreten, wenn lediglich das Dreieck-Schmerz-Symbol auf dem Monitor erscheint. Demgegenüber soll etwa ein Kreis, der hin und wieder eingestreut wird, Sicherheit suggerieren, weil er nicht mit Schmerzreizen verbunden ist und daher keine Bedrohung signalisiert. Bei ängstlichen Versuchungspersonen misslingt jedoch dieses Experiment.[55]

Das Reiz-Reaktionsschema reicht nicht aus, um neuropsychologische Wahrnehmungsphänomene zu erklären, über die beispielweise *Oliver Sacks* anschaulich berichtete. Schon in der Umgangssprache fallen entsprechende Wendungen auf. Während gesunde Menschen sich unmittelbar auf körperliche Kategorien und reale Wahrnehmungs- und Bewegungsfunktionen beziehen, um spontan mit „Fingerspitzengefühl", „im Handumdrehen", „in diesem Augenblick" oder auch „Hals über Kopf" zu agieren, verzichten psychosomatisch Kranke eher auf solche Redewendungen, schweigen oder bedienen sich des unverbindlichen und melancholisch anmutenden Konjunktivs: „Ich hätte es tun müssen", oder „es wär' so schön gewesen." Aus neurophysiologischer Sicht sind integrierte Bewegungsabläufe und Wahrnehmungsvorgänge, die auf räumlich-perzeptiven Funktionen beruhen, in der Scheitel- und Schläfenregion des Gehirns repräsentiert. Bei einer Störung der räumlichen Wahrnehmung finden sich die Betroffenen nicht mehr in vertrauter Umgebung zurecht, können eine geometrische Figur wie ein Dreieck oder Viereck nicht korrekt zeichnen, auch nach Aufforderung nicht die Augen schließen, weder einen Handschuh überstreifen, noch die logische Reihenfolge einer Handlung einhalten, wenn sie sich etwa verkehrt ankleiden. Dies alles misslingt, obwohl bei den visuell-räumlichen Ausfällen keine Lähmung des Gesichts oder der Gliedmaßen vorliegt.

Neuropsychologische und neurophysiologische Phänomene werden zunehmend transdisziplinär von den Literatur- und Kulturwissenschaften erforscht. In dem aktuellen Diskurs *Raum und Erzählen*, der sich besonders mit der räumlichen Wahrnehmung in der Romanliteratur befasst, wird zwar die kognitionswissenschaftliche Narratologie ausgeklammert,

---

[55] Raffael Kalisch: *Der resiliente Mensch: Wie wir Krisen erleben und bewältigen. Neueste Erkenntnisse aus Hirnforschung und Psychologie.* Berlin 2017, S.164f.

aber die Wahrnehmung der Figuren eines Erzähltextes eingehend analysiert, so am Beispiel eines Romans des Schriftstellers und Arztes *Uwe Tellkamp*:

> Die raumbezogenen Passagen in *Uwe Tellkamps* Roman *Der Turm* evozieren den Eindruck, der Raum stehe in direkter Verbindung zu den Figuren, die ihre Umgebung detailliert und geradezu akribisch wahrnehmen.[56]

[56] Karoline Frank: *Raum und Erzählen*. Würzburg 2017, S. 303. Vgl. Kapitel 16.

14. Arztkinder und Arztdichter

Cervantes, Günther, Schiller, Büchner, Flaubert, Schnitzler, Proust, Wilde, Aichinger u.a.

> Zwei große „Briefe an den Vater" kennt die deutsche Literatur. Beide sind erschütternd, und beide sind Zeugnisse nicht nur eines Lebens, sondern auch einer Epoche. Kafkas berühmtes Schreiben kennt jeder. Doch wer weiß etwas von Johann Christian Günthers Gedicht mit dem sperrigen, von der Verzweiflung diktierten Titel: „Den Unwillen eines redlichen und getreuen Vaters suchte durch diese Vorstellungen bei dem Abschiede aus seinem Vaterlande zu besänftigen ein gehorsamer Sohn"?
> Über mehr als 18 Seiten ziehen sich diese Verse hin, in denen ein großer Dichter seinen Vater um Versöhnung, Liebe und Verständnis anfleht – um einmal mehr schroff abgewiesen zu werden. Ein deutsches Trauerspiel.
>
> *Peter von Matt*[1]

„Liebster Vater", so beginnt der berühmte handschriftliche – niemals abgeschickte – *Brief an den Vater*:

> Liebster Vater, Du hast mich letzthin einmal gefragt, warum ich behaupte, ich hätte Angst vor Dir.[2]

Auf diesen im Nachkriegsjahr 1919 geschriebenen Text, der sich wie die Abrechnung mit einem alten Widersacher ausnimmt, hätte der 35-jährige Verfasser keine versöhnliche Antwort erwarten können, obwohl er in dem mehr als 100 Seiten umfassenden Entwurf den Respekt gegenüber dem Familienoberhaupt nicht vermissen ließ. Es ist der Hochseilakt eines keineswegs schwindelfreien Artisten, der lange um die Anerkennung eines freundlichen Patriarchen, des Prager Kaufmanns *Hermann Kafka*, gekämpft hatte und schließlich, zwi-

---

1 Peter von Matt: *Das seltsame Brautgeschenk.* Faz.net 4.2.2005.

2 Franz Kafka: *Brief an den Vater.* Michael Müller (Hg.). Stuttgart 1995.

schen Anklage und Verteidigung des Vaters schwankend, einen anscheinend unlösbaren Konflikt demonstrierte. Zu dieser Zeit war er bereits an Tuberkulose erkrankt.[3] Sein Brief schloss mit dem Satz, die von ihm versuchte „Annäherung an die Wahrheit" möge ihnen beiden „das Leben und Sterben leichter machen." Der Dichter starb fünf Jahre später – sieben Jahre vor seinem Vater – im 40. Lebensjahr.

- Auch ein von dem Arzt und Dichter *Johann Christian Günther* verfasstes, 18 Seiten langes Gedicht, das an den „redlichen und treuen" Vater gerichtet war, blieb unbeantwortet, weil dieser sich vergeblich den Sohn als Nachfolger in seiner Arztpraxis gewünscht und aus Enttäuschung über dessen lockeres Dichterleben allen Versöhnungsversuchen widersprochen hatte. Vier Zeilen des Gedichts an den Vater belegen, dass sich der Dichter damit abfand:

  > So ist doch nichts umsonst geschrieben;
  > Die Welt erfährt den treuen Sinn,
  > Womit ich dir ergeben bin,
  > Du magst mich hassen oder lieben.[4]

- Im Vergleich mit diesen Texten war die fiktive Korrespondenz der Ärztin und Dichterin *Harriet Straub* eine Sammlung epischer Miniaturen. In einem ihrer Bücher mit dem Titel *Zerrissene Briefe* (1913) ist der Brief *Mutterseelenallein* eine Botschaft, die wie ein Zettel im Vogelflug einem Kind überbracht wird – von der Mutter ein Gruß:

  > Liebes Kind, alles was ich an dir gesündigt habe durch meine tote Kälte, ich hab's voraus gebüßt in der Sterbestunde meiner Mutter, in der ich plötzlich dastand, nackt und frierend in einer entzauberten Welt.[5]

  Dem Schuldbekenntnis der Mutter folgt die Klage über die Grausamkeit der Großmutter, die sich, wie es weiter heißt – sterbend – zur Wand gedreht und damit im letzten Augenblick ihrer Tochter gezeigt hatte, dass sie ein unerwünschtes Kind gewesen war.

---

3 Franz Kafkas Konflikt mit dem Vater, der seine Dichtung wenig schätzte, durchzieht die frühen Prosatexte, vor allem Das *Urteil* (1913), *Der Heizer* (1913) und *Die Verwandlung* (1916).

4 Johann Christian Günther: *Nach der Beichte an seinen Vater. Gesammelte Gedichte.* Herbert Heckmann (Hg.) München 1981, s.a. S. 181.

5 Harriet Straub (1912): *Mutterseelenallein.* In: *Zerrissene Briefe.* Freiburg 1990, S. 42.

- In der autobiographischen Erzählung *Rebellion und Wahn* (2010)[6] wird von einem Liebesbrief berichtet, der den Adressaten zwar nie erreicht, aber heftige Aggressionen hervorruft. Ein junges Mädchen, die Schwester des Autors, wird von dem Vater misshandelt, als dieser in ihrem Zimmer den Entwurf des Briefs gefunden hat:

  > Mein Vater schlug in besinnungsloser Wut auf sie ein, verbrannte alle Briefe ihres Freundes und verbot ihr jeden weiteren Umgang mit ihm.[7]

- Stellt man diesen Briefbeispielen ein Schreiben gegenüber, das ein berühmter Mönch *An seine Mutter* (1531) adressiert hatte, so wird darin ein vergleichbar hohes Maß an Aggressivität und Bestrafungstendenz deutlich. Die sterbende Mutter soll ihre letzte Krankheit widerstandslos als göttliche Strafe – als „väterliche Ruthe" – hinnehmen. Der Mönch schrieb ihr kurz vor ihrem Tod:

  > Erstlich, liebe Mutter, wisset Ihr von Gottes Gnade nun wohl, dass Eure Krankheit seine väterliche Ruthe ist, und gar eine geringe Ruthe gegen die, so er über die Gottlosen, ja auch über seine eigenen, lieben Kinder schickt.[8]

Die väterliche Rute im übertragenen Sinn hatte nicht nur das Leben *Johann Christian Günthers* beschädigt. Da relativ viele Arztdichter zugleich Arztsöhne waren, stellt sich die naheliegende Frage, wie groß der Einfluss der Eltern auf die berufliche Entwicklung dieser Autoren war, soweit sich dies aus dem Vergleich der Lebensgeschichten beurteilen lässt.

In den Tabellen 7 und 8 sind die Namen von 37 Dichtern aufgeführt, deren Eltern Ärzte waren: 25 Arztdichter (Tabellen 8a-c) und im Vergleich dazu 12 weitere Arztkinder, darunter eine Dichterin (Tabelle 7), die *nicht* den ärztlichen Beruf ergriffen hatten. Allen gemeinsam war die Herkunft aus einer meist gutsituierten Familie mit Aussicht auf ein akademisches Studium und eine sichere berufliche Existenz, wenn sie nur bereit waren, dem elterlichen Vorbild und Rat

---

6 Peter Schneider: *Rebellion und Wahn.* Köln 2010.

7 Ebd. S. 32.

8 Martin Luther: „*An seine Mutter*" vom 20. Mai 1531. Braunschweig 1892, S. 422.

zu folgen.[9] Gelegentlich wird die Auffassung vertreten, dass besonders diejenigen Arztkinder, die sich der Schriftstellerei widmen, einem „saturierten Milieu" entstammen und ebenso konformistisch „wie die gesamte Gegenwartsliteratur" sein sollen.[10] Vielleicht steckt in dieser überspitzten Formulierung ein bitterer Kern, und es fragt sich, wie angepasst die schriftstellernden Arztkinder in früheren Zeiten und unterschiedlichen Ländern waren.

Analysiert man zum Beispiel die Biographien der japanischen Arztsöhne *Mori Ogai, Kobo Abe* und *Morio Kita,* die zugleich Ärzte und Dichter waren, so scheint angesichts des väterlichen Vorbilds ein großer Respekt vor der Ausübung des ärztlichen Berufs zu herrschen. Demgegenüber folgten die dichtenden Arztkinder westlicher Länder nicht immer dem Rat ihrer Eltern, wie zum Beispiel *Arthur Schnitzler* und *Antonio Lobo Antunes,* die sich nolens volens für eine Kooperation mit ihren Vätern und zur Ausübung derselben klinischen Tätigkeit entschieden hatten.

Meistens wurde der Rat der Eltern, den Arztberuf zu ergreifen, zwar beherzigt, jedoch nur, was das Studium betraf; die Söhne befolgten eher selten die damit verbundene Erwartung, nach der Promotion den Beruf auch tatsächlich auszuüben und die väterliche Nachfolge anzutreten. Im Gegenteil: Wegen des früher oder später geäußerten Wunsches, Schriftsteller zu werden, entstanden familiäre Konflikte. Besonders die Väter waren oft ablehnend – oder abwesend. Ein striktes elterliches Verbot musste sich jedoch nicht in jedem Fall nachteilig auswirken. Es liegt sogar nahe anzunehmen, dass ihre Dichtung, unabhängig davon, ob sie ein Medizinstudium aufnahmen oder nicht, ohne ihre Widerständigkeit gar nicht entstanden wäre.

---

9 „Arztkinder" waren schon immer im Vorteil, zumal wenn für sie Ausnahmen von der Regel gemacht wurden, nur Bewerber mit ausgezeichneten Abiturnoten zum Medizinstudium zuzulassen. Nach Ergebnissen einer neueren Studie von Anne Simmenroth-Nayda, Yvonne Görlich: *Auswahlverfahren für Medizinbewerber. Sind „Arztkinder" im Vorteil?* a.a.O. 2015 wiesen die unter Studienbewerbern überrepräsentierten Arztkinder etwas schlechtere Abiturnoten als alle anderen Bewerber auf: Im Februar 2014 hatten 80 der 183 Bewerber (44%) einen familiären medizinischen Hintergrund, oft waren die Eltern Ärzte (30-mal beide Eltern, 20-mal ein Elternteil, 30-mal weitere Verwandte wie Großeltern und Geschwister).

10 Florian Kessler in DIE ZEIT, 16.01.2014.

Tabelle 7
Arztkinder, die Dichter waren
16.–21. Jahrhundert

Miguel de Cervantes	(1547–1616)
Carlo Goldoni	(1707–1793)
Eduard Mörike	(1804–1875)
Gustave Flaubert	(1821–1880)
Fjodor M. Dostojewski	(1821–1881)
Oscar Wilde	(1854–1900)
Frank Wedekind	(1864–1918)
Marcel Proust	(1871–1922)
Sinclair Lewis	(1885–1951)
Ernest Hemingway	(1899–1961)
Stanislaw Lem	(1921–2006)
Ilse Aichinger	(1921–2016)

Unter den Eltern der hier aufgeführten 36 Dichter – und einer Dichterin – waren überwiegend chirurgisch tätige Mediziner, von denen sich fast alle gewünscht hätten, dass die Kinder ihrem Beispiel gefolgt wären; so schon im 16. Jahrhundert der Vater des Autors von *Don Quijote de la Mancha*:[11]

- *Miguel de Cervantes.* Dieser vielfach talentierte Arztsohn zog allerdings das Studium der Theologie dem der Medizin vor, nicht jedoch, um Seelsorger, sondern ein tollkühner Abenteurer zu werden; nach einem Duell musste er fliehen, ging aber sonst zeitlebens keiner Gefahr aus dem Weg – wie sein Romanheld, der *Ritter von der traurigen Gestalt.*
- *Carlo Goldoni* wurde von seinem Vater früh mit den Heilkünsten des 18. Jahrhunderts vertraut gemacht, wich aber auf ein Jurastudium aus, um ein Doppelleben als Advokat und Schauspieler zu führen. Als Komödiendichter schrieb er das Lustspiel *Der Diener zweier Herren* (1745) und insgesamt mehr als 200 Theaterstücke.
- *Eduard Mörikes* Vater, ein kurfürstlich-württembergischer Medizinalrat, starb im Jahr 1817, als der Sohn 13 Jahre alt war. Dieser Verlust verstärkte die enge Bindung an die Mutter, die über ihn und ein Dutzend weiterer Kinder eine „unwiderstehliche sanfte Gewalt“ ausgeübt haben soll.[12] *Eduard* war ein nur mäßig talentierter Schüler und desinteressierter Theologie-Student, auch kein enthusiastischer Pfarrer, wenngleich früh ein begeisterter Dichter. Als die Mutter starb, sorgte er für ihre Bestat-

[11] Miguel de Cervantes: *Don Quijote de la Mancha*, 2 Bände, 1605 und 1615, 2016.
[12] Reiner Strunk: *Eduard Mörike. Pfarrer und Poet.* Stuttgart 2004, S. 17.

tung neben dem Grab der Mutter *Friedrich Schillers.* In der *Schwäbischen Dichterschule* traf er den Arztdichter *Justinus Kerner*, der als Lyriker, wie er selbst, ganz allmählich berühmt wurde. Bereits vor dem 40. Lebensjahr trat Pfarrer *Mörike* in den Ruhestand; als Privatier und Poet starb er – hochdekoriert – drei Jahrzehnte später.

- *Gustave Flauberts* Vater, ein chirurgischer Chefarzt, war weder von dem erzählerischen Talent noch der medizinischen Eignung des Sohns überzeugt; er hielt ihn ohnehin wegen eines Anfallsleidens für mental retardiert und empfahl ihm ein Jurastudium,[13] während dieser es vorzog, den Orient zu bereisen und danach als Schriftsteller in Paris zu leben. Anno 1848 erstürmte er mit den Aufständischen der Februarrevolution die Tuillerien. Zu einem veritablen Skandal kam es, als *Madame Bovary* (1857) erschien, weil in diesem Roman eine schöne Arztfrau ihren schlichten Gatten unentwegt betrog. Doch damit nicht genug: *Flauberts* Geliebte glaubte, sich in der *Bovary* wieder zu erkennen und revanchierte sich daraufhin mit dem Schlüsselroman *Lui* (1859),[14] der ein realistisch gezeichnetes Portrait *Flauberts* enthüllen sollte. Er starb 59-jährig an einem Schlaganfall.
- Zu eben dieser Zeit lebte *Fjodor M. Dostojewski*. Sein Vater war Arzt eines Armenhospitals. Die streng religiöse Erziehung oblag der Mutter. Nach dem frühen Tod der Eltern studierte *Fjodor* Literaturwissenschaft und Militärtechnik. Als er sich revolutionären Kreisen anschloss, wurde er verhaftet und nach einer Scheinerschießung zu vierjähriger Verbannung begnadigt. In dieser Situation verschlimmerte sich eine seit dem 26. Lebensjahr bestehende Anfallskrankheit, die sich schon in seinen frühen Novellen widerspiegelte. Detailliert schilderte er die situative Auslösung epileptischer Anfälle in seinen Romanen *Der Idiot* (1868), *Die Dämonen* (1871) und *Die Brüder Karamasow* (1880).[15] Im 60. Lebensjahr starb er an einer Lungenblutung.
- Der Vater des Romanciers *Marcel Proust* war Medizinprofessor und Klinikdirektor. Erst nach dem Tod der Eltern – der Vater starb 1903, die Mutter 1905 – vollendete der Sohn sein sieben-

---

13 Vgl. Gutenberg.spiegel.de/autor/gustave-flaubert-168: Flaubert wuchs ohne Zuneigung auf, da er ein ungewolltes Kind war. Er galt in der Familie als dumm und zurückgeblieben. Auf Drängen seines Vaters nahm er in Paris das Jurastudium auf, folgte aber gleichzeitig seinen literarischen Neigungen. Wegen des Ausbruchs einer Nervenkrise brach er 1844 seine erfolglosen Studien ab.

14 Louise Colet: *Lui. Roman contemporain.* Paris 1858.

15 Dieter Janz. Stuttgart 2000, S. 151–156. Siehe auch S. 222.

bändiges Romanwerk *Auf der Suche nach der verlorenen Zeit* (1913–1927). Von dem Vater übernahm der überempfindliche *Marcel* strikte Hygienevorschriften und trug aus Angst vor Infektionen ständig Handschuhe. Über seine starke Mutterbindung, die er selbst eingehend schilderte, ist auch von Seiten der Psychoanalyse und Psychosomatik viel berichtet worden. Danach scheint die Mutterliebe seine Asthma-Anfälle nicht gelindert, sondern eher begünstigt zu haben.[16] Der „Proustian Effect" bezeichnet allerdings kein Krankheitsphänomen, sondern das von ihm genau beschriebene und neuerdings von der Neurowissenschaft bestätigte Zusammenspiel der Wahrnehmungen, Affekte und Erinnerungen, vor allem sensorischer und sensomotorischer Akte und Synästhesien. Am Beispiel der frühen, durch den Geschmack einer in Tee getauchten Madeleine hervorgerufenen Erinnerung, beschrieb er die Verbindung von Gedächtnis und Gedanken in der Sinneswahrnehmung. 50-jährig starb er an einer Lungenentzündung.

- Mit *Oscar Wilde* hatte *Marcel Proust* eine ebenso kurze wie enttäuschende Begegnung, die zweifelsfrei belegte, dass sich zwei Magnete abstoßen können, zumal er kein geringerer Snob als dieser war; beide hatten Literatur studiert und pflegten ein Dandy-Leben fast so intensiv wie der Protagonist in *Wildes* Roman *Das Bildnis des Dorian Gray* (1890/1891); beide hätten die Rollen in einem Doppelgängerspiel übernehmen können, um jenen Narziss darzustellen, der sein Leben lang jung blieb, während sein ebenso schönes Porträt alterte. *Oscar Wilde* wurde – wie zuvor schon sein Vater, der ein angesehener Chirurg gewesen war – wegen des in Viktorianischer Zeit inkriminierten Sexualverhaltens denunziert und gerichtlich verurteilt. Nach drei Prozessen und einem zweijährigen Zuchthausaufenthalt starb der Dichter mit 46 Jahren an den Folgen einer Enzephalitis.
- *Frank Wedekind* übte satirische Kritik an der Hybris der Wilhelminischen Ära. Sein Vater war ein Rebell der 1848er-Generation gewesen und nach der Emigration in die Schweiz als Frauenarzt tätig. Der Sohn studierte Literatur und – auf Wunsch des Vaters – Jura, allerdings ohne Abschluss. Als Mitbegründer des *Simplicissimus* wurde er nach der Publikation eines satirischen Gedichts auf *Wilhelm II.*: „Es ist eine Schraube los" wegen Majestätsbeleidigung zu sechs Monaten Festungshaft verur-

[16] Alice Miller: *Die Revolte des Körpers*. Frankfurt a.M. 2005, S. 64.

teilt.[17] Er war mit der Schauspielerin *Tilly Wedekind*, geb. Newes (1888–1970) verheiratet, die die Titelrolle in seinem stürmisch gefeierten, aber auch häufig verbotenen Stück *Lulu* (1913)[18] spielte. *Frank Wedekind* starb 54-jährig nach einer zu spät erfolgten Appendektomie.[19]

- Der Schriftsteller *Sinclair Lewis*, the *Rebel from Main Street*[20] schrieb als Sohn eines Arztes einen der erfolgreichsten Arztromane des 20. Jahrhunderts: *Dr. Arrowsmith* (1925). In diesem Buch schilderte er den aussichtslosen Kampf eines pflichtbewussten Kleinstadtdoktors gegen Korruption und Konformismus. Mit seiner Kritik an Scharlatanen, Sektierern und Rassisten zog sich *Sinclair Lewis* viele Feinde und sogar Aufrufe zum Lynchmord zu. Er löste einen Skandal aus, weil er den Pulitzerpreis (1926) ablehnte. Als erster Amerikaner erhielt er den Literaturnobelpreis (1930).[21] Dass ausgerechnet dieser Rebell international hoch geehrt wurde, rief in den USA Empörung hervor. Er siedelte nach Europa über und starb 65-jährig in Rom an den Folgen seiner Alkoholkrankheit.
- Dem Schriftsteller *Ernest Hemingway* wurde für seine Novelle *Der alte Mann und das Meer* (1954) der Nobelpreis verliehen. Dieser couragierte „Kriegsberichterstatter", der bekanntlich extreme Abenteuer liebte, hatte als Kind ständig Prügelattacken des zwanghaft strukturierten Vaters, eines *„gehemmten Rebellen"*,[22] befürchten müssen. In der Kurzgeschichte *Indianerlager*[23] schildert er die Beziehung eines Doktors zu seinem Sohn bei einem gemeinsamen Krankenbesuch:

> „Nick", sagte er, „die Frau da bekommt ein Kind."
> „Ich weiß", sagte Nick.
> „Du weißt nichts", sagte sein Vater.

An anderer Stelle fragt Nick:

---

[17] Helga Abret und Aldo Keel: *Die Majestätsbeleidigungsaffäre des ‚Simplicissimus'-Verlegers Albert Langen*. Frankfurt a.M. 1985.

[18] Tilly nahm nach Frank Wedekinds Tod eine Liebesbeziehung zu *G. Benn* auf.

[19] Auch *Friedrich Ebert* (1871–1925) erlag im 55. Lebensjahr derselben Krankheit („Blinddarm- und Bauchfellentzündung"). Er hatte einen Operationstermin verschoben, um sich vor Gericht der kränkenden Anschuldigungen eines Literaten erwehren zu können.

[20] Richard R. Lingeman: *Sinclair Lewis – Rebel from Main Street*. New York 2002.

[21] Er wurde damit für *Babbitt* (1922) ausgezeichnet.

[22] Vgl. Hermann Lang: *Der gehemmte Rebell*. Stuttgart 2015.

[23] Ernest Hemingway: *Indianerlager*. Reinbek b. Hamburg 1969.

> „Ist Sterben schwer, Daddy?"
> „Nein, ich glaube, es ist ziemlich leicht, Nick. Es kommt darauf an."

Ernest Hemingway litt wie sein puritanischer Vater, der Chirurg, praktischer Arzt und Geburtshelfer war, an einer familiär disponierten bipolaren Störung mit schweren depressiven Phasen. Beide begingen Suizid, wie auch eine Schwester, ein Bruder und eine Enkelin *Ernest Hemingways*. Im Alter von 61 Jahren erschoss er sich nach einer Elektrokrampftherapie.

- *Stanislaw Lem* entstammte einer polnisch-jüdischen Arztfamilie. Er absolvierte während des II. Weltkriegs ein Medizinstudium, zu dem ihn sein Vater, ein HNO-Spezialist, ermutigt hatte; allerdings übte er den Arztberuf nicht aus, weil er den Studienabschluss verfehlte; er leistete Widerstand gegen die deutsche Besatzung. In der Nachkriegszeit verfasste er phantasiereiche Prosatexte wie *Die Ratte im Labyrinth* (1957), später auch Essays zu Literaturtheorie und Kybernetik. Bekannt wurde er durch philosophische und futuristische Texte, aber auch durch Verfilmungen seiner Science-Fiction-Romane wie zum Beispiel *Die Sterntagebücher* (1973, 2007).
- *Ilse Aichinger*, „eine der wichtigsten und widerständigsten Stimmen der deutschsprachigen Literatur nach 1945"[24] war die Tochter einer jüdischen Ärztin. Ihr Vater übte einen pädagogischen Beruf aus. Nach der frühen Scheidung der Eltern (1927) lebte sie bei ihrer Mutter und Großmutter in Wien. 1942 erhielt die Mutter Berufsverbot, und die Großmutter wurde in ein Vernichtungslager bei Minsk deportiert. *Ilse Aichinger* rettete das Leben ihrer Mutter, als sie sie in einem Haus – gegenüber dem Wiener Gestapo-Hauptquartier – versteckte. Sie wollte Ärztin werden, brach aber das Medizinstudium nach fünf Semestern ab, um als Verlagslektorin zu arbeiten und eigene Prosatexte, darunter den autobiographischen Roman *Die größere Hoffnung* (1948) zu verfassen. Sie war mit dem Lyriker und Hörspielautor *Günther Eich* (1907–1972) verheiratet, den sie bei einer Tagung der *Gruppe 47* kennen gelernt hatte; beiden wurde der Preis der *Gruppe 47* verliehen. Kurz nach ihrem 95. Geburtstag starb *Ilse Aichinger* am 11. November 2016 in Wien.

Da 11 deutschsprachige Schriftsteller in den Tabellen 8a–c versammelt sind, während sich in der Tabelle 7 nur die beiden deutschen Autoren

[24] Simone Fässler: *Ilse Aichinger, die Jahrhundertzeugin.* Der Tagespiegel 11.11.2016.

Eduard Mörike und *Frank Wedekind* sowie die Österreicherin *Ilse Aichinger* finden, könnte dies zu dem Schluss führen, dass die bei deutschen Medizinern besonders ausgeprägte Disziplin und ihr Gehorsam gegenüber Autoritäten besser mit der Ausübung der Heil- und Dichtkunst zu vereinbaren seien als die Abenteuerlust und der Freiheitsdrang der übrigen Arztkinder, die sich zwar der Poesie, nicht aber der Heilkunde verschrieben hatten. Doch obwohl 11 von 13 dieser deutschsprachigen Dichter nach dem Vorbild ihrer Väter den Arztberuf ergriffen hatten, gaben ihn viele nach einigen Jahren zugunsten der Schriftstellerei wieder auf.

Tabelle 8
Arzt-Dichter und Arztsöhne
16.–19. Jahrhundert

Otto Heurnius	(1577–1652)
Francisco Maldenado da Silva	(1592–1639)
Johann Christian Günther	(1695–1723)
Johann Friedrich Albrecht	(1752–1814)
Friedrich Schiller	(1759–1805)
Georg Büchner	(1813–1837)
Theobald Kerner	(1817–1907)
Ludwig Büchner	(1824–1899)

Ein Einverständnis mit den Eltern über die Art und Dauer der zweigleisigen Berufsausübung kam oft gar nicht zustande oder wurde später widerrufen.

- *Otto Heurnius* (*von Heurne*) studierte unter Anleitung seines Vaters in Leiden, wurde dort sein Nachfolger als Professor für Medizin (1611) und weil er 100 Verse in lateinischer Sprache verfasst hatte, zum „medicus poeta“ ernannt.[25]
- *Franzisco Maldenado da Silva,* Sohn eines portugiesischen Arztes, studierte und promovierte in Lima. Er war chirurgisch tätig und nahm bei sich selbst eine Zirkumzision vor, als er zum jüdischen Glauben konvertierte. Nach Abfassung seines Buchs *Esperanca d'Israel* (1627) wurde er denunziert und verbrachte 13 Jahre in Kerkerhaft bis zu seinem Tod auf dem Scheiterhaufen (1639).
- *Johann Christian Günther* scheiterte als Arztsohn und Arzt. Nach dem Zerwürfnis mit dem Vater, der sein poetisches Schaffen, vor allem die Liebes- und Trinklieder geringschätzte, absolvierte er das Medizinstudium ohne Promotion. Er verbrachte auch das Dichterdasein ohne geregelte Einkünfte und als *Poeta laureatus* (1716) sogar zeitweilig im Schuldturm. Später wurde er

[25] Volker Klimpel, 2006, S. 104.

als erster bedeutender Lyriker der Epoche zwischen dem späten Barock und der frühen Aufklärung gerühmt.

- *Johann Friedrich Albrecht* studierte nach dem Vorbild seines Vaters Medizin, heiratete als Student die fast 15-jährige *Sophie Baumer*, Tochter seines akademischen Lehrers, eine Dichterin und Schauspielerin, promovierte und dozierte in Erfurt, lernte *Friedrich Schiller* kennen und bearbeitete einige Teile einer frühen Fassung des *Don Carlos;* er verfasste selbst mehr als 50 Räuber- und Ritterromane, aber auch zahlreiche medizinische Schriften und politisch-satirische Texte sowie ein zweibändiges erotisches Drama, das im Revolutionsjahr 1789 erschien: *Lauretta Pisana oder Leben einer italienischen Buhlerin.*[26]
- *Friedrich Schillers* Vater war Wundarzt im Siebenjährigen Krieg. Bis zum fünften Lebensjahr betreute die Mutter den Sohn liebevoll, dann kehrte der strenge Vater aus dem Feld zurück. Aus psychoanalytischer Sicht sind häufige „körperliche Strafen", „grausame Disziplin" und die erduldete „Brutalität" für *Friedrich Schillers* ständige „sehr schmerzhafte Krämpfe an verschiedenen Organen" verantwortlich gewesen:

  > Die Gefangenschaft begann eigentlich schon vor der Militärschule, beim Vater, der systematisch Gefühle von Freude in seinem Kind, aber auch bei sich selbst bekämpfte und dies Selbstdisziplin nannte.[27]

  Aber trotz aller Repressionen durch Vater und Landesvater setzte sich der junge Mediziner bereits mit seinem ersten Versuch als Dramatiker durch. Das Schauspiel *Die Räuber* ist vom ersten bis zum letzten Satz ein unlösbarer Vater-Sohn-Konflikt.[28] Das Drama gleicht einer äußerst kritischen – von Banditen umstellten – Familienkonstellation mit tödlichem Ausgang aller Beteiligten.[29]
- *Georg Büchner* wurde in den ersten Jahren von der Mutter privat unterrichtet. Er und sein Bruder *Ludwig* folgten mit dem frühen Entschluss zum Medizinstudium[30] dem Willen ihres Vaters, eines

---

[26] Ders. 1999, S. 20.

[27] Alice Miller (2005): *Die Revolte des Körpers. Frankfurt a.M. 2005,* S. 40–44.

[28] *Friedrich Schillers* Schauspiel *Die Räuber* beginnt mit dem Satz des Franz Moor: Aber ist Euch auch wohl, Vater? Vgl. Kapitel 15.

[29] Am Berliner Ensemble inszenierte Leander Hausmann *Die Räuber* 2016 als Familiendrama und sah in der Auseinandersetzung der Söhne mit dem Vater einen Vorgriff auf die Psychoanalyse.

[30] Luise Büchner (1821–1877), jüngste Tochter des Dr. Ernst Büchner, setzte sich mit ihren Schriften für Frauenrechte und ihre rebellierenden Brüder (s.S. 220) ein.

Chirurgen und großherzoglichen Obermedizinalrats. Als *Georg „wegen der Theilnahme an staatsverrätherischen Handlungen"* polizeilich gesucht wurde, verhalf ihm die Mutter zur Flucht, während der Vater den Kontakt zu ihm abbrach. Der Sohn schrieb den Eltern als Asylant zahlreiche Briefe. Am 18. Dezember 1836 antwortete der Vater nach langem Schweigen:

> Meine Besorgnis um Dein künftiges Wohl war bisher zu groß, und mein Gemüt war noch zu tief erschüttert durch die Unannehmlichkeiten alle, die Du uns durch Dein unvorsichtiges Verhalten bereitet und gar viele trübe Stunden verursacht hast, als daß ich mich hätte entschließen können, in herzliche Relation mit Dir zu treten; wobei ich jedoch nicht ermangelt habe, Dir pünktlich die nötigen Geldmittel, bis zu der Dir bekannten Summe, welche ich zu Deiner Ausbildung für hinreichend erachtete, zufließen zu lassen.[31]

- *Ludwig Büchner* (alias *Karl Ludwig,*), ebenfalls Arzt, Hochschullehrer und Schriftsteller, hielt im familiären Konflikt mehr zum Bruder als zum Vater und beteiligte sich an der 1848er-Revolution.[32] Er gab *Georg Büchners Nachgelassene Schriften* (1850) anonym heraus. Wegen seines viel gelesenen, aber umstrittenen Buchs *Kraft und Stoff* (1855), einer Abhandlung über den von ihm vertretenen naturwissenschaftlichen Materialismus, wurde ihm die Lehrbefugnis entzogen.[33]
- *Theobald Kerner* war wie sein Vater *Justinus Kerner* Arzt und Schriftsteller. Er beteiligte sich aktiv an der Revolution von 1848. Im Andenken an den Vater berichtete er später, dass dieser geradezu von einer „politischen Krankheit" des rebellierenden Sohns gesprochen habe:

> Als aber die revolutionäre Bewegung immer weitere, gefährlichere Kreise zog, [...] da fühlte er sich allzu grell aus seinem poetischen Frieden aufgeschreckt, und er erklärte all das Treiben für Wahnsinn, für eine Art von politischem Veitstanz, und mich sah er oft mit bedenklicher Miene an, als entdecke er auch an mir die Symptome dieser Krankheit. [34]

Theobald floh nach Straßburg und wurde nach seiner Rückkehr wegen seiner demokratisch-republikanischen Ansichten, die als

---

31 Georg Büchner: *Sämtliche Werke*. Wiesbaden 1959, S. 472.

32 Er lernte anlässlich einer Studentenrevolte in Gießen *Wilhelm Liebknecht* (1826–1900) kennen und nahm wie dieser an der 1848er Revolution teil.

33 Ludwig Büchner: *Kraft und Stoff.* Frankfurt a.M. 1855.

34 Theobald Kerner (1894): *Das Kernerhaus und seine Gäste*. Weinsberg 2005, S. 268.

„Aufruf zum Hochverrat" interpretiert wurden, am 7.9.1850 zu einer Festungshaft von zehn Monaten auf dem Hohenasperg verurteilt und erst auf Ersuchen seines Vaters und gegen Kaution nach einem halben Jahr entlassen. Anschließend war er in Stuttgart ärztlich tätig, um später die väterliche Praxis in Weinsberg zu übernehmen. Das Gedicht *Hohenasperg* 1851 endet mit den Zeilen:

> Was ich that, that ich mir zulieb,
> Weil es in mir nicht ruhig blieb,
> Weil's in mir hat gekocht, gegärt;
> weil ich mich fühlte selbst entehrt...[35]

Er verfasste weiterhin neben politischen Gedichten Kinderlieder und Kinderbücher, Lustspiele, Novellen, Erzählungen[36] und die autobiographisch gefärbte Chronik *Das Kernerhaus und seine Gäste* (1894).

Tabelle 8 b
Arzt-Dichter und Arztsöhne
19.–20. Jahrhundert

Silas Weir Mitchell	(1829–1914)
Mori Ogai	(1862–1923)
Arthur Schnitzler	(1862–1931)
Wikenti W. Weressajew	(1867–1945)
Hans Carossa	(1878–1956)
Francis Brett Young	(1884–1954)
Georges Duhamel	(1884–1966)
Heinar Kipphardt	(1922–1982)
Kobo Abe	(1924–1993)

- Der amerikanische Erzähler und Neurologe *Silas Weir Mitchell* war Sohn eines renommierten Arztes und Schriftstellers, aber weder ein fleißiger Schüler noch interessierter Student, sondern galt als verträumt und lesesüchtig, so dass die Mutter seine Lieblingsromane verbrannte. Obwohl ihn nichts mehr anzog als die schöne Literatur, entschloss er sich – gegen den Willen seines Vaters, der in ihm einen geborenen Kaufmann sah, – Medizin zu studieren. Er war als wissenschaftlicher Assistent an der Sor-

[35] Vgl. Prolog: *Wie gefährlich ist Poesie*? und Kapitel 8.
[36] Vgl. Volker Klimpel (1999), S. 95.

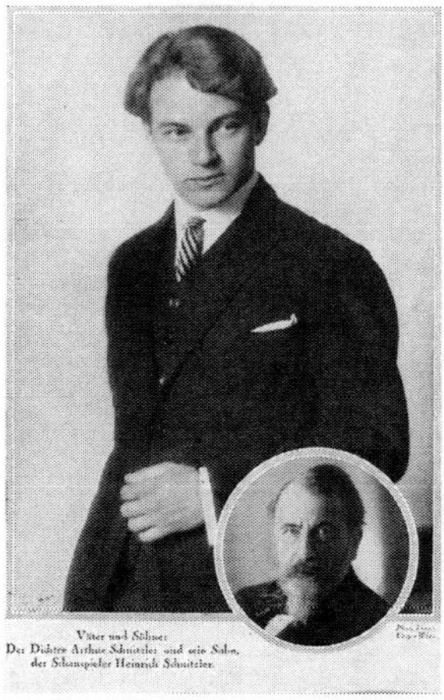

Abb. 33: Der Schauspieler Heinrich Schnitzler.
Während sich der Vater Arthur Schnitzlers nicht für dessen Schriftstellerei interessierte, war das Vater-Sohn-Verhältnis in der folgenden Generation besser: Heinrich, der Sohn des Arztdichters, schmückte sein Porträt mit einem Brustbild des Vaters.

bonne tätig[37] und promovierte am Jefferson Medical College (1850), um in Philadelphia als Arzt zu praktizieren. Aber er konnte kein Blut sehen und wurde wiederholt bei Operationen ohnmächtig.[38] Während des Amerikanischen Bürgerkriegs arbeitete er erfolgreich an einer neurologischen Abteilung seiner Heimatstadt.

- Der japanische Erzähler *Mori Ogai,* Spross einer traditionsreichen Ärztefamilie, studierte zuerst in Japan, dann in Deutschland Medizin und wurde „japanischer Lessing" genannt. Sein Vater hatte den medizinischen Studiengang in Tokio nach deutschem Vorbild gefördert. *Mori Ogai* schrieb in moderner Ich-Form *Das Ballettmädchen Maihime* (1890) – eine Berliner Novelle – und den Roman *Die Wildgans* (1915). Er stieg in Japan zum ranghöchsten Militärarzt des Heeres auf und leitete die Reichsakademie der Schönen Künste.[39]
- *Artur Schnitzlers* Vater, ein angesehener Wiener Hals-Nasen-Ohrenarzt, verlangte, dass der Sohn seine Nachfolge antrat, wünschte aber nicht, dass dieser unter seinem Namen literari-

[37] *Silas Weir Mitchell* war Schüler des Physiologen *Claude Bernard* (1813–1878).

[38] Vgl. Jonathan M. Metzl, Suzanne Poirier (Ed.): *Difference and Identity: A Special Issue of Literature and Medicine.* Baltimore: 2005, S. 171 und Kapitel 13.

[39] Volker Klimpel (1999), S. 126f.

sche Texte veröffentlichte. Dies hatte anscheinend einen triftigen Grund: Der *Reigen* (1897), ein Kaleidoskop erotischer Szenen, wurde sofort verboten, so dass es erst ein Vierteljahrhundert später zur Berliner Uraufführung kam. Als der Vater starb, konnte sich der Sohn – wegen einer akut auftretenden Heiserkeit – nicht mehr mit ihm aussprechen. Er schwieg also am Totenbett wie in einem Albtraum, ausgerechnet aufgrund einer akuten psychosomatischen Stimmstörung (Aphonie), die er selbst erforscht hatte.

- *Wikenti W. Weressajew*, Arztsohn, Chirurg und Schriftsteller, war ein ausgezeichneter Schüler, schrieb schon als 13-Jähriger Gedichte und schloss 1894 sein Medizin-, Philosophie- und Geschichtsstudium ab. Er schrieb einen autobiographischen Text *Notizen eines Doktors* (1901), wurde in demselben Jahr wegen Kontakts zu oppositionellen Kreisen aus Petersburg verbannt, 1904 aber zum Sanitätsoffiziersdienst im Russisch-japanischen Krieg eingezogen. Er verfasste Biographien u.a. über Puschkin (1927) und Gogol (1933).[40]
- *Hans Carossa* fühlte sich nach dem Medizinstudium genötigt, die Praxis des Vaters zu übernehmen und klagte:

  > Wie alt muss ich wohl werden, bis ich das, als was ich denn doch geboren wurde, wirklich werden soll: ein Dichter.

  Der Vater befürchtete, dass er „fahnenflüchtig" werden und „zu den Männern mit der Feder" überlaufen könnte. Nach dem Tod des Vaters sei aus der Sicht des Dichters sein Verhältnis zu ihm „wesenhafter" geworden.[41] *Der Arzt Gion* (1931) ist dem *Werther-Roman* nachempfunden: eine Liebesaffäre zwischen Arzt und Patientin mit suizidalem Ausgang. 1938 erhielt *Carossa* den *Goethe*-Preis.
- *Francis Brett Young* entstammte väterlicher- und mütterlicherseits einer Arztfamilie. Als die Mutter starb, schickte der Vater ihn auf das nur von Arztsöhnen besuchte *Epson College* in Surrey. Nach dem Medizinstudium in Birmingham verdiente er als Schiffsarzt den Grundstock für seine Praxis. Während des Militärdienstes in Südafrika (1918) wurde er so schwer verwundet, dass er den Arztberuf nicht mehr ausüben konnte. Er schrieb Gedichte: *Poems* (1916–1918) und die epischen Verse *The Island*

---

40 Ders. (2006), S. 231.
41 Hans Carossa: *Geschichte einer Jugend.* Wiesbaden 1957, S. 590.

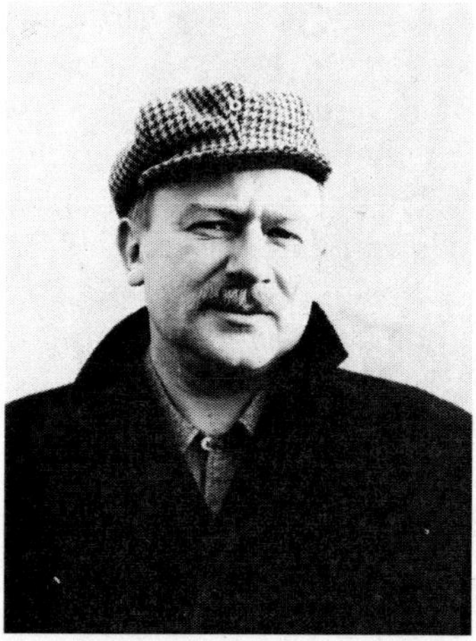

Abb. 34: Hainar Kipphardt um 1970.

(1944), daneben den Essay *In South Afrika* (1925), vor allem aber 40 Romane wie zum Beispiel *Der junge Arzt* (1919), *Mein Bruder Jonathan* (1928) und *Wistanslow* (1956).

- *Georges Duhamel* verlebte wegen seines „labilen" Vaters, eines wenig erfolgreichen Apothekers und Mediziners, eine arme und krisenreiche Kindheit. Als Student geriet der 20-jährige *Georges* in einen stuporähnlichen Zustand „zwischen Leben und Tod", den er später eingehend schilderte.[42] Nach dem Sanitätsoffiziersdienst an der Front erhielt er für den Anti-Kriegstext mit dem Titel *Vie des Martyrs et Civilisation* den *Prix Goncourt* (1918). Die autobiographische *Chronik der Familie Pasquier* erschien 1933. *Georges Duhamel* wurde Mitglied der *Académie francaise* (1935) und stand der *Résistance* nahe.
- *Heinar Kipphardt,* Dramatiker und Psychiater, Sohn eines Zahnarztes, wurde als Schüler fast ausschließlich von seiner Mutter betreut, weil der Vater von 1933 bis 1937 als politischer Gefangener in den Konzentrationslagern Dürrgoy und Buchenwald interniert war.[43] Dem Sohn hatte er frühzeitig beigebracht, sich tapfer gegen jedweden Angriff zu wehren, was allerdings dazu führte, dass der Zehnjährige ihn einmal fast erschossen hätte. Als Medizinstudent wurde *Heinar Kipphardt* 1944 zur Studentenkompanie eingezogen. Im Januar 1945 desertierte er – wie sein Vater. 1949 wechselte er von West- nach Ostdeutschland – und

---

[42] Vgl. Georges Duhamel: *La Pierre d'Horeb.* Paris 1926 sowie das Kapitel 9.
[43] Sven Hanuschek: *Heinar Kipphardt.* Berlin 1996, S. 12f.

1959 wieder in den Westen. Nach seiner psychiatrischen Tätigkeit an der Charité wurde er Dramaturg am Deutschen Theater. Eins seiner ersten Stücke ist ein Beispiel für die Willkür hoher Militärs: *Der Hund des Generals* (1963), der wegen Streunens von einem Soldaten befehlsgemäß erschossen wird; aus Rache schickt der General den Soldaten und seine Kameraden auf ein „Himmelfahrtskommando", um dann vor Gericht den Befehlsnotstand für sich zu beanspruchen.

- Der japanische Schriftsteller *Kobo Abe* hatte nach eigenem Bekenntnis aus Rücksicht auf seinen Vater, der eine Klinik in der Mandschurei leitete, Medizin studiert und war, was er besonders betonte, zugleich vom Militärdienst freigestellt worden, während seine Freunde aus der geisteswissenschaftlichen Fakultät im Zweiten Weltkrieg ihr Leben verloren. Der Vater starb 1944 an Typhus. *Abe* publizierte im Selbstverlag *Gedichte eines unbekannten Poeten* (1947), schloss das klinische Studium ab, übte aber nie eine ärztliche Tätigkeit aus. Für seinen erfolgreich verfilmten Roman *Die Frau in den Dünen* (1962), Novellen, Kurzgeschichten und das Stück *Freunde. Eine schwarze Komödie* (1967) wurde er in Japan und USA ausgezeichnet. Seit 1973 war er Direktor eines nach ihm benannten Theaters.[44] Als magischer Realist und Mediziner, der sich früh mit Phänomenologie befasst hatte, verfügte er über ein besonderes Sensorium:

> Dank meiner Ausbildung hatte ich eine neue Empfindung kennen gelernt, um neuen Schmerz wahrzunehmen.

Tabelle 8 c
Arzt-Dichter und Arztsöhne
20.–21. Jahrhundert

Morio Kita	(1927–2011)
Richard Selzer	(1928–2016)
Oliver Sacks	(1933–2015)
Gopal Baratham	(1935–2002)
Antonio Lobo Antunes	(*1943)
Rainald Goetz	(*1954)
Jon Arun Mukand	(*1959)
Uwe Tellkamp	(*1968)

44 Nancy Shields: *Fake Fish. The Theater of Kobo Abe.* New York 1996.

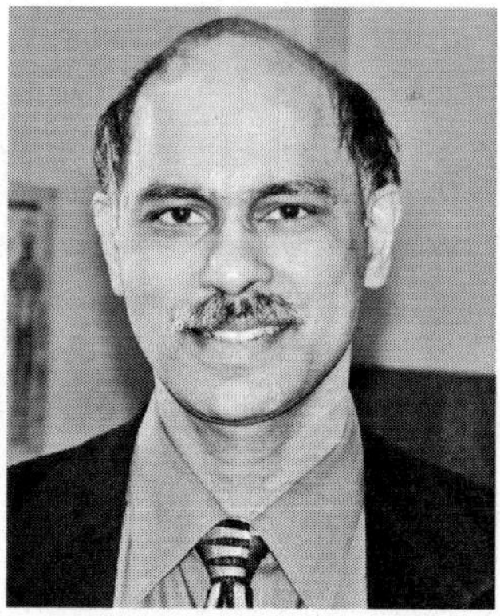

Abb. 35: Jon Mukand

- Der Psychiater *Morio Kita (Sokichi Saito)* schrieb mehr als sieben Jahre lang an vier Bänden über das Lebenswerk seines Vaters, des Psychiaters und Dichters *Saitō Mokichi,* zumal dieser ihn zu diesem Doppelberuf ermutigt hatte. Nach dem Medizinstudium in Tokio arbeitete er dort an der Nervenklinik der Universität. Sein erster Roman *Yurei* (1954), eine *Geister*-Geschichte, erschien im Selbstverlag. Es folgte eine Vielzahl von Essays und Erzähltexten, darunter der Familienroman *Das Haus Nire* (1964) nach dem Muster der *Buddenbrooks* (1901): der Aufstieg und Fall einer Familie und der von ihr geführten Nervenklinik. *Kita* hatte fünf Jahre zuvor Lübeck besucht und seine Reiseerlebnisse in dem Text *Doctor Mambo Kokaiki* (1960) festgehalten. Der Roman *In Nacht und Nebel* (1960) ist die fiktive Krankengeschichte eines in der NS-Zeit von der „Euthanasie"- Aktion bedrohten Arztes und seiner jüdischen Frau. Für diesen Roman und die Vater-Biographie wurde *Morio* mit japanischen Literaturpreisen ausgezeichnet. Seine viel gelesene Romanserie *Dr. Mambo* knüpfte an den Erfolg eines satirischen Arztromans an. In einem Essay beschrieb er die manische Phase seiner bipolaren Depression.[45]
- *Richard Selzer,* Professor für Chirurgie an der Yale University, war Sohn eines Allgemeinmediziners, den er oft bei Krankenbesuchen begleitet hatte. Als der Vater starb, war er 12 Jahre alt. Die Mutter, eine Sopranistin, riet ihm zum Beruf des Schriftstellers. Er wollte aber Arzt und Dichter werden und behauptete später, Medizin und Literatur als „combined power" hätten ihn davor bewahrt, einen frühen Tod nach einem unglücklichen Leben erlei-

[45] Inamoto, Masako: *Insignificance Given Meaning,* Ohio 2010.

den zu müssen (1980).[46] Er schrieb *Letters to a Young Doctor* (1982) und *The Doctors Stories* (1998), Weitere Texte sind *The Exact Location of the Soul: New and Selected Essays* (2001) und ein Essay *Feder und Scalpel* (1988), in dem er knapp feststellt:

> Der Arzt geht täglich in einem Dutzend Kurzgeschichten ein und aus.

- *Oliver Sacks* entstammte einer Londoner Arztfamilie und entschied sich für das Medizinstudium, um Neurologe zu werden. Sein Vater war als Landarzt, die Mutter als Chirurgin tätig. In den Augen der Mutter war er, wie er in seiner Autobiographie (2015) bekennt, wegen seiner Homosexualität „ein Gräuel".[47] *Sacks* veröffentlichte Fallstudien, die er meistens aus seiner klinisch-neurologischen Erfahrung und manchmal auch aus eigenem Kranksein schöpft: *Awakenings – Zeit des Erwachens* (1990) basiert auf seinen Verlaufsbeobachtungen an chronisch Kranken mit postenzephalitischem Parkinson-Syndrom. *A Leg to Stand On – Der Tag, an dem mein Bein fortging* (1989) ist ein autobiographischer Unfallbericht.
- *Antonio Lobo Antunes* (*1943) studiert Medizin und wird wie sein Vater Psychiater. Nachdem der Vater sein Erstlingswerk *Elefantengedächtnis* (1979) als „anfängerhaft" bezeichnet hat,[48] beginnt er metaphernreiche Romane zu schreiben, in denen autobiographische und politische Konflikte miteinander verwoben, d.h. die Gewalt der Väter, die Ohnmacht der Söhne, aber auch der seit der Kolonialzeit drohende Untergang seines Vaterlands thematisiert sind.[49] Von den Folgen des Kolonialkriegs und der Diktatur zeugen der fesselnde innere Monolog seines Romans *Judaskuss* (1987), seine Briefe aus Angola: *Leben auf Papier beschrieben* (2007) und der Roman *Ich gehe wie ein Haus in Flammen* (2017).
- *Jon Avin Mukand,* Arztsohn und Orthopäde aus Boston, behandelt in seinen Gedichten und Prosatexten medizinisch-wissenschaftliche Themen. In dem Buch *The Man with the Bionic Brain And Other Victories over Paralysis* (2002) geht es um die intrazerebrale Steuerung von Bewegungen durch Gedanken. Seine Gedichte erscheinen in den Anthologien *Sutured Words: Contempory poetry about medicine* (1978) und *Articulations: The Body*

---

46 Vgl. http://medicalhumanities.net/selzer_biography.html
47 Oliver Sacks (2015): *On the move.* Reinbek bei Hamburg 2015. S. 19.
48 Sigrun Löffler (1997): *Antonio Lobo Antunes.* http://www.zeit.de/1997/40/loboantu.txt.19970926.xml.
49 Dies. (2008).

and Illness in Poetry (1994). Die letzte Strophe des seinem Vater gewidmeten Gedichts *The Son: Returning Home* lautet:[50]

> Someday, I will hear the tabla, whose rhythm
> no EKG can capture and no cardiologist
> can interpret. The music will
> take me back to the lotus pond
> at our old home in the village of Sultanpur:
> then, I will drift away on the fallen petals.
>
> Eines Tages werd' ich die Tabla hören, jene Rhythmen,
> die kein EKG registrieren und kein Kardiologe
> interpretieren kann. Die Musik wird
> mich wieder zum Lotusteich bringen, zurück
> an unser uraltes Haus im Dorf von Sultanpur:
> Dann flieg' ich davon, schwebend auf Blütenblättern.

- *Rainald Goetz,* Doktor phil. und Doktor med., Sohn eines Chirurgen und einer Photographin, hatte zunächst in Paris, dann in München studiert. Sein Roman *Irre* (1983) und die Schrift *Hirn* (1986) trugen ihm im Blick auf seine Stellung „zwischen Poetologie und Pathologie" den Vergleich mit *Gottfried Benn* und den *Georg Büchner-Preis* (2015) ein.[51] Aus seiner Schrift *Hirn* – § 4 *De Parentibus* – erfährt man, dass

  > die erbarmungsloseste Elternliebe, mit der sie dich von klein auf traktiert haben, um sie später umso erbarmungsloser und trickreicher von dir zurück zu fordern, nicht Folge eingeborener Elternbosheit oder gar absichtlich böse Elternabsicht ist, sondern schlicht von Elterndummheit.[52]

- *Uwe Tellkamp,* Schriftsteller, *Chirurg* und Sohn eines Internisten, schildert in dem Wende-Roman *Der Turm* (2009)[53] das Doppelleben eines Chirurgen im letzten Jahrzehnt der DDR. Dessen rebellierender Sohn will ebenfalls Medizin studieren, wird aber wegen oppositionellen Verhaltens vom Studium ausgeschlossen und inhaftiert. *Tellkamp* erhielt zahlreiche Auszeichnungen, darunter den Ingeborg-Bachmann-Preis (2004),

---

[50] Jon Mukand (Ed): *The Son: Returning Home. In: Articulations.The Body and Illness in Poetry.* Iowa City 1994, p. 163.

[51] Thomas Doktor, Carla Spies: *Gottfried Benn – Rainald Goetz. Medium zwischen Poetologie und Pathologie.* Wiesbaden 1997.

[52] Rainald Goetz (1986): *Hirn.* Frankfurt a.M. S. 119.

[53] Uwe Tellkamp: *Der Turm*Frankfurt a.M. 2008.

den Deutschen Buchpreis (2008) und den Deutschen Nationalpreis (2009).

Zusammengefasst ergibt sich, dass jeder zweite der hier vorgestellten 35 Arztsöhne den elterlichen Rat befolgt hatte, Medizin zu studieren und ärztlich tätig zu werden:

- Der häufigste Grund für einen Konflikt mit dem Familienoberhaupt war der Wunsch des Sohns, Schriftsteller zu werden. Offensichtlich hatte sich in jedem Fall der Arztsohn damit durchgesetzt.
- Demgegenüber spielte die Entscheidung, nach dem Willen der Eltern Medizin zu studieren oder sich diesem Wunsch zu verweigern, eine untergeordnete Rolle. Denn früher oder später gaben auch die Arztkinder, die sich zunächst dafür entschieden hatten, den Arztberuf zugunsten der schriftstellerischen Tätigkeit wieder auf.
- An zweiter Stelle der Konfliktursachen standen neben der Arbeit an kritischen Texten das politische Engagement oder auch die unangepasste Lebensführung der jungen Dichter, also insgesamt keine günstigen Voraussetzungen für eine – im Sinne des Familienoberhauptes – geregelte und erfolgreiche ärztliche Tätigkeit.
- Obwohl die meisten Arztkinder von ihren Eltern Zuwendung erhielten, gefördert wurden und mindestens die gleiche Anerkennung erhoffen konnten, die sie mit ihren Texten in der Öffentlichkeit gefunden hatten, fällt auf, dass Vater-Sohn-Konflikte selten mit dem aufkommenden Ruhm beendet und wiederholte Versöhnungsversuche tendenziell von den Vätern abgewehrt wurden.
- Konflikte und Krisen konnten sich aber auch vorteilhaft auswirken. Denn die Arztsöhne begannen zu schreiben, ob sie Medizin studierten oder nicht. Die Annahme, dass ihre Dichtung ohne Widerständigkeit gar nicht entstanden wäre, bestätigte sich in den meisten Fällen, wenn damit auch das Gegenteil dieser Annahme im Einzelfall nicht beweisbar war.
- Besonders bemerkenswert ist schließlich, dass die literarische Produktion häufig erst nach der Trennung von den Eltern oder nach deren Tod zunahm.

Nur wenige Autoren, wie *Theobald Kerner*, *Silas Weir Mitchell*, und *Morio Kita*, konnten ihr poetisches Talent am Beispiel der Eltern erproben, während sie schon früh Einblicke in medizinische Arbeitsweisen gewannen. Auch eine Nachfolge in Klinik und Praxis war grundsätzlich möglich; denn im Gegensatz zur primären Berufswahl der Schriftsteller, Musiker, Lehrer, Pfarrer, etc. wurde die typische Medizinerkarriere von alters her häufig wie in einem Gewerbebetrieb geregelt.[54] Im Übrigen werden nicht nur diese Arztkinder, sondern auch Pfarrerssöhne als schriftstellerisch besonders talentiert bezeichnet, allen voran deutsche Dichter und Denker wie *Friedrich Hölderlin*, *Friedrich Nietzsche* und – die schreibenden Mediziner – *Paul Fleming*, *Albert Schweitzer*, *Michail Bulgakow* und *Gottfried Benn.*[55]

[54] Dies widerspricht allerdings dem Grundsatz: *Der ärztliche Beruf ist kein Gewerbe; er ist seiner Natur nach ein freier Beru*f. (Bundesärzteordnung vom 18.4.2016).

[55] Vgl. Kapitel 11: *Wunde und Wende.*

15. Rivalität in der Familie

Verrat von Verwandten. Vatermord. Großmutterrollen. Das NS-Kontinuum

The Times They are A-Changin'

Bob Dylan[1]

Die Verse des Literaturnobelpreisträgers von 2016 sprechen dafür, dass sich die traditionellen Eltern-Kind-Beziehungen gründlich verändert haben.

Doch wenn die Eltern schon vor 50 Jahren ihre „Macht" an die nächste Generation abgegeben hatten, blieb noch die Frage offen, wie die Söhne und Töchter mit dieser Freiheit umgingen, ob sie sich vertragen und verbünden oder zu Rivalen werden würden. In den hegemonialen Kämpfen siegten meistens die älteren, stärkeren, von den Eltern bevorzugten und angepassten Kinder – oder aber *Der Rebell der Familie*.[2] Während der Erstgeborene zur Identifikation mit den Eltern und Übernahme konformistischer Einstellungen tendiert und unnachgiebig in familialen Auseinandersetzungen agiert, müssen die jüngeren Geschwister besondere Strategien entwickeln, die einen radikalen familialen Umgang begünstigen. „Mittlere Geschwister" neigen eher zu mittleren Lösungen.[3] Dieses darwinistisch anmutende Konkurrenzverhalten bildet den Kontrast zur Kooperation kreativer Geschwister in Kunst, Wissenschaft und Gesellschaft.

- Die prähistorischen Geschwisterpaare, besonders die Zwillinge *Artemis* und *Apollon*, imponieren wegen ihrer schöpferischen Leistungen und friedlichen Absichten, aber auch die Zwillingsbrüder *Romulus* und *Remus* beeindrucken aufgrund ihrer konstruktiven Fähigkeiten. Doch der Namensgeber Roms erschlug im Streit um die Hegemonie über die Stadt und das kommende römische Reich seinen Bruder. Es war kein Wunder, dass die Geschwisterrivalität der mythischen Gründungsväter Roms eine hierarchische Ordnung in der römischen Familie zur Folge hatte.

---

1 Bob Dylan: *The Times They are A-Changin'*. Songtext (1964).

2 Frank J. Sulloway: *Der Rebell der Familie*. Berlin 1997.

3 Ebd. S. 306f.

- Das väterliche Hausrecht Roms wurde strikt befolgt und konnte sogar die Hinrichtung eines rebellierenden Sohns einschließen.[4] Während ursprünglich eine Auflehnung des *Filius* gegen den *Pater familias* ganz ungewöhnlich war, kam es unter hellenistischem Einfluss im Familienleben zu dramatischen Vater-Sohn-Krisen, die sich auch auf den Theaterbühnen Roms abspielten,[5] freilich ohne dass damals schon die lebensgeschichtliche Bedeutung dieser Spuren in der griechischen Mythologie, vor allem die des *König Ödipus* und deren Auswirkung auf das Vaterwerden der Söhne – über den dramatisch-kathartischen Effekt hinaus – gewertet und generell als Erkenntnisquelle für unbewusste oder bewusste Rivalitäten in der Familie betrachtet worden wären.
- Das Vaterbild des christlichen Mittelalters und der Renaissance war zwar dadurch gekennzeichnet, dass das Familienoberhaupt „in klarer Entsprechung zum göttlichen Vater" stand.[6] Je mehr aber die Hierarchie: *Gottvater-Landesvater-Hausvater* abflachte, desto auffälliger trat wieder die Rivalität der Geschwister in Erscheinung und dies nicht selten in Nachahmung des ersten biblischen Brudermords.
- Der lateinamerikanische Arztdichter *Francisco Maldenado da Silva* wurde von Dona *Felipa de Maldonado*, seiner leiblichen Schwester, bei der spanischen Inquisition angezeigt und anno 1639 in Lima wegen Häresie verbrannt. Erstmals war die „weiße Tortur" angewandt worden, ein heute als *Waterboarding* bekanntes Verfahren, das die spanische Inquisition eingeführt hatte, um Ketzer zum Schuldgeständnis und auf den Scheiterhaufen zu bringen. Die Verhörmethode setzt gewisse medizinische Grundkenntnisse voraus, um das Leben des Betreffenden nicht in jedem Fall zu gefährden; denn bei wiederholtem Einflößen von Wasser in Nase und Mund des Opfers wird zunehmende Angst vor Ertrinken und Ersticken erzeugt, ohne dass damit ein tödliches Risiko des Verfahrens eingeplant oder ausgeschlossen wäre.

  Die Denunziation von Blutsverwandten, wie im Fall des Arztdichters *da Silva*, gehörte keineswegs zu den historischen Einzelfällen mit tödlichem Ausgang:

---

4 Ebd. S. 22.

5 Antonie Wlosok: *Vater und Vatervorstellung in der römischen Kultur.* In: *Das Vaterbild im Abendland.* Hubertus Tellenbach (Hg.) Stuttgart 1978, S. 18–54.

6 Hubertus Tellenbach: *Das Vaterbild im Abendland.* Stuttgart 1978, S. 11.

> Ob wir Ketzer betrachten, die zu Märtyrern wurden, Konservative, die sich den Veränderungen der Zeit nicht anpaßten, oder rebellische Ehefrauen, die auf dem Schafott ihr Leben ließen – immer sind es Geschwisterdifferenzen, die in den Wirren der Reformationszeit das Schicksal der Menschen so entscheidend beeinflußt haben. Mitunter waren sogar die eigenen Geschwister die Vollstrecker des Todesurteils.[7]

300 Jahre nach dem Autodafé von Lima, als mit dem II. Weltkrieg der NS-Völkermord begann, wurden immer mehr widerständige Menschen von ihren nächsten Angehörigen an die Gestapo verraten, um inhaftiert oder hingerichtet zu werden.[8]

- Zur Zeit der Französischen Revolution wurde zwar das Ideal der Brüderlichkeit hymnisch gefeiert. Doch *Friedrich Schiller* hatte schon im vorrevolutionären Jahrzehnt die Rivalität von Geschwistern und in dieser Konsequenz eine dramatische Vatertötung mit psychologischen Mitteln dargestellt. Sein Schauspiel *Die Räuber* beginnt mit der Frage des *Franz von Moor*:

> Aber ist Euch auch wohl, Vater? Ihr seht so blaß.[9]

Das Publikum wird mit dem ersten Satz auf das Ableben des alten Grafen Moor vorbereitet, dürfte aber kaum ahnen, dass *Franz von Moor* zu diesem Zweck psychische Gewalt anwenden wird. Ein erster Verdacht kommt erst auf, wenn er zu monologisieren beginnt:

> Ich möchte ihn nicht gern getötet, aber abgelebt. Ich möchte es machen wie der gescheite Arzt, nur umgekehrt. [...] Den Körper vom Geist aus zu verderben – ha![10]

Auch die Dramen *Don Carlos* sowie *Kabale und Liebe* enden, von Vater-Sohn-Konflikten durchdrungen, in Familienkatastrophen, denen die rebellierenden Söhne zum Opfer fallen. *Schillers* letztes Schauspiel *Wilhelm Tell* ist insofern widersprüchlich, als der Protagonist zwar das Land vom Tyrannen befreit und die eigene Tat als Akt der Notwehr rechtfertigt, aber im gleichen Atemzug den Kaiser-Attentäter *Parricida* des Vatermords bezichtigt. Somit scheint *Wilhelm Tell*, das gottesfürchtige Famili-

---

7 Frank J. Sulloway, S. 286.

8 Perfide war die Anzeige einer sog. *Judasfrau*: Die 32-jährige Kindergärtnerin Else N. aus Niederbayern, brachte ihren Hausarzt, den 53-jährigen Doktor Alois G., wegen des Verdachts auf „Erschütterung des Siegglaubens" vor den Volksgerichtshof in Berlin. Er wurde durch das Fallbeil hingerichtet. Vgl. Helga Schubert: *Judasfrauen: Zehn Fallgeschichten weiblicher Denunziation im Dritten Reich.*1990, S. 48–64.

9 Friedrich Schiller: *Die Räuber* In: Dramen und Gedichte. Berlin 1955, S. 18.

10 Ebd.: *Die Räuber* zweiter Akt, erste Szene, S. 37.

enoberhaupt, als Idealfigur sakrosankt zu sein, steht doch der Vater über Volkstribun und Kaiser. Als schließlich sein Sohn *Walter* nach dem Apfelschuss „mit heftigem Schmerz" ruft:

> O Vater! Vater! Lieber Vater!

hebt dieser die gebundenen Hände zum Himmel und sagt:

> Dort droben ist dein Vater! Den ruf an![11]

In den Biographien der Arztdichter finden sich nicht nur sehr häufig Vater-Sohn-Konflikte, sondern auch zahlreiche Hinweise auf eine gezielte Überwachung, von der offiziellen Zensur bis zur Erforschung des Privaten, vom Verrat durch Fremde bis zur Denunziation durch Freunde und Verwandte. So war zum Beispiel auch *Georg Büchner* von einem Kommilitonen angezeigt worden und in Lebensgefahr geraten.

Erst der Perspektivwechsel vom Vater-Sohn-Konflikt auf friedliche Geschwisterbeziehungen ergibt überraschende künstlerische Gemeinsamkeiten, zum Beispiel der *Büchner*- und *Bach*-Söhne, der *Brontë*-Schwestern und der *Mann*-Brüder, einschließlich der *Mann*-Kinder, ferner den Forscher- und Entdeckergeist der Brüder *Humboldt, Schlegel, Montgolfier* und *Wright.*[12] Die schönsten, im frühen 19. Jahrhundert von den *Brüdern Grimm* gesammelten Märchen, sind nicht zufällig auch Geschwister-Geschichten.

- Zu Zeiten der *Brüder Grimm* wollten *Die Serapionsbrüder*[13] der dichterischen Phantasie eine Vormachtstellung in der Wirklichkeit einräumen, also nicht nur die Außenwelt abbilden, sondern auch die Geisterwelt in ihren Texten aufscheinen lassen. Zu dieser literarischen Bruderschaft stieß der geistergläubige Dichter und Arzt *David Koreff* (1783–1851). Einer entsprechenden russischen Gruppe gehörte die Ärztin und Lyrikerin *Elizaveta Polonskaja* (1890–1969) als *Serapionschwester* an.[14]
- Weniger bekannt ist, dass *Christophine*, die Schwester *Friedrich Schillers* und *Luise*, die Schwester *Georg Büchners,* ihre rebellierenden Brüder liebevoll beschützten und gegen die Vorwürfe der Väter verteidigten.

---

11 Ebd.: *Wilhelm Tell*, dritter Aufzug, dritte Szene, S. 957. Vgl. Kapitel 3.

12 *Ludwig Büchner* verlor seine Stelle im Staatsdienst und wurde wie Bruder *Georg Büchner* vorübergehend verhaftet und verhört. Für den gemeinsam gewagten politischen Widerstand steht das Geschwisterpaar *Sophie* und *Hans Scholl. Juan Martin Guevara*, jüngerer Bruder des Revolutionärs Che Guevara, verbrachte als Regimegegner acht Jahre in argentinischen Gefängnissen.

13 E.T.A. Hoffmann: *Die Serapions-Brüder.* Berlin 1819–1821.

14 L.D. Davis: *Serapion Sister: The Poetry of Elizaveta Polonskaja.* Evanston 2001.

Die prähistorischen und historischen Dreiecksbeziehungen, angefangen von der Ödipus-Konstellation, diesem ewig-tragischen Vater-Mutter-Kind-Spiel – über die apokalyptische *Ritter-Tod-und-Teufel*-Triade und die harmlose Ménage à trois der Schwestern *Charlotte* und *Karoline von Lengefeld* mit dem Arztdichter *Friedrich Schiller* oder auch die romantischen Lord-Lady-Lover-Triolen – bis hin zu dem reinen Dreiklang von Großmutter, Mutter und Kind, der heiligen *Anna selbdritt*, und schließlich der monotheistischen Trinität, – diese exemplarischen Dreiecksbeziehungen waren wohl nur unter der Bedingung aufrechtzuerhalten, dass die Figuren innerhalb ihres Trigonoms das blieben, was sie waren: unverrückbar, unbeirrbar, unverkennbar und dreieinig. Andernfalls kam es zu Eifersuchtsdramen, Familientragödien, Vater- und Brudermorden, Suizid, Krieg und Kreuzigung. Anschauliche Beispiele dafür sind Texte und Biographien von Ärzten, Dichtern und Rebellen.

- Was die Generationen verband oder trennte, wurde im 20. Jahrhundert zum unerschöpflichen Stoff der Prosa- und Dramenliteratur, die häufig, wie in der Zeit der Klassik, die Namen der Protagonisten oder machtvoller Familiendynastien im Titel trug: *Doktor Gräsler, Badearzt* (1914), eine Novelle *Arthur Schnitzlers* und *Der Arzt Gion* (1931), eine Erzählung *Hans Carossas* oder *Das Kerner-Haus.*[15] *Morio Kita* erzählte von *Doctor Mambo Kokaiki* (1960). Er schrieb auch die Familiensaga *Das Haus Nire* (1964), die Chronik einer japanischen Arzt-Dichter-Familie, deren Söhne und Enkel nach dem I. Weltkrieg den Aufbruch in die Moderne wagten. Drei Generationen dieser Familie waren mit der Gründung und Leitung psychiatrischer Kliniken beschäftigt und traten darüber hinaus, wie der Autor *Morio* und sein Vater *Saito,* mit epischer und lyrischer Literatur hervor.[16]
- *Arthur Schnitzlers Paracelsus* (1898) und *Professor Bernhardi* (1912) sind Titel bekannter Dramen dieses Arztdichters. Die raschen Fortschritte der Psychologie kamen der Literatur zugute, mit der sich wiederum die Psychoanalyse zu beschäftigen begann. *Arthur Schnitzlers* suggestive Technik, die er in der Behandlung psychogener Sprachstörungen anwandte, zeigte Wirkung auch in der schönen Literatur, während *Sigmund Freuds* Entdeckungen auf Gebieten der Ästhetik den Horizont der Psychoanalyse erweiterten. Das Grundthema der Romanliteratur war aber nicht der aufgrund des allgemeinen Fortschrittsglaubens erhoffte Aufstieg von Familien, sondern deren Verfall in

---

15 Z.B. Dostojewskis *Die Brüder Karamasow,* John Galsworthys *Forsyte-Saga,* Thomas Manns *Buddenbrooks.*

16 Morio Kita (1964): *Das Haus Hire. Verfall einer Familie*. Berlin 2010.

der Generationenfolge, und die Psychoanalyse deckte wesentliche Ursachen der von den Romanautoren beschriebenen gesellschaftlichen Fehlentwicklung auf.

- In diesem Kontext ist *Freuds* Studie *Dostojewski und die Vatertötung* ein eindrucksvoller Beleg für das höchst ambivalente Vater-Sohn-Verhältnis aus psychoanalytischer Sicht, dargestellt am Beispiel des von Geschwisterrivalität, Hass, Begierden, Schuld und Sühne handelnden Epos *Die Brüder Karamasow.* In dem Familienepos ist die Täterschuld nicht gerecht auf die Protagonisten verteilt, zumal nicht der Vatermörder *Pawel Smerdjakow*, ein außerehelicher Sohn des Opfers, sondern dessen im juristischen Sinn unschuldiger, wenngleich moralisch nicht schuldloser Bruder *Dimitri* zu langer Zuchthausstrafe verurteilt wird. Das facettenreiche Vatermordthema hatte auch *Dostojewski* nicht von seinen melancholischen Selbstvorwürfen ablenken können. Er wähnte sogar, am frühen Tod seines Vaters schuldig zu sein. Nach *Freud* sind die Gefühle für den Vater ohnehin ambivalent:

  > Außer dem Haß, der den Vater als Rivalen beseitigen möchte, ist regelmäßig ein Maß von Zärtlichkeit für ihn vorhanden. Beide Einstellungen treten zur Vateridentifizierung zusammen, man möchte an der Stelle des Vaters sein, weil man ihn bewundert, so sein möchte wie er und weil man ihn wegschaffen will.[17]

  Das unversöhnliche Agieren der *Brüder Karamasow* war ein Exempel für das im späten 19. Jahrhundert zunehmend dissoziierte Familienleben, vor allem aufgrund einer Krise „der besseren Kreise". Die Analyse der komplexen Vater-Sohn-Beziehungen wird allerdings von *Freud* an anderer Stelle durch Mitteilungen ergänzt, die nicht auf den Verfall einer Familie, sondern auf den jeweils aus der Generationenfolge erwachsenden gesellschaftlichen Fortschritt zielen:

  > Die Ablösung des heranwachsenden Individuums von der Autorität der Eltern ist eine der notwendigsten, aber auch schmerzlichsten Leistungen der Entwicklung. [...] Ja, der Fortschritt der Gesellschaft beruht überhaupt auf dieser Gesetzlichkeit der beiden Generationen.[18]

- Mit dem Verfall der Familie gingen entsprechende Strukturveränderungen der Gesellschaft einher. An der Wende zum 20.

---

[17] Vgl. Sigmund Freud (1928): *Dostojewski und die Vatertötung.* In: Studienausgabe. Bd. X *Bildende Kunst und Literatur.* Frankfurt a.M. 1969, S. 277.

[18] Sigmund Freud (1909): *Der Familienroman der Neurotiker.* In: Studienausgabe Bd. IV. Psychologische Schriften. Frankfurt a.M.1970, S. 223.

Jahrhundert kam hinter den Theaterkulissen, zum Beispiel in dem Stück *Drei Schwestern* von *Anton Tschechow*, ein erster Kanonendonner auf, der ein reales Geschehen ankündigte, ein Drama, das die vorrevolutionäre russische Gesellschaft zugrunde richten sollte. Das Publikum ahnte längst: Die Väter würden nicht mehr lange wie die Zaren agieren können, auch wenn sich die Zaren väterlich gebärdet hatten. *Tschechow* stützte sich auf eigene Erfahrungen. Sein Vater, ein gottesfürchtiger Kaufmann, soll durch seine bloße Erscheinung jedermann Schuldgefühle vermittelt haben. Der Autor berichtet:

> Mein Vater begann mich zu erziehen oder, einfach ausgedrückt, mich zu schlagen, da war ich noch keine fünf Jahre alt. Jeden Morgen, beim Aufwachen war mein erster Gedanke: Werde ich heute Prügel bekommen oder nicht?[19]

Sowohl *Tschechows* autobiographische Aufzeichnungen, als auch Tagebucheintragungen anderer Arztdichter geben eine Vorstellung davon, wie grausam die väterliche Erziehung sein konnte.
• So war es nicht ungewöhnlich, dass ein aufbegehrender Jugendlicher, wie *Friedrich Wolf*, der spätere Arzt und Schriftsteller, sich ständig vor dem Familienoberhaupt fürchtete, selbst wenn es abwesend war – weil er damit rechnen musste, bei dessen Rückkehr regelmäßig „aus pädagogischen Gründen" gezüchtigt zu werden. Er berichtete, dass sein Vater, ein Kaufmann und Herrenschneider aus Neuwied am Rhein, ihm, dem geprügelten Sohn, nach einer „Exekution" schöne Mitbringsel überreicht habe – gnädig wie der liebe Gott, aber doch kein lieber Vater:[20]

> Wie ein Gott kam mein Vater, wie ein Gott verschwand er. Meine Mutter war meine ganze Liebe. War der Vater fort, so erzählte sie mir von ihm wie von einem Helden.

Wolf gehörte zu den schlagfertigen Jungen, die wie zum Beispiel auch *Alfred Döblin* in der Familie und in der Schule zu Rebellen wurden, aber nicht zurückschlugen. Die Abwesenheit der Väter verstärkte bei beiden die Mutterbindung. Offenbar förderte aber ein kindliches Ohnmachtsgefühl noch keine besondere Neigung zur Anpassung Jugendlicher und Erwachsener, sondern stattdessen, vor allem im Fall der Arztdichter, zunehmenden Widerstand gegen den in der patriarchalen Gesellschaft herrschenden

[19] Henri Troyat: *Tschechow. Leben und Werk.* Stuttgart 1987, S. 7.
[20] Friedrich Wolf: *Vor meinem Vater hatte ich stets Furcht.* Berliner Tageblatt Nr. 233/19. Mai 1929. Zit. n. Henning Müller, Neuwied 1988, S. 43.

Drill.[21] Die Prügelstrafe galt bekanntlich lange als legitimes Erziehungs- und Zuchtmittel und wurde auch dann noch beibehalten, als sie in den Schulen längst verboten war: Im Jahr 1900 hatte das wilhelminische Kaiserreich ein besonderes Züchtigungsrecht der Väter gesetzlich verankert. Erst 100 Jahre später wurde den Kindern in der Bundesrepublik Deutschland ein Recht auf gewaltfreie Erziehung zugebilligt. Doch viele Länder behielten und behalten die Prügelstrafe bei. Wegen der Gefahr körperlicher und seelischer Verletzungen wandten sich vor allem kritische Pädagogen und Ärzte gegen diese Praxis.

- Dafür gab ein Neurochirurg und Schriftsteller aus Singapur ein besonderes Beispiel: *Gopal Baratham* verurteilte das *Caning*, die übliche körperliche Züchtigung der Jungen und Mädchen in Schulen und Jugendgefängnissen. Er hatte seinem Bericht, der wie eine Anklageschrift wirkte, Abbildungen des brutalen Verfahrens einschließlich der Verletzungsfolgen beigefügt.[22] Er hielt es für eine Aufgabe des Arztes und Schriftstellers, auf diese Misshandlungen durch Pädagogen und Justizbeamte hinzuweisen. Denn er erfuhr unmittelbar, dass der Missbrauch von Macht auch die Misshandlung und den Missbrauch von Menschen nach sich zog.

Im Kontrast zu diesen in der Literatur detailliert beschriebenen Traumatisierungen steht der wenig erforschte günstige Einfluss, den nicht nur Geschwister und Eltern, sondern auch Großeltern, vor allem Großmütter, auf Dichterinnen und Dichter, Medizinerinnen und Mediziner ausübten, so auf *Ilse Aichinger*, *William Carlos Williams* und *Antonio Lobo Antunes*, aber auch auf die ärztliche Berufswahl der Rebellen, wie zum Beispiel *Ernesto Guevara*.

An der Entstehung von Mythen wirken ebenfalls Generationen mit, daran sind, wie es heißt,

> Großeltern, die ihren Enkeln Geschichten erzählen, ebenso beteiligt wie hochgelehrte Wissenschaftler, die mit den Mitteln komparativer Exegetik Varianten vergleichen und nach dem Ur- oder Ursprungsmy-

---

[21] Vgl. Henning Müller: *Friedrich Wolf, Weltbürger aus Neuwied.* Neuwied 1988, S. 4: Friedrich Wolf habe bekannt, dass durch die drakonischen Strafgerichte des Vaters sein „Freiheits- und Betätigungsdrang gewaltig" gewachsen sei und der Trotz sich auch „künstlerisch positiv" ausgewirkt habe.

[22] *Gopal Baratham: The Caning of Michael Fay.* Singapore 1994. Was nicht nur aus ärztlicher und pädagogischer Sicht geboten ist, steht freilich im Widerspruch zu einem indonesischen *Scharia*-Gerichtsurteil, das kürzlich über ein Paar junger Homosexueller die Prügelstrafe verhängte.

thos suchen. Bei politischen Mythen versucht die Führung des Staates, auf das Forterzählen Einfluss zu nehmen.[23]

Von alters her wird die Großmutter als Geschichtenerzählerin dargestellt, geliebt oder gar – wie die heilige *Anna selbdritt* – als Schutzpatronin verehrt. Am Anfang des 19. Jahrhunderts war es ausgerechnet *Die Großmutter des Teufels*, eine Märchengestalt der *Brüder Grimm,* die einen jungen Mann vor den Strafen der Hölle bewahrte.

- Zu dieser Zeit entwarf *Georg Büchner* die Schlussszene seines *Woyzeck*-Stücks. Als Vorbereitung auf die Katastrophe fügte er ein Miniatur-Märchen in den Dramentext ein: Eine Großmutter erzählt von der Reise eines Mädchens in den Himmel und der traurigen Rückkehr zur Erde. Es ist die virtuelle Raumfahrt eines Waisenkindes, das allein auf der Welt ist und nur noch weinen kann, weil „die Erd ein umgestürzter Hafen", der Mond wie „faul Holz", die Sonne eine „verwelkt Sonnenblum" und die Sterne tote kleine „goldene Mücken" sind.[24]
- In *Arthur Schnitzlers* Novelle *Fräulein Else* (1924) fragt sich die zum Sterben entschlossene Protagonistin, wer wohl ihretwegen so weinen würde, wie sie selbst „beim Begräbnis der Großmama" geweint habe.[25]
- Häufig sind Texte mit Erinnerungen an die Großmutter Abschiedsszenen. Die Medizinstudentin *Ilse Aichinger* musste mit ansehen, wie ihre jüdische Großmutter, die ihr „der liebste Mensch auf der Welt" gewesen war, in Wien auf einen Viehwagen verladen wurde, um deportiert zu werden, während die Leute „mit einem gewissen Vergnügen" zuschauten.[26]
- Ein narratives Gegenstück zu dieser Erinnerung bildet *Die unglaubliche und traurige Geschichte von der einfältigen Eréndira und ihrer herzlosen Großmutter.* Die südamerikanische Novelle klärt die Leserschaft darüber auf, wie ein Mädchen von seiner Großmutter zur Prostitution gezwungen wird.[27]
- Zwei der meist gelesenen europäischen Romane des 20. Jahrhunderts schildern die Flucht junger Männer in die Arme bzw. unter die Röcke der Großmütter:[28] In dem Epos *Auf der Suche*

---

23 Herfried Münkler: *Die Deutschen und ihre Mythen*. Berlin 2009, S. 22.

24 Georg Büchner. *Woyzeck.* In: Werke und Briefe. Münchner Ausgabe 1988, S. 252.

25 Vgl. Kapitel 9: *Totstellversuche.*

26 Vgl. Iris Radisch: *Ilse Aichinger wird 75.* Die ZEIT 1.11.1996.

27 Gabriel García Márquez: *Die unglaubliche und traurige Geschichte von der einfältigen Eréndira und ihrer herzlosen Großmutter.* Frankfurt a.M. 2004.

28 Z.B.: Marcel Proust: *Auf der Suche nach der verlorenen Zeit* (1913–1927) und Günther Grass: *Die Blechtrommel* (1959).

nach der verlorenen Zeit wird der Tod der geliebten Großmutter zum Stellvertreter für den Tod der Mutter. Der Roman *Die Blechtrommel*, dessen Verfasser mit dem *Georg-Büchner*-Preis (1965) und dem Nobelpreis (1999) ausgezeichnet wurde, beginnt mit einem Schäferspiel auf dem Lande, bei dem sich die Großeltern des künftigen Anti-Helden erstmals begegnen.

- Ein wichtiges lebensgeschichtliches Ereignis motiviert den Lyriker *William Carlos Williams* (1883–1963) zu einem Gedicht über den Tod seiner Großmutter.

The Last Words of My English Grandmother What are all those fuzzy--looking things out there? Trees? Well, I'm tired of them and rolled her head away.[29]	Die letzten Worte meiner englischen Großmutter Was ist das für ein flaumiges Zeug da draußen? Bäume? Geht, ich will nichts mehr davon wissen, und drehte den Kopf weg.

Diese Verse bewegen Leserinnen und Leser, weil sie spüren können, dass der Autor als Arzt nicht nur mitfühlt, sondern in einer bestimmten Situation mitleidet. Darin drückt sich Empathie aus, die von einem behandelnden Arzt erwartet wird, aber auch eine Empfindung, die den Dichter persönlich angeht und den Leser unmittelbar anspricht: Es ist das Sterben, nicht der Tod, ein Vorgang, der dem Arzt so vertraut ist wie das Aufwachen des Kranken aus einer Ohnmacht oder Narkose. Es handelt sich um ein ärztliches Dokument in Gedichtform. Allerdings ist das Blatt Papier, auf dem das Gedicht steht, alles andere als ein vorgedrucktes Formular und weder ein Totenschein, noch ein Autopsie-Protokoll, auch kein ärztlicher Bericht über den Exitus, kein Sachverständigengutachten zum genauen Hergang des Ablebens, nicht einmal ein Briefbogen mit knapper Mitteilung an die Familie. Die besondere Lesart dieses Gedichts entstand aus der Perspektive des Angehörigen, aber auch aus der Perspektive der Sterbenden – "Well, I'm tired". Weil der Dichter aus der Patientinnenperspektive berichtet, ragen diese Verse aus den unüberschaubaren Bergen des mit schwarzen Rahmen bedruckten Papiers und der alltäglichen Nachrufe, aber auch der zahllosen Gedichte heraus, die den Tod thematisieren. Der Autor als Arzt dramatisiert das Ereignis nicht, sondern zeigt, dass das Sterben der Großmutter eine eigene Angelegenheit der Sterbenden, ihrer Angehörigen und häufig die erste traurige Erfahrung der Enkel ist. „Ihr jungen Leute wisst gar nichts!“ sind die allerletzten Worte der Großmutter:

[29] Williams schrieb vor allem Gedichte, übersetzt von Hans Magnus Enzensberger, daneben Prosatexte: u.a. eine Autobiographie (1994). Enzensberger erhielt den *Büchner*-Preis (1963).

You young people,
she said, but I'll tell you
You don't know anything.

- In den polyphonen Romanen des Psychiaters *Antonio Lobo Antunes* bewegt sich ein Bewusstseinsstrom, der viele Details über Mütter und Großmütter an die Oberfläche bringt. So wird zum Beispiel berichtet, dass die kranke Mutter schon „ein ganzes Leben lang" von der Großmutter und diese wiederum von der Urgroßmutter erzählt habe, die sie auf Besuchen in die Altstadt Lissabons zu begleiten pflegte. Da die Großmutter damals zehn Jahre alt war, sind die Muster der Vergänglichkeit sowohl an der geschilderten Generationenfolge als auch an den im Elternhaus verstreuten Kleidungsstücken abzulesen: Der flüchtige Schatten eines Hutes und die Struktur herrenloser Handschuhe.[30] Am Anfang des Romans *Anweisungen an Krokodile* (1999) schildert *Antunes* ein außerkörperliches Ich-Erlebnis mittels mehrmaligen Perspektivwechsels:

  > Ich hatte von meiner Großmutter geträumt, und als ich ans Fenster trat, noch vor dem Morgen, indem ich, ohne den Boden zu berühren, durch die Möbel gegangen war, als schliefe ich weiter (der Körper war ein Schatten meines Körpers, der sich gewichtslos in den Pantoffeln bewegte, denn der richtige Körper blieb im Bett, [...] und das erwachsene Ich beobachtete das Ich als Kind oder das Ich als Kind das erwachsene Ich, ich weiß es nicht).

Zwei weitere Ärzte, die Schriftsteller waren, *Ernesto Guevara* und *Werner Catel*, zogen aus ihrem vergleichbaren Erleben konträre Schlüsse. Nach eigenen Bekenntnissen entstand bei ihnen die Motivation zum Medizinstudium jeweils aus der schmerzlichen Erfahrung beim Sterben ihrer Großmutter.

- *Ernesto Che Guevara* (1928–1967) teilte in einer autobiographischen Schrift mit, er habe von dem Zeitpunkt an, als seine Großmutter gestorben sei, Medizin studieren wollen.[31] Wie eine Reihe weiterer lateinamerikanischer Mediziner wollte er als Armenarzt tätig werden. Der Wunsch, möglichst vielen Menschen helfen zu können, stellte neben wissenschaftlichen und finanziellen Interessen am Arztberuf die häufigste, früh entstehende, wenngleich auch durchaus veränderliche Motivation der Mediziner dar.

---

30 Antonio L. Antunes: *Welche Pferde sind das, die da werfen ihre Schatten auf das Meer.* München 2013, S. 9.

31 Stephan Lahrem: *Che Guevara – Leben Werk Wirkung*. Frankfurt a.M. 2005, S. 20.

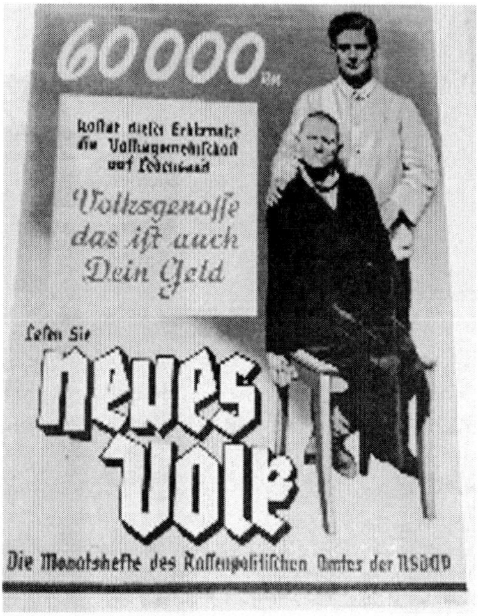

Abb. 36: NS-Plakat um 1938
Der kalkulierte Wert des Menschen

- *Werner Catel* (1894–1981) setzte sich für die aktive Sterbehilfe als „Auslöschung" und „Erlösung" von Menschen mit Behinderungen ein. Als Sechzehnjähriger hatte er eigenmächtig beim Sterben seiner Großmutter durch Verdoppelung der ärztlich verordneten Opium-Dosis nachgeholfen.[32] Seither faszinierte ihn die Machtvorstellung, überlegt, indiziert, tatkräftig einzugreifen, um gezielt Menschen zu töten, also Sterbende von einem Leiden und leidende Kinder vom Leben zu „befreien". Einigen Kindern sprach er zudem jede Leidensfähigkeit ab. Der Kinderarzt publizierte in der NS-Zeit einen Bericht über ein Neugeborenes, das er als reines „Reflexwesen" bezeichnete (1930);[33] später schrieb er auch zwei Theaterstücke und mehrere Gedichtbände. 1932 wurde er Professor für Kinderheilkunde an der Berliner Charité, 1933 Ordinarius in Leipzig. Er war als Gutachter und Berater mitverantwortlich für den auf den 1.9.1939 datierten *Gnadentod-Erlass*: Vom ersten Tag des Krieges an wurde die „Euthanasie"-Aktion zur Ermordung von Epilepsie-

[32] Vgl. Ulrich Schultz-Venrath: *Dichtkunst, Heilkunst, Forschung. Der Kinderarzt Werner Catel.* In: *Reform und Gewissen.* Götz Aly (Hg.) Berlin 1985, S. 111

[33] Werner Catel, C.A. Krauspe: *Über die nervöse Leistung und den anatomischen Bau einer menschlichen Hirnmißbildung.* Jahrb. Kinderheilk.129,1 (1930).

kranken, körperlich und geistig behinderten Kindern, Jugendlichen und Erwachsenen in die Tat umgesetzt.[34] Zehn Jahre später wurde eine staatsanwaltschaftliche Untersuchung wegen Totschlags eingestellt. Erst 1960 gab *Catel* sein Amt als Direktor der Universitätskinderklinik Kiel auf. Doch schon 1962 befürwortete er wieder die fatale „*Euthanasie*"[35] und bezeichnete zugleich den Eid des Hippokrates als „vorchristlich und verstaubt".[36] Dass er sich nicht für seine Taten verantworten musste, wiegt umso schwerer, als er die eugenischen Auffassungen der NS-Zeit weiterverbreiten konnte.

- Dem Werdegang des Professors Dr. med. Dr. rer. nat. *Werner Catel* gleicht in weiten Teilen die Karriere des Professors Dr. med. Dr. phil. *Gerhard Kloos* (1906–1988), der sich trotz seiner Beteiligung an der NS-„Euthanasie"-Aktion ebenfalls einer gerichtlichen Verurteilung entziehen konnte. Er hatte eine Dissertation über Synästhesien (1931) und eine weitere über Täuschungsphänomene (1933) verfertigt. Während des Krieges leitete er in Stadtrhoda bei Jena die *Kinderfachabteilung* (ohne Zusatz: für „Euthanasie"). Zu dieser Zeit berichtete er *Über den Witz der Schizophrenen* (1944) und merkte besonders an, es entbehre nicht einer „grausamen Komik", wenn ein Kranker den Verfasser bei der Visite mit folgenden Worten begrüßt habe:

> Habe die Ehre, Herr Zahnstoßer, Herr Leichenbettfresser, Herr Lokomotivenschweiß- und Blutlachenfresser.[37]

Nach dem Krieg war *Kloos* Direktor der Landesklinik in Göttingen. Generationen von Studierenden der Medizin, die nichts von seinem Doppelleben ahnten, orientierten sich an dem *Grundriß der Psychiatrie und Neurologie* (1944) und seinem Intelligenztest, in dem rassenhygienische Begriffe und antisemitische Thesen vorherrschten. Die Intelligenztest-Frage 16 hatte gelautet:

> Warum lehnen wir die Juden ab?

In den Nachkriegsauflagen bekannte sich *Kloos* zur *Kunst des Weglassens*.[38] Seine im Duktus der NS-Psychiatrie geprägten Schriften wurden allerdings noch nach seinem Tod (1988) verbreitet. Darin war zu lesen, was mit „Störern" zu geschehen habe:

---

[34] Ulrich Schultz-Venrath, 1985, S. 107.
[35] Werner Catel: *Grenzsituationen des Lebens.* Nürnberg 1962.
[36] Ders.: *Leidminderung richtig verstanden*. Nürnberg 1966, S. 108.
[37] Vgl. Götz Aly (Hg.): *Reform und Gewissen.* Berlin 1985, S. 93.
[38] Gerhard Kloos: *Grundriß der Psychiatrie und Neurologie.* München 1972, S. 5.

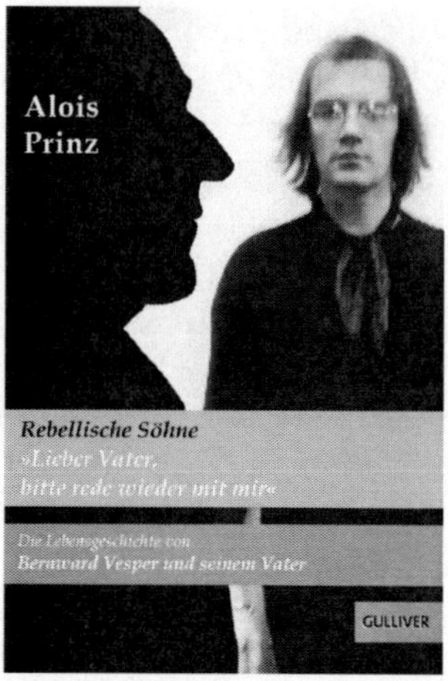

Abb. 37: „Lieber Vater, bitte rede wieder mit mir".
Die Lebensgeschichte von Bernward Vesper und seinem Vater: Rebellische Söhne. Weinheim 2016

> Bei den störenden Psychopathen, insbesondere den Haltlosen, Gemütlosen, Kriminellen, sexuell Perversen und Querulanten ist ihre *Unschädlichmachung* durch Abwehrmittel der Gesellschaft am wichtigsten (Anstaltsunterbringung, Arbeitshaus, Sicherungsverwahrung usw.).[39]

Aus diesen Täterbiographien lässt sich zweierlei ersehen: Zum einen wurden die im geheimen staatlichen Auftrag begangenen Untaten nicht verfolgt, sondern geduldet und gerechtfertigt, zum andern konnten die Täter mit ihren im Geist der NS-Medizin verfassten Schriften noch jahrzehntelang Schaden anrichten, ohne dass die Studierenden der Medizin oder die Kranken davor gewarnt wurden.[40] Später sprachen einige Psychoanalytiker in diesem Kontext nicht nur von Schäden, sondern von *Beschädigungen* (1992).[41] Da sich die Väter/Täter nicht von der NS-Ideologie distanzierten, versuchten einige ihrer Kinder, diese Enttäuschung durch politische Aktionen oder durch schriftstellerische Aktivitäten in einer Art „Selbstanalyse" zu bewältigen.[42] Dies war mit großem Risiko verbunden:

- Die Gefahr bestand darin, dass die Kinder in einen Ambivalenzkonflikt gerieten, wie zum Beispiel ein junger Schriftsteller und

---

[39] Gerhard Kloos: *Grundriß der Psychiatrie und Neurologie*. 10. Aufl. 1988, S. 460.

[40] Götz Aly (1985) hatte als erster vor den NS-Schriften des *Gerhard Kloos* gewarnt.

[41] Christa Rohde-Dachser (Hg.): *Beschädigungen.* Göttingen 1992.

[42] Ebd.: Rainer Krause: *Psychische Folgen des Holocaust.* S. 59. In diesem Fall waren drei Generationen an der „Bewältigung der Vergangenheit" beteiligt: der NS-Lyriker *Will Vesper* (1882–1962), dessen Sohn *Bernward Vesper* (1938–1971) und dessen Enkel, *Felix Ensslin* (*1967), der Sohn *Gudrun Ensslins* (1940–1977).

Verleger, der auf Wunsch seines Vaters dessen NS-Schriften posthum als Werkausgabe herausgeben wollte. Eins der Schulbuchgedichte von 1935 begann feierlich mit den Zeilen:

> So gelte denn wieder
> Urväter Sitte:
> Es steigt der Führer
> aus Volkes Mitte.

Ein Jugendfreund des Dichtersohns drückte sein Entsetzen über diesen Plan mit den Worten aus:

> Dein Vater missbraucht dich noch *post mortem*.[43]

Auch in seinem autobiographischen Romanfragment *Die Reise* (1977) drehte sich alles um den „NS-Barden“, den verehrten Vater, während der Sohn als Schriftsteller den „Nachlass einer Generation“ lieferte, als er sich das Leben nahm.[44]

- Das Kontinuum dieser exemplarischen Vorgänge aus der NS-Zeit wird noch von dem jahrzehntelangen Verlauf des *Barbie*-Falles übertroffen:
  Über Kontinente und Dekaden hinweg hatten die Geheimdienste kooperiert, um jeden aktiven Widerstand, wie den Kampf der *Résistance* oder der südamerikanischen Freiheitsbewegungen zu brechen. Erst in den 1980er Jahren deckte die Retrospektive des *Barbie*-Falles auf, dass weder die von *Barbie* im besetzten Frankreich ausgeübte „weiße Tortur“, noch die planmäßige Tötung von NS-Opfern zur Verhaftung und Bestrafung dieses Kriegsverbrechers geführt hatten. Aufgrund des selektiven amtlichen Umgangs mit NS-Tätern wurden geeignete Polizisten als Agenten weiterverwendet. Gegen den Gestapomann *Nikolaus Barbie* (1913–1991) war in Frankreich zweimal ein Todesurteil in Abwesenheit verhängt worden. Er blieb unbehelligt, erhielt den deutschen Agentennamen *Adler* und nannte sich *Klaus Altmann*. Aus diesem Grund konnte erneut eine Barbarei von historischer Dimension geschehen. Der Drahtzieher war jener Agent *Adler/Altmann/Barbie*. Da die Kontinuität dieser Kriegsverbrechen anfangs nicht schlüssig belegbar zu sein schien, war von historischen Erfahrungen auszugehen und grundsätzlich anzunehmen, dass in den Herrschaftsstrukturen, die freie Meinungsäußerungen willkürlich unterdrücken, nicht die Machthaber oder deren

[43] Henner Voß: *Vor der Reise. Erinnerungen an Bernward Vesper.* Hamburg 2005, S. 69f.
[44] Vgl. Alex Rühle: *Bernward Vesper.* Süddeutsche Zeitung 11.5.2010.

Gehilfen, sondern die Freiheitskämpfer zur Rechenschaft gezogen und beharrlich verfolgt werden.

- Von der letzten Agententätigkeit des *Klaus Barbie* in Südamerika erzählt das Buch „*Der Garten meiner Großmutter*" (2013).[45] *Barbie* war vom bolivianischen Geheimdienst auf die Spur der Guerilleros gesetzt worden. So kam es, dass vor 50 Jahren Commandante *Ernesto Guevara* mithilfe des deutschen *Adlers* aufgespürt wurde.

[45] Elisabeth Musser: *Der Garten meiner Großmutter*. Marburg (2013)

16. Verletzlichkeit

„Das magische Gefühl, unverwundbar zu sein." Die neuen Rebellinnen und Rebellen

Angebetete Du,
ich ziehe in meine Kämpfe,
ich will die Erde aufscharren,
dir eine Höhle graben,
in der wird dein Kapitän
dich erwarten,
mit Blumen auf dem Lager.
Ernesto Guevara de la Serna[1]

An den Schnittpunkten mit der Zeitgeschichte zeigt sich, wie die Biographie eines Rebellen von Krisen bestimmt wird. Beispielhaft ist die Lebensgeschichte des Arztes, Schriftstellers, und Revolutionärs *Ernesto Guevara de la Serna,* genannt *Che Guevara* (1929–1967). Er entstammte einer argentinischen Familie, die eine Teeplantage betrieb. Seine Eltern, *Celia de la Serna y Llosa* (1906–1965) und *Ernesto Rafael Guevara Lynch* (1901–1987) sollen vermögend, aber wenig geschäftstüchtig gewesen sein. Der Vater war oft abwesend. Als ältestes von fünf Kindern erhielt *Che Guevara* besondere mütterliche Zuwendung. Im 3. Lebensjahr erlitt er einen ersten Asthmaanfall und wurde, weil er wegen zunehmender Anfälle nicht die Schule besuchen konnte, von seiner Mutter unterrichtet.

> Wie rebellisch er auch sein mochte, nur selten widersetzte sich Ernesto Guevara den Wünschen seiner Mutter.[2]

1946 trennten sich die Eltern. *Che* wollte Arzt werden. Er hoffte, der an Krebs erkrankten Mutter helfen zu können und zugleich dem eigenen Leiden auf die Spur zu kommen. Zu dieser Zeit erschienen umfangreiche Studien zum Thema Krankheit und Konflikt, so das Standardwerk *Psychosomatic Medicine* (1950).[3]

Wenn die Lebensgeschichte von einer Anfallskrankheit wie Asthma bronchiale beherrscht wird, scheinen darin immer wieder psychosomati-

---

[1] Anna Menendez: *Geliebter Che.* München 2008, S. 106.

[2] Daniel James: *Che Guevara.* München 2007, S. 95

[3] Franz Alexander: *Psychosomatic Medicine,* New York 1950.

sche Aspekte auf. Die Symptomatik gleicht einem Rebellionsversuch des Körpers und – nach Auffassung eines Heidelberger Psychosomatikers, der zugleich Asthmatiker war – einem *Körperstreik*.[4]

Der Arzt und Schriftsteller *Friedrich Wolf* erlitt einen Atemnotanfall in der Gefängniszelle, als er wegen seines Kampfs gegen den Abtreibungsparagraphen verhaftet worden war.

Von *Marcel Proust* heißt es, er habe lieber krank sein und Asthmaanfälle erleiden wollen, als durch ein Widerwort das Missfallen seiner Mutter zu erregen. Dies scheint typisch zu sein für die starke Mutterbindung und eine emotionale Blindheit gegenüber der *Revolte des Körpers*.[5] Zweifellos wird der Doppelsinn psychosomatischer „Beschwerden", die einen Protest ausdrücken, häufig verkannt. Die Betroffenen beschweren sich nicht verbal, zumal die Atemnot das Sprechen erschwert. Eine multikausale Krankheit wie das Asthma bronchiale fordert zwar mit jedem Anfall die empathische Zuwendung der Umgebung heraus, aber Eltern und Geschwister fragen nur selten nach Auslösefaktoren. Umso größer ist das Mitteilungsbedürfnis der Kranken, wenn sich ein Gespräch nicht um ihre Anfälle dreht. Manchmal bringen gerade diejenigen, die ihr chronisches Leiden anscheinend widerstandslos-ergeben hinnehmen, Literatur hervor, wie zum Beispiel jener Autor mit dem feinen Sensorium für die Bedeutung biographischer Krisen, nach dem der *Proust*-Effekt benannt ist.[6]

Im Fall des Rebellen *Ernesto Guevara* war die Geschwisterrivalität ein pathogenes Agens. Seine Brüder sollen ihn einmal bei einer Rangelei mit dem Kopf in kaltes Wasser getaucht und bei dem dadurch ausgelösten Asthma-Anfall „schadenfroh" zugeschaut haben.[7]

1947 begann er mit dem Medizinstudium in Buenos Aires. 1953 schrieb er eine Dissertation über Allergien, die dem Bronchialasthma zugrunde liegen können. Doch gegen die Atemnotanfälle war er nach eigenem Bekenntnis zeitlebens machtlos. Er notierte in sein Tagebuch, das Asthma habe ihn „außer Gefecht" gesetzt.[8] Nachdem er das Elend der Landbevölkerung und der Kranken in einer Leprakolonie erlebt hatte, suchte er sein Heil nicht mehr in der Medizin, sondern in der lateinamerikanischen Revolution. Er verfasste zahlreiche politische Schriften und Reiseberichte. Gelegentlich schrieb er ein Gedicht. Seine Verse über ein Blumenlager in einer unterirdischen Liebeshöhle erinnern an das mittelhochdeutsche Gedicht *Under der Linden*:

---

[4] Heinrich Hübschmann: *Krankheit ein Körperstreik.* Freiburg 1974.
[5] Alice Miller: *Die Revolte des Körpers*. Frankfurt a.M. 2005, S. 64.
[6] Vgl. Kapitel 14: *Arztkinder und Arztdichter.*
[7] Daniel James: *Che Guevara*. München 2007, S. 53.
[8] Ernesto Che Guevara: *Das magische Gefühl, unverwundbar zu sein.* Köln 2007, S. 63.

Dô het er gemachet
alsô rîche
von bluomen eine bettestat.[9]

Ein ähnliches Engramm könnte zu dieser Metapher beigetragen haben: *Alices* Blumenbett (flower-bed).[10] *Guevaras* Verse richteten sich an seine Geliebte, die kubanische Malerin *Anna Menendes*. Nach der Trennung wollte sie wissen, wo denn das „Lager aus Blumen" geblieben sei. Zehn Jahre vor dem Anbruch der *Flower-Power*-Zeit fingen viele junge Menschen an, sich zu fragen:

Sag mir wo die Blumen sind –
Sag mir, wo die Gräber sind...

Anna Menendes glaubte, in dem Gedicht „ihres Kapitäns" die Sehnsucht nach einem „schönen Tod" gespürt zu haben und assoziierte offenbar mit der gemeinsamen „Bettstatt" eine Grabeshöhle.[11]

In dem Tagebuch seiner Lateinamerika-Reise (1953–1956) sind Briefe an die Mutter enthalten. Darin schildert er mehrfach *Das magische Gefühl, unverwundbar zu sein.*[12] Am 4. Juli 1954 berichtet er, was er bei einem Fliegerangriff erlebt habe. Er traue sich kaum, ihr zu sagen, dass er „mit Vergnügen" beobachtet habe, wie die Leute vor den plötzlich auftauchenden Flugzeugen, die ein Ziel „ganz in seiner Nähe" anvisiert hätten, geflohen seien, während er auf diese Gefahr ganz anders reagiert habe, nämlich mit „dem magischen Gefühl, unverwundbar zu sein." Alles sei wie ein schöner Traum gewesen. Offenbar war es eine ursprünglich reale, aber tagtraumartig erlebte Szene, die er seiner Mutter gegenüber in poetischer Briefform wiedergab:

> Die Maschine wurde zusehends größer, während aus ihren Tragflächen in kurzen Abständen Feuerzungen hervorschossen und das Geräusch von Maschinengewehrsalven zu hören war. Plötzlich schien das Flugzeug einen Moment lang in der Luft still zu stehen, und kurz darauf erzitterte die Erde vom Einschlag einer Bombe.[13]

Eine ähnliche Szene in Form eines Gedichts beschrieb der Arzt und Schriftsteller *Heinar Kipphardt* (1922–1982), als er unter pathologischen Wiederholungsträumen litt: Er wird von einem Kampfflugzeug, in dem er den Piloten erkennt, verfolgt.[14] Diese albtraumartigen poetischen Szenen

---

[9] Walther von der Vogelweide (1170–1230): Verse aus dem Mädchenlied *Unter der Linden: Da hatte er aus Blumen eine prächtige Bettstatt gemacht.*

[10] Lewis Carroll (1871): *Hinter den Spiegeln.* 2. Kapitel. Frankfurt a.M. 1963.

[11] Anna Menendez: *Geliebter Che.* München 2008, S. 109f.

[12] Ernesto Che Guevara: *Das magische Gefühl, unverwundbar zu sein*. Köln 2007.

[13] Ebd. S. 140.

[14] Heinar Kipphardt: *Umgang mit Paradiesen.* Reinbek b. Hamburg 1990, S. 13.

– Soldatenphantasien[15] – erinnern an *Arthur Schnitzlers* satirische Novelle *Lieutenant Gustl.* Ein Offizier erfährt, dass sein Duellgegner unverhofft vom Schlag getroffen worden ist und stellt erleichtert monologisierend fest:

Nichts ist g'scheh'n.

Die Wiener Redewendung „Es kann dir nix g'schehen,"[16] ist zu einem geflügelten Wort und Beleg für die vermeintliche Unverletzlichkeit der Helden geworden. *Sigmund Freud* deutet das erstaunliche Sicherheitsgefühl, mit dem sich „ein wirklicher Held" dem feindlichen Feuer aussetze, als Phänomen der „Unverletzlichkeit", das auch „den Helden aller Tagträume wie aller Romane" kennzeichne.[17]

Ernesto Guevara notierte an anderer Stelle seines Tagebuchs der Lateinamerika-Reise selbstkritisch, *„unverwundbar"* sei nicht das richtige Wort, vielleicht spiele ihm das Unbewusste einen Streich.[18] Er ließ weder in den Tagebuchnotizen noch in der schriftstellerischen Arbeit seinen biographischen Kalender außer Acht und wurde sich zunehmend der Widersprüche und Risiken seines abenteuerlichen Lebens bewusst.

Guevara ist Arzt, Schriftsteller, Guerillaführer und nach der Kubanischen Revolution (1959) Bankdirektor und Industrieminister in Havanna gewesen. Er war in erster Ehe mit der Peruanerin *Hilda Gadea* (1925–1974) verheiratet. Die gemeinsame Tochter *Hilda* wohnte, nachdem die Ehe 1959 geschieden wurde, mit ihrer Mutter in Cuba. Aus der zweiten Ehe mit der Kubanerin *Aleida March de la Torre* (*1936) gingen vier Kinder hervor. Beide Frauen hatten für die Revolution und für *Che,* den Revolutionär, gekämpft.

In seinem Abschiedsbrief an die Eltern verglich er sich mit dem *Ritter von der traurigen Gestalt,* als er, wie ein Chronist bezeugen konnte, „auf einem müden alten Klepper" in Bolivien reitend, noch einmal den Kampf zwischen Traum und Wirklichkeit aufnahm.[19]

Am 8.10.1967 wurde er vom Militär im bolivianischen Hochland aufgespürt. Der von einem Status asthmaticus geschwächte Guerillaführer wurde im Gefecht verwundet, gefangen genommen und am folgenden Tag ermordet („exekutiert"). Die Barbarei endete mit einer nekrosadistischen Maßnahme der bolivianischen Miliz, die die Hände des Leichnams abtrennte, um sie teils als Trophäe, teils als Beweismittel zu verwenden und den Torso rasch einzuäschern, also verschwinden zu lassen: eine für alle

---

15 Die Albträume von Soldaten sind aus heutiger Sicht Symptome posttraumatischer Belastungsstörungen.

16 Vgl. Kapitel 5: *Krisen und Krankheiten.*

17 Vgl. Sigmund Freud: *Der Dichter und das Phantasieren. Bildende Kunst und Literatur.* Studienausgabe. Bd. X, Frankfurt a.M. 1969, S. 176.

18 Ernesto Che Guevara: *Das magische Gefühl, unverwundbar zu sein.* Köln 2007, S. 136.

19 Daniel James: *Che Guevara.* München 2007 S. 75.

Terrorsysteme typische Sicherheitsvorkehrung nach nekrophiler Verstümmelung des Feindes.[20]

Klaus Barbie, alias *Klaus Altmann,* auch bekannt als "der Henker von Lyon", war der geheime Gegenspieler *Ernesto Guevaras.* Er hatte das Militär auf die Spur der Guerillakämpfer gebracht und sich dabei nicht nur auf seinen feinen Spürsinn, sondern auch auf sein unerschütterliches Sicherheitsgefühl verlassen können. Er war nach dem II. Weltkrieg beschuldigt worden, seit 1941 im besetzten Frankreich tausende Regimegegner gefoltert und ermordet zu haben, tauchte aber unter, wurde Geheimagent und diente zuletzt als Sicherheitsberater südamerikanischer Präsidenten. Ein Urvertrauen in die Sicherheitsorgane gab *Barbie* das Gefühl, sakrosankt und unantastbar zu sein.[21] Er wurde jedoch 1983 nach Lyon entführt und dort 1987 wegen Verbrechen gegen die Menschlichkeit zu lebenslanger Haft verurteilt. 1991 starb er mit 77 Jahren an Krebs.

Dieser ehemalige Offizier der *Geheimen Staatspolizei* wurde fast doppelt so alt wie *Ernesto Guevara* und zum Beispiel auch *Jean Paul Marat.* Die beiden Revolutionäre hatten das akademische Leben als Mediziner und Schriftsteller begonnen, den Doktorgrad erworben, als Armenärzte gearbeitet und viele Reisen unternommen; beide waren aber auch chronisch krank: *Guevara* litt unter Atemnotanfällen, die ihn tagelang inaktivierten, *Marat* wurde von einer Hautkrankheit gequält, deren Symptome nur im Dauerbad gelindert werden konnten. Aber beide waren Führungsnaturen, die zum Widerstand fähig waren. Sie trafen höchst umstrittene und folgenschwere politische Entscheidungen, waren für den Tod zahlreicher Revolutionsopfer der Jahre 1789 bzw. 1959 verantwortlich, hatten aber nicht – wie der Sicherheitsbeamte *Barbie* Diktatoren gedient, sondern im Gegenteil – wie auch die französische *Résistance* – mit ihren Schriften und mit Waffengewalt revolutionären Widerstand gegen ein diktatorisches Regime geleistet:

- *Marat* schloss sich den revolutionären *Jakobinern* an, um die Herrschaft der Monarchie niederzureißen. Der Revolution folgte die Terrorherrschaft von 1793/94.
- *Guevara* bekämpfte gemeinsam mit den Brüdern *Castro* die kubanische *Batista-Diktatur.* In seinen Augen war der Guerillakampf ein kleiner Krieg, wofür das Diminutiv von *guerra* im Spanischen ebenso sprach wie der lateinische Begriff *bellum* in der Rebellion. Demnach galten die kubanischen Toten von 1959 auf beiden Seiten als Kriegsopfer.

---

[20] Ernst Fromm (1974): *Anatomie der menschlichen Destruktivität.* 2015, S. 414.

[21] Peter F. Müller, Michael Mueller: *Mein Name sei Altmann. Das zweite Leben eines Kriegsverbrechers.* Dokumentarfilm. Filmfabrik, WDR/NDR/ARTE 2015.

- *Barbie* war hingegen kein Rebell oder Soldat, sondern ein Auftragsmörder, ein Polizeibeamter, der Terrortaten im Staatsdienst, also Staatsterror verübte.

Doch die Barbarei des „Terrorismus" ist, auf welcher Seite sie auch immer verübt wird, kaum allgemeinverbindlich zu definieren, da einerseits die Rebellen von Diktatoren grundsätzlich als Terroristen bezeichnet, andererseits die Kämpfer der Terrormilizen als Helden gefeiert und (Selbstmord-) Attentäter als Märtyrer geehrt werden. Im Gegensatz zu der in radikalen Zellen herrschenden Suizidtendenz wird in anderen Rebellengruppen eher die individuelle seelische und körperliche Widerstandsfähigkeit und die davon abhängige Fähigkeit zum Widerstand verstärkt, wenn die Kämpfer sich mit dem Einsatz ihres Lebens für Freiheits- und Menschenrechte einsetzen.

Ein unter Rebellen wie *Guevara* aufkommendes Gefühl, unverwundbar zu sein, kann unter Berücksichtigung des Gegenteils dieses Begriffs genauer analysiert werden. So stellt sich das Spiegelbild der vermeintlich unverletzlichen Persönlichkeit rasch als Trugbild heraus, während der Begriff der Verwundbarkeit, die Vulnerabilität, im Blickfeld der Forschung das Gegenstück zur so genannten *Resilienz* bildet. Mit dem Resilienz-Begriff, der so viel bedeutet wie „Aufrechterhaltung oder rasche Wiederherstellung der psychischen Gesundheit",[22] öffnet sich ein Zugang zur epigenetisch steuerbaren Entwicklung der Kinder und Jugendlichen, um einen möglichst lebenslang anhaltenden Schutz vor Verletzungen zu erzeugen.[23] Diese Hypothese wird durch die von der Neurowissenschaft postulierte Formbarkeit des Gehirns gestützt. Doch manche Theoretiker bezweifeln, ob das Resilienzkonzept, zum Beispiel nach dem Grundsatz von „Fordern und Fördern", geeignet sei, schwere Schädigungen in frühester Kindheit, Misshandlung, Vernachlässigung und Überbehütung, zu beheben. Unwahrscheinlich sei auch, dass Jugendliche widerstandsfähiger werden, wenn sie persönlichen, sozialen und politischen Konflikten aus dem Weg gehen.[24]

- In den letzten Jahren wurde – von Zeitzeugen der 68er Rebellion – die Widerstandsfähigkeit der Studierenden analysiert. Einer der Akteure der Studentenbewegung nannte das Jahr 1968 eine „schöne und schreckliche Zeit".

---

[22] Vgl. Raffael Kalisch: *Der resiliente Mensch.* Berlin 2017.

[23] In der Ratgeberliteratur wird ein ganzes Schlüsselbund empfohlen, um Resilienz zu erreichen: 1. Akzeptanz, 2. Optimismus, 3. Selbstwirksamkeit, 4. Eigenverantwortung, 5. Netzwerkorientierung, 6. Lösungsorientierung, 7. Zukunftsorientierung. Vgl. Jutta Heller: *Resilienz: 7 Schlüssel für mehr innere Stärke.* München 2013.

[24] Philippe Bourbeau, Thomas von Freyberg et al. (Hg.): *Fit für die Katastrophe?* Gießen 2017.

Als Beleg fügte er in seinen Bericht *Rebellion und Wahn* (2010),[25] eine eigene Tagebuchnotiz vom 30.5.1967 ein, in der nur die Namen *Deutschland* und *Che Guevara* mit Großbuchstaben versehen sind:

> In Deutschland stelle ich mir das schicksal eines Che Guevara etwa so vor: er arbeitet jahre, jahrzehnte erfolgreich und unerkannt im untergrund. [...] Eines tages wird er erkannt und verhaftet, als er mittags um zwölf, alter gewohnheit folgend, als einziger bei rot eine straße überquert.

Der Zeitzeuge bedient sich einer umgangssprachlich und alltagpsychologisch vereinfachten Schreibweise, wenn er aus heutiger Sich konstatiert, dass es immer wieder notwendig sei, gegen „eine übergeschnappte Obrigkeit" zu rebellieren, doch mutiger, sich gegebenfalls den Führern in der eigenen Gruppe zu widersetzen und zu sagen: „Ihr spinnt! Ihr seid verrückt geworden!"[26] Die wichtigste Errungenschaft der 68er-Bewegung in Deutschland sei der Bruch mit der „Kultur des Gehorsams" gewesen und die größte Sünde sehe er darin,

> dass ihre Anführer nach einem basisdemokratischen und freiheitlichen Aufbruch am Ende einer im Kern antidemokratischen Doktrin erlagen und vor den Verbrechen ihrer revolutionären Vorbilder – in Kuba, in Vietnam, in Kambodscha und China, die Augen schlossen.[27]

Außer diesem autobiographischen Bericht, in dem die Anführer der Rebellion, die Revolutionäre wie die Diktatoren, nachträglich einem „Degradierungszeremoniell" unterworfen wurden,[28] erschien ein Prosatext dieses Autors mit dem Titel *Lenz* (1973), die Neuerzählung von *Georg Büchners* Novelle *Lenz* (1835).[29] Als Vorlage für beide Texte diente die Krankengeschichte eines Dichters:

- *Büchner* hatte einige dramatische Texte des Dichters *Jakob Michael Reinhold Lenz* (1751–1792) studiert und in seiner Novelle beispielhaft dessen Selbstverletzlichkeit in der Krise dargestellt, wie zum Beispiel mit dem folgenden, für *Büchners* Stil typischen, stark verdichteten Satz:

  > Das All war für ihn in Wunden; er fühlte tiefen unnennbaren Schmerz davon.[30]

---

[25] Peter Schneider: *Rebellion und Wahn.* Köln 2010, S. 17.

[26] Ebd. S. 364.

[27] Ebd. S. 280.

[28] Harold Garfinkel: *Conditions of Successful Degradation Ceremonies.* Am J Sociol 61, 1956, S. 420–424.

[29] Peter Schneider. *Lenz.* Köln 1973.

[30] Georg Büchner (1835), Gesammelte Werke, München 2002, S. 106.

Auf besonders sensible Themen und Motive, mit denen sich der Dichter *Lenz* beschäftigt hatte, verwies bereits der Titel seines ersten Stücks *Der verwundete Bräutigam* (1766); später waren es *Philosophische Vorlesungen für empfindsame Seelen* (1780). Zu dieser Zeit beobachteten seine Freunde in Weimar und Straßburg bei ihm ein seltsam widersinniges Verhalten, das mit einigen Wahnideen verbunden zu sein schien. Dazu bemerkte *Georg Büchner* am Anfang seiner Novelle, ohne auf eine psychopathologische Deskription zu verfallen, sondern sogleich ins Poetische gewendet und gelassen:

> Müdigkeit spürte er keine, nur war es ihm manchmal unangenehm, dass er nicht auf dem Kopf gehen konnte.[31]

Auch der neue *Lenz* (1973), ein ratlos rebellierender Student, will auf dem Kopf gehen.[32] Sein politisches Engagement erscheint ihm „perspektivlos". In dieser Erzählung wird einerseits der Normalitätsbegriff relativiert, andererseits aber betont, eine Wechselwirkung von Rebellion und Wahn habe die Zeitgeschichte dominiert. Dieser populärpsychologischen Interpretation stand damals ein dokumentarisches Stück des psychiatrischen Experten *Heinar Kipphardt* gegenüber:

- *März, ein Künstlerleben* (1973), das von *Kipphardt* verfasste Schauspiel, wurde verfilmt und erschien in Romanform (1980). Der Text erinnert zwar an biographische Aspekte der Novelle *Lenz* von Georg *Büchner*, entwickelt aber auf der Grundlage einer von *Kipphardt* studierten Krankengeschichte eines zeitgenössischen Lyrikers die Kunstfigur *März.*[33] Der Autor fügt pathogene biographische Details – Kränkung, Stigmatisierung, Isolierung – und psychopathologische Befunde – paranoide Ideen, Halluzinationen, Ängste – zu einem exakten Krankheitsbild zusammen. Nach dem dramatischen Verlauf der Wahnkrankheit endet der Text mit der Selbstverbrennung des Protagonisten in der Pose des Gekreuzigten.[34]
- Zu dieser Zeit war der Beitrag des 29-jährigen Psychiaters *Rainald Goetz* ein Höhepunkt des Klagenfurter *Ingeborg-Bachmann*-Literatur-Wettbewerbs von 1983.

---

[31] Ebd., S. 99.

[32] *Charlotte Wolff* hielt es als Künstlerin mit den Surrealisten, die behaupteten, dass man die Welt „genauso gut aufrecht wie auf den Kopf gestellt betrachten" könne. Vgl. Charlotte Wolff (1983): Frankfurt a.M. 1990, S. 189f.

[33] Heinar Kipphardt: *März, ein Künstlerleben.* Köln 1980.

[34] Vgl. Kurth Rothmann: *Deutschsprachige Schriftsteller seit 1945.* 1986, S. 216f.

Ein Kritiker schrieb über *Goetz* im Blick auf dessen ersten Roman „Irre“ (1983) und die Novelle *Georg Büchners*:

> Wenn Büchners Lenz im Gebirge verrückt wird, dann ist Rainald Goetz der Lenz in der Großstadt, der versucht, nicht irre zu werden. Wobei hier überhaupt die Frage ist, wer irre ist, wer ist drinnen und wer draußen, wer ist Insasse und wer nicht.[35]

Rainald Goetz verkörperte bei dem Klagenfurter Wettbewerb mit einer rhythmisch und gestenreich vorgetragenen Rede die Rebellion gegen die mediale Kultur im Allgemeinen und den Literaturbetrieb im Besonderen. Dabei verausgabte er sich und verletzte sich sogar auf überraschende Weise selbst. Er fügte sich mit einer Rasierklinge einen oberflächlichen Schnitt an der Stirn zu. Blut tropfte auf sein Vortragsmanuskript *Subito*, während er gleichzeitig sagte:

> Ich schneide mir ein Loch in meinen Kopf, in die Stirne schneide ich das Loch, mit meinem Blut soll mir das Hirn auslaufen.[36]

Das Publikum applaudierte verhalten, die meisten Juroren verharrten in Indifferenz: ein Spektakel, das anscheinend weder Lob noch Tadel und erst recht keinen Preis verdiente. Einer der anwesenden Kritiker meinte, *Goetz* habe sich mit seinem lebhaften Angriff gegen die herrschende Literatur als typischer Literat entlarvt. Die demonstrative Selbstverletzung erregte in den Medien Aufsehen und Abscheu. Hatte der Autor nicht vom Sinn des Blutvergießens im Zusammenhang mit Terrorismus gesprochen? *Goetz* bekannte freimütig:

> Und weil ich kein Terrorist geworden bin, deshalb kann ich bloß in mein eigenes weißes Fleisch hineinschneiden. [37]

Angesichts der real blutenden Wunde schien die Einordnung des provokanten Textes in die Gegenwartsliteratur nicht möglich zu sein. Zweifellos war die frische Blessur an der Stirn als Folge der performativen Selbstverletzung etwas grundlegend anderes als die von *Gottfried Benn* beschriebene Wunde: Im Jahr 1912 hatte der ebenfalls noch unbekannte Arztdichter die Trauer nach dem Tod seiner Mutter in Verse gefasst:

> Ich trage dich wie eine Wunde auf meiner Stirn, die sich nicht schließt.[38]

---

[35] David Hugendick: *Rainald Goetz: Der Weltabschreiber*. Zeit online 8.7.2015. http://www.zeit.de/kultur/ literatur/ 2015-07/ rainald-goetz-buechner-preis-wuerdigung.

[36] Rainald Goetz: *Hirn*. Frankfurt a.M. S. 9–21.

[37] Ebd. S. 16.

[38] Vgl. Kapitel 11: *Wunde und Wende*.

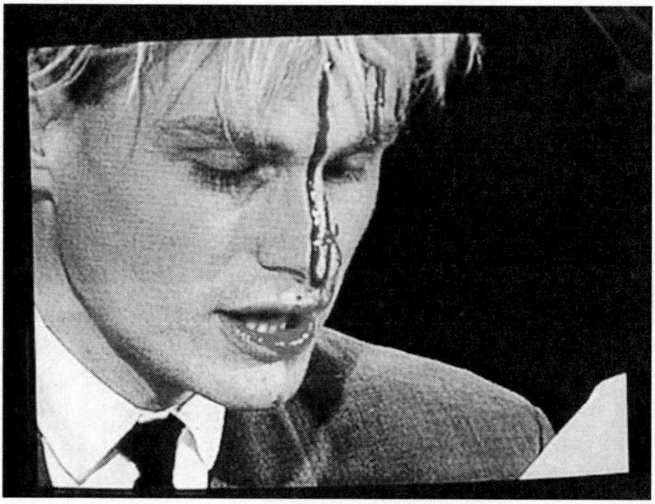

Abb. 38: Rainald Goetz 1983 Lesung „Subito“ in Klagenfurt

Demgegenüber war die Stirnverletzung des *Rainald Goetz* ein zentraler Teil seines poetischen Textes und der Höhepunkt der Performance, ein neues, sein eigenes Werk. Dennoch wurde er später wegen „seiner Stellung zwischen Poetologie und Pathologie“ mit dem jungen *Gottfried Benn* verglichen.[39] Dies hatte wahrscheinlich nichts mit dem Namen *Gottfried* zu tun, wenn *Götz* auch dessen gebräuchliche Kurzform darstellt. Doch seine kunstliebenden Eltern, sie Photographin, er Chirurg, waren sich wohl jener *determinierenden Kraft des Namens*[40] bewusst, die den Sohn durch die Patenschaft berühmter Dichter beflügeln sollte: Den Namen *Rainald Maria Goetz* trennten ja nur wenige Lettern von den beiden Vornamen eines bedeutenden Lyrikers; von seinem Familiennamen unterschied sich sogar der Nachname des Dichterfürsten aus Frankfurt nur durch ein gehauchtes „*he*“ anstelle des zischenden „*z*“, das dem gemeinsamen schönen Umlaut und einem gemeinsamen „*t*“ wie im Rufnamen des *Ritters von Berlichingen* folgte. Zu diesen Anspielungen, die erklären könnten, warum *Rainald Goetz* zu einem Wortkünstler bestimmt war, passten seine eigenen Zahlenspiele. Denn auch dieser Schriftsteller richtete sich strikt nach seinem subjektiven biographischen Kalender s.S. 40). Einem Literaturkritiker und späteren *Georg-Büchner*-Preisträger fiel die „Datumsmystik“ in seiner Prosa auf:

> Man erfährt nicht nur, wie viele Tage zwischen Heideggers Todestag und des Autors Geburtstag liegen, auch mit Kopernikus muß er

[39] Thomas Doktor, Carla Spies: *Gottfried Benn – Rainald Goetz.* Wiesbaden 1997.
[40] Karl Abraham (1911): *Über die determinierende Kraft des Namens.* Frankfurt a.M.

> sich des Öfteren vergleichen, weil der, man höre, genau 411 Jahre vor Goetzens Geburtstag gestorben ist.[41]

Nicht nur die Verknüpfung seines Geburtstags mit Sterbedaten historischer Gestalten, ein Spiel, das an die christliche Zahlenmystik in der Renaissance erinnert,[42] missfiel dem Kritiker, sondern auch der „genialische Gestus“ in dessen RAF-Roman *Kontrolliert* (1987); denn *Goetz* rufe mit seinen „gesellschaftsfeindlichen“ (An-)Sätzen logischerweise das Gegenteil, nämlich „modische Gesellschaftsbejahung“ hervor:

> Staat – Revolution, böse – gut, ja – nein, diese binäre Codierung der Welt war bislang das Privileg der Chefideologen, Priester und Computer.[43]

Die damals – ein Jahr vor der friedlichen Revolution von 1989 – geäußerte dialektische Kritik überrascht nicht, denn weder der Autor noch sein Kritiker hatten mit dem bevorstehenden politischen und kulturellen Umbruch rechnen können, weshalb sie an dem zwanzig Jahre lang gepflegten politischen Diskurs der Rebellengeneration festhielten. *Goetz* distanzierte sich allerdings von der (selbst-)zerstörerischen RAF mit einem umständlich formulierten, aber leicht nachvollziehbaren Argument,

> gewalttätig in einen fremden Menschen rein zu schießen, oder auch nur in einen selbst, kann keine noch so revolutionäre Logik theoretisch postulieren.[44]

Nach dem Erscheinen von zwei Bänden über Psychiatrie und Revolution: *Hirn* und *Krieg* (1986) und einem Buch über Sprache: *Festung* (1993) wurde er weithin bekannt. 1998 verfasste er das Stück *Jeff Koons und* die Erzähltexte *Rave,* 1999 *Celebration* (90s NachtPop) und den Roman *Abfall für alle,* 2000 die Erzählungen *Dekonspiratione* und *Heute Morgen*, ferner *Jahrzehnt der schönen Frauen* (2001), den Tagebuchessay und Weblog *Klage* und den Bericht *Loslabern* (2008), auch im Audioformat und den Photoband *Elfter September* (2010), ferner den Roman *Johann Holtrop* (2012). Kaum ein zeitgenössischer deutschsprachiger Autor hat so artistisch mit immer neuen Wörtern, Lauten und Tönen jongliert, während er kaum die eigene Balance auf dem Seil halten konnte, das er zwischen der psychologischen Medizin und der schönen Literatur ausgespannt hatte.

---

[41] Friedrich Christian Delius: *Männerphantasien, Frauenhaß, Ichtümelei.* Der Spiegel v. 26.9.1988, S. 218.

[42] *Petrarca* berichtete z.B. von den 3x7=21 Jahren seit dem Beginn seiner Liebe zu *Laura* am 6.4.1327 und ihrem Tod am 6.4.1348, obgleich wohl nichts weniger zutraf, als diese Kombination biographischer Daten. Vgl. Kapitel 7.

[43] Friedrich Christian Delius, S. 221.

[44] Rainald Goetz: *Kontrolliert.* Frankfurt a.M. 1998, S. 102.

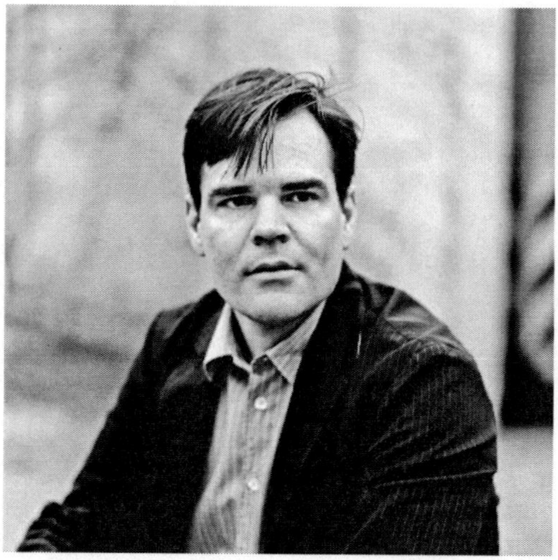

Abb. 39: Uwe Tellkamp 2005.

Die Kultur sei für ihn zwar, wie er schrieb, sein Leben, nicht jedoch die Kultur im engeren Sinn, das „peinliche“ Theater und die „langweilige“ Literatur, die er nur noch mit seinen „sehr gespitzten, genuß-verwöhnten, handschuhweißeleganten Fingern“ anfasse.[45]

Der Arztdichter mit der Punkfrisur konnte manchmal, von fern betrachtet, an den *Struwwelpeter* aus der Feder seines Kollegen *Heinrich Hoffmann* erinnern. Während der *Berliner Poetikvorlesung* (2012) und anlässlich öffentlicher Ehrungen, vor allem bei den Verleihungen des *Schiller*-Gedächtnispreises (2013) und des *Büchner*-Preises (2015), gestikulierte er so lebhaft wie jeder leicht hyperaktive Angehörige seiner Altersgruppe und verkörperte damit in der Rebellengeneration den erwachsenen *Puer robustus*.[46] Dies zeugte von bemerkenswerter Widerstandskraft:

> Der *puer robustus* bleibt solange am Leben, wie Machtzentren den Ton angeben, die als Gegner nur Außenseiter kennen. Er ist auch unser Zeitgenosse.[47]

Seine Biographie ist aber auch ein Beispiel dafür, dass ein Rebell innerhalb und außerhalb der Literatur – und in der Medizin – wie ein *Puer robustus, Struwwelpeter* oder *Zappelphillipp,* auftreten kann, um sich von einem Außenseiter in einen außergewöhnlichen Schriftsteller zu verwandeln und damit als ein Arzt, Dichter und Rebell wahrgenommen zu werden.

[45] Ders.: *Irre.* Frankfurt a.M. 1986, S. 307.
[46] Vgl. Dieter Thomä: *Puer robustus. Eine Philosophie des Störenfrieds*. Berlin 2016.
[47] Ebd. S. 17 und 4. Umschlagseite.

Von weiteren zeitgenössischen Autoren und Autorinnen aus dem medizinischen Bereich sind der Dresdner Arzt *Uwe Tellkamp* (*1968) und die ägyptische Ärztin *Nawal El Saadawi* (*1931) zu nennen.

Uwe Tellkamp, Verfasser des Wenderomans *Der Turm,* berichtete aus eigener, ostdeutscher Sicht über die Vorgeschichte der friedlichen Revolution von 1989 und lieferte damit ein Lehrbeispiel für historische Diskontinuität im Kampf der Freiheitskräfte gegen die Staatssicherheit und den Rückzug der gebildeten Bürger in die geschützten Räume einer Turmgesellschaft.

Als die Berliner Mauer fiel und der dahinter existierende ostdeutsche Arbeiter- und Bauernstaat, wie vom Schlag getroffen, zusammenbrach, hatte sich über Nacht eine Revolution ereignet; betrachtet man nur die Kalender- und Jahrestage mit der Ziffer 9, so muss die Wende vom 9. November 1989 als historisches Wunder erscheinen: 300 Jahre nach der Glorious Revolution, 200 Jahre nach der Französischen Revolution, 100 Jahre nach dem Bau des Eiffelturms, 70 Jahre nach Ausrufung der Weimarer Republik, 50 Jahre nach Beginn des II. Weltkriegs, 40 Jahre nach Gründung der BRD und der DDR sowie der VR China, 30 Jahre nach der Kubanischen Revolution, 20 Jahre nach der ersten Mondlandung und 10 Jahre nach der Sandinistischen Revolution in Nikaragua:

Der Berliner Mauerfall von 1989 überraschte alle Welt; so auch noch kurz vor der Wende einen Literaturkritiker, als dieser in einer postmodernen Inszenierung des Schauspiels *Wilhelm Tell* einen „unfreiwilligen, ja unschuldigen Realismus“ entdeckte und daraufhin die historische Frage stellte:

> Was hat das Stück heute noch auf dem Theater zu suchen?[48]

Friedrich Schiller selbst hatte die passende Antwort antizipiert:

> Wir wollen sein ein einzig Volk von Brüdern,
> In keiner Not uns trennen und Gefahr![49]

Uwe Tellkamps Wenderoman *Der Turm* (2008) endet mit den Zeilen:

> ...aber dann auf einmal...
> schlugen die Uhren, schlugen den 9. November, „Deutschland einig Vaterland“, schlugen ans Brandenburger Tor:[50]

„Deutschland einig Vaterland“, war ein Vers der DDR-Hymne, die der Mediziner, Dichter und spätere Kultusminister *Johannes R. Becher* (1891–1953) verfasst hatte.

---

[48] Hellmuth Karasek: *Aufstand der Biedermänner.* Der Spiegel 3.4.1989, S. 237–240.

[49] Friedrich Schiller: *Wilhelm Tell* II. Aufzug, 2. Szene. Stuttgart 1955, S. 940.

[50] Der Roman endet mit einem Doppelpunkt.

Schon der erste Satz des 1. Kapitels sagt wahrscheinlich mehr über die DDR als alle Gedichte *Johannes R. Bechers* zusammen:

> Die elektrischen Zitronen aus dem VEB „Narva", mit denen der Baum dekoriert war, hatten einen Defekt, flackerten hin und wieder auf und löschten die elbabwärts liegende Silhouette Dresdens.

Im zweiten Satz taucht die Hauptfigur, *Christian,* auf. Der Junge streift die Handschuhe ab, um sich die Finger zu wärmen, die bei dem Gang durch die Stadt abzusterben drohen. Und nun beobachtet er ein Leuchten, ein nicht mehr flackerndes Licht: Von einem nahen Fachwerkhaus mit verriegelten Fensterläden führte kein defektes Kabel, sondern

> eine Stromleitung ins Geäst einer der Buchen über dem Felsdurchgang, ein Adventsstern brannte dort, hell und reglos.

Es herrscht Frieden in der Stadt, aber man ahnt, es wird bald einen riesigen Stromausfall geben und dann den totalen Ausfall der Staatsmacht.

In dem Buch *Raum und Erzählen* (2017)[51] wird das Raummodell dieses Wenderomans analysiert. Danach bewegen sich die Hauptfiguren explorierend durch den Raum, immer darauf bedacht, alle Details zu erfassen, und es besteht trotz der Nähe in räumlicher Hinsicht eine emotionale Distanz zu ihrer Umwelt. „Wissenschaftliche Kühle", Objektivität und Präzision bestimmen auch die Gespräche der in diesem Buch versammelten Mediziner.[52]

Der Turm ist wie *Cronins* Bucherfolg *Die Zitadelle* (1937) ein Arztroman mit einem mächtigen architektonischen Titelsymbol und feinen, autobiographisch generierten Details. Zwischen *Uwe Tellkamp* und dem Protagonisten *Christian,* der wie sein Vater Arzt werden will, gibt es viele Berührungspunkte: Dienst als Unteroffizier in der Volksarmee, Bestrafung nach Kritik am „System" und Haft wegen Befehlsverweigerung im Einsatz gegen Demonstranten. Als Vorbild für die zweite Hauptfigur des Romans nimmt der Autor seinen Vater, den er fachkundig als Chirurgen darstellt, wenn auch der Vater internistisch und er selbst chirurgisch tätig gewesen ist. *Tellkamp* geht es um den diagnostischen Blick, der auch Literatur erfassen kann:

> Ein Chirurg schaut anders aufs Leben. Der Blick auf einen Schriftstoff, ein Buch, scheint mir immer noch der zu sein, den ich auch auf einen Patienten habe. Das Problem der Diagnose ist für mich beim Schreiben wichtiger als das Wissen.[53]

---

51 Caroline Frank: *Raum und Erzählen. Narratologisches Analysemodell und Uwe Tellkamps Der Turm.* Würzburg 2017.

52 Ebd. S. 306.

53 Norbert Jachertz, Gisela Klinkhammer, Interview mit Uwe Tellkamp, Arzt und Schriftsteller: „Das ganze Thema ist immer noch radioaktiv". Dtsch. Ärztebl. 2009; 106(10): A-453 / B-391 / C-377.

Immer wieder ist die Rede davon, dass die Norm, das Vertrauen, das Berufsgeheimnis oder die Statuten verletzt werden, und gelegentlich auch, wie verletzlich die Menschen sind. Doch der 50-jährige *Uwe Tellkamp*, der als junger DDR-Bürger und Autor (Abb. 39) viel Verständnis für „Republikflüchtlinge“ gezeigt hatte, distanziert sich gelegentlich auf verletzende Art und Weise von geflüchteten Migranten.

Christians Onkel *Meno*, die dritte Hauptfigur des Romans, verbirgt seine Empfindungen vor anderen und sich selbst, “um sich nicht verletzbar zu machen“. Diese emotionale Distanz erklärt sich wahrscheinlich daraus, dass *Meno* als Jugendlicher miterleben musste, wie seine Mutter von seinem Vater angezeigt und verhaftet worden war.

Nach dem Mauerfall kam in Berlin eine vergleichbare Denunziation von Familienangehörigen ans Licht. Ein bekannter Wissenschaftler hatte im Dienst der Staatssicherheit seine Geschwister ausgespäht. Die Geschichte des Verrats, die dem Spion der Familie das Leben kostete, wurde in allen Details von den Betroffenen und dem Täter belegt:

- Ein 44-jähriger Historiker der Akademie der Wissenschaften der DDR hatte als inoffizieller Mitarbeiter der Staatssicherheit seine jüngeren Geschwister, eine Ärztin und einen Schriftsteller, jahrelang beobachtet und seine Wahrnehmungen sorgfältig dokumentiert. Im Jahr 1977, nach der Ausreise des Bruders, der als regimekritischer Autor bekannt geworden war, versuchte der IM wiederholt, aber vergeblich, ihn von West- nach Ostberlin zu locken. Der widerständige Bruder sollte auftragsgemäß „hinter Gittern verschwinden.“[54] Als die DDR politisch-kartographisch nicht mehr identifizierbar und der Verrat des IM an seinen Geschwistern publik geworden war, sah dieser nach sieben Jahren seines Doppellebens keinen anderen Ausweg, als sich – öffentlich – zu erschießen.[55] Das Ausspähen der Familie hatte das Vertrauen der Betroffenen nicht nur verletzt, sondern erschüttert und bei ihnen „tiefe Wunden gerissen,“ als sie sich des Verrats und der daraus resultierenden Gefahr bewusst geworden waren,[56] aber letztlich nichts an dem Projekt *Literatur und Widerstand* [57] ändern können, im Gegenteil: Der offene, über die Grenzen reichende politische Diskurs des denunzierten Schriftstellers trug im Verein mit anderen Widerstandsformen zur Irritation der Staatsmacht bei.

[54] Hans Joachim Schädlich: *Die Sache B.* Kursbuch 109, 1992, S. 81–89.

[55] Susanne Schädlich: *Immer wieder im September*. München 2014.

[56] Hans-Jürgen Mende: *Im Gespräch Susanne Schädlich*. Alpha-Forum 15.9.2009.

[57] Hans Joachim Schädlich: *Der andere Blick.* Reinbek b. Hamburg 2005.

- Im Jahrzehnt der Deutschen Wende trieben zwei Spione ihr Unwesen auch in der Prosaliteratur, der erste vor und der zweite nach dem Berliner Mauerfall: die Protagonisten *Tallhover* (1986) und *Hoftaller* (1995). Ein kreatives Spiel mit dem Anagramm hätte für die beiden Romanautoren der Beginn einer Ost-West-Freundschaft, persönlichen Einigung und politischen Einigkeit werden können, um die Deutsche Einheit in der Kunst vorwegzunehmen und zu überdauern, wenn es nicht zum Streit um die Urheberschaft an dem Kunstnamen gekommen wäre.[58]

Schließlich lohnt es sich, in diesem Kontext die Biographie von *Nawal El Saadawi* beizuziehen, die als Schriftstellerin in Ägypten lebt, wo sie lange ärztlich tätig war.

Nawal El Saadawi, Die Löwin vom Nil,[59] wurde am 27.10.1931 als zweites von neun Kindern in einem Dorf nahe Kairo geboren. Die Mutter stammte aus gut situierter, der Vater aus armer bäuerlicher Familie. Als Dreizehnjährige schrieb sie das Tagebuch: *Diary of a Child Called Souhad*. Daraus ist zu erfahren, dass sie schon mit 10 Jahren verheiratet werden sollte, aber dagegen erfolgreich rebellierte; ihre Mutter, die als Fünfzehnjährige den 30 Jahre alten Vater geheiratet hatte, stand ihr bei und riet ihr auch zum Medizinstudium, das sie 1949 in Kairo begann und 1956 in New York abschloss. 1959 starben die Eltern, kurz nach der Mutter auch der Vater. In einem verklärenden Rückblick sah *Nawal El Saadawi* einen Rebellen in ihrem Vater und eine Heilige in ihrer Mutter. Sie nannte sich selbst *Tochter der Isis* (1999)[60] und vergötterte damit vor allem die Mutter: Sie bewunderte den Stolz und die Anmut ihrer Erscheinung und dachte über eine Abstammung von der ägyptischen Göttin *Isis* nach. Doch sie fragte sich auch, ob sie als Tochter *Evas* für ihre Sünden verantwortlich sei. In diesem Zusammenhang schilderte sie die traditionell unterdrückte Sexualität und die Verletzung durch „Circumcision":

> Als ich 6 war, kam Daya, die Hebamme, mit einem Rasiermesser in der Hand vorbei, zog zwischen meinen Schenkeln die Klitoris hervor und schnitt sie ab.[61]

---

[58] Der ewige Spion *Tallhover* (1986), Protagonist eines Romans von *Hans Joachim Schädlich,* tauchte später – sehr zum Ärger seines Erfinders – unter dem Namen *Hoftaller* in dem Roman von Günter Grass: *Ein weites Feld* (1995) auf. Vgl. Hans Joachim Schädlich: *Tallhover, ein weites Feld.* Reinbek b. Hamburg: 2005, S. 140.

[59] *Nawal El Saadawi – Die Löwin vom Nil.* Dokumentarfilm. Arte 2015. Vgl. Kapitel 1.

[60] Dies.: *Daughter of Isis. The Autobiography of Nawal El Sadaawi.* London 1999, S. 4.

[61] Ebd. S. 11.

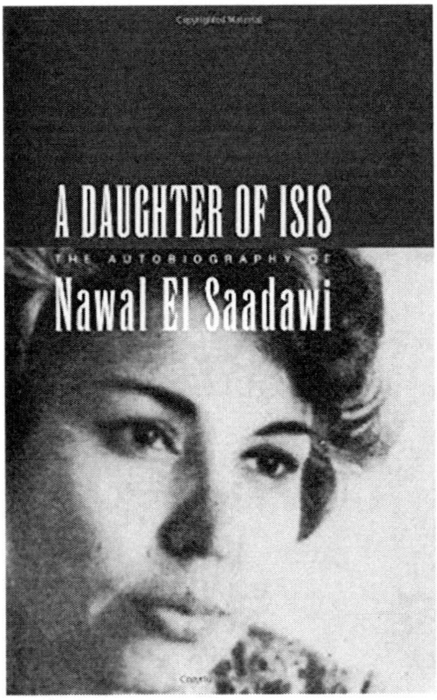

Abb. 40: Nawal El Saadawi 1999
Autobiographie der ägyptischen Ärztin und Schriftstellerin

Als Schriftstellerin betonte *Nawal El Saadawi*, das geschriebene Wort sei ihr zum Mittel der Rebellion geworden, und Wörter sollten nicht die „Wunden in unseren Körpern“ verdecken. Manchmal schockierten die Wörter und riefen Schmerzen hervor, aber sie könnten uns auch mit uns selbst konfrontieren, um die Frage zu stellen, was wir „Tausende von Jahren“ hingenommen hätten.[62]

Als Medizinerin qualifizierte sie sich für das Fach Psychiatrie, war anschließend zwei Jahre lang Armenärztin auf dem Land, schrieb *Memoirs of a Women Doctor* (1957) und übernahm die Stelle einer Direktorin im Gesundheitministerium (1962). Zehn Jahre später erschien *Women and Sex,* das erste einer Reihe von Büchern, in denen sie die Unterdrückung der Frauen und die Genitalverstümmelung der Mädchen kritisierte. Sie erhielt prompt Publikationsverbot in Ägypten und musste ihre Stelle im Ministerium aufgeben (1972). Wieder zehn Jahre später wurde sie zu drei Monaten Gefängnis verurteilt. Ihre provokanten Titel lauteten: *God dies by the Nile* (1976), *The hidden face of Eve* (1977), *Das nackte Gesicht für die arabische Frau (*1979), *Frauen im Islam* (1980), *Ich spucke auf euch. Bericht einer Frau am Punkt null* (1984), *Der Sturz des Iman* (1994), *Fundamentalismus gegen Frauen* (2002) und *Walking Through Fire* (2009). In den 1990er Jahren ging *Nawal El Saadawi* mit Ihrem Mann, dem Arzt

[62] Vgl. 1. Kapitel, S. 29.

und Schriftsteller *Sherif Hetata* (*1923) für mehrere Jahre ins Exil (USA und Europa). Ihr wurden zahlreiche Preise und Ehrendoktorwürden in England, Schottland, USA, Mexiko und Norwegen verliehen. Sie wußte offenbar schon früh, was sie wollte, durfte, konnte, tun sollte und tun musste.

Man muss nicht Schriftstellerin und Ärztin sein, wie *Nawal El Saadawi*, um gegen die Unterdrückung von Frauen einzutreten; aber man muss als Medizinerin und Mediziner, Schriftstellerin und Schriftsteller, wohl schon von Berufs wegen – wie jeder, der zum Widerstand fähig ist – gegen den Missbrauch von Macht und Menschen eintreten. Denn das, was „man muss", ist eine pathische Kategorie und zugleich objektiv das, was „die Wissenschaften, die Gerechtigkeit, der soziale Anstand, die Vernünftigkeit" im praktischen Handeln verlangen.[63]

[63] Viktor von Weizsäcker: *Pathosophie.* Göttingen. 1956, S. 70.

Epilog: „Abenteuer in zwei Welten“

> Der doppelte Zweck, den ich bei der Ausarbeitung dieses Werkes hatte, nämlich sowohl die medizinische Seite der poetischen Literatur, als auch die poetische Seite der Mediziner einer Betrachtung zu unterziehen, hat es möglich gemacht, daß ich neben der Belehrung auch für den Reiz der Unterhaltung sorgen, das utilo cum dulci vereinigen konnte.
>
> *Raphael Finckenstein*[1]

Mit dem Ziel, „sowohl die medizinische Seite der poetischen Literatur als auch die poetische Seite der Mediziner einer Betrachtung zu unterziehen“, erschienen im 19. und 20. Jahrhundert zunehmend Biographien „großer“ Ärzte und „genialer“ Dichter, bis erstmals vor 50 Jahren einige Lebensbilder von „Arzt-Dichtern“ aus dem europäischen Raum vergleichend analysiert wurden.[2] Seitdem wuchs die Zahl der Biographien derart an,[3] dass eine Auswahl nach herkömmlichen Kriterien willkürlich wäre und schon wegen der Topoi „Arzttum“ „Dichtertum“ und „Genietum“ reichlich antiquiert erscheinen müsste, hätte sich nicht am Beispiel des Lebensbildes von *Friedrich Schiller* ein Vergleichskriterium angeboten, um psychosomatische Aspekte der Literatur und der Dichter-Biographien zu analysieren und damit auch die Widerstandsfähigkeit der Autorinnen und Autoren, ihre Resilienz und Resistenz, zu untersuchen: Das Tertium comparationis war nun nicht mehr das „Genietum“, sondern die Fähigkeit zum Widerstand, das „Rebellentum“.

Alle hier vorgestellten Ärztinnen und Ärzte, Dichterinnen und Dichter, Rebellinnen und Rebellen verfolgten die Absicht, die Medizin mit der Literatur zu verbinden; sie erreichten das Ziel auf unterschiedlichen Wegen und Umwegen oder gerieten, wie es hieß, auf „Abwege“;[4] denn sie mussten sicheren Boden verlassen und Grenzen überwinden.

---

1 Raphael Finckenstein: *Dichter und Aerzte. Vorrede.* Breslau 1864.

2 Wilhelm Müller: *Auserlesene Gedichte von Johann Christian Günther.* Leipzig 1827; Henry E. Sigerist: *Große Ärzte.* München 1932; Dieter Kerner: *Arzt-Dichter. Lebensbilder aus fünf Jahrhunderten.* Stuttgart 1967.

3 Vgl. Volker Klimpel: *Lexikon fremdsprachlicher Schriftstelle-Ärzte.*

4 Sandra Krämer: *Friedrich Schiller: Ein Arzt auf Abwegen.* Deutsch. Ärztebl. Juni 2005, Heft 6, S. 259.

- Einige Autoren wechselten von der Theologie in die Medizin: *Francois Rabelais, Johannes Scheffler* und *Albert Schweitzer*; andere kamen aus der Militärmedizin:
- *Friedrich Schiller, Georges Duhamel, Mori Ogai, Elizaveta Polonskaja* und *Vera Ignatievna Gedroitz.* Sie waren von Berufs wegen weder Dichter noch Dichterinnen, auch primär keine Rebellen und Rebellinnen, sondern Studierende an einer Militärakademie, Ärzte und Ärztinnen im Sanitätsoffiziersdienst. Drei Viertel der Autoren dienten als Militärmediziner, auch die beiden Schriftstellerinnen *Polonskaja* und *Gedroitz* waren als Stabsärztinnen an der Front tätig. Frühzeitig hatte man sie auf das paradoxe Ziel vorbereitet, in einen Krieg zu ziehen, um möglichst viele Menschenleben zu retten. Paradoxien dieser Art waren nicht untypisch für die Motivation der Ärztinnen und Ärzte, die sich mit der Schriftstellerei befassten:
  William Carlos Williams war kein Freund des Militärs. Er behauptete, er habe gerade deshalb Arzt werden wollen, weil er entschlossen gewesen sei, Dichter zu werden. Er arbeitete zeitlebens als Kinderarzt auf dem Land in der Nähe von New York und schrieb Gedichte.
  Michail Bulgakow und *Gottfried Benn* waren Sanitätsoffiziere und Fachärzte für Hautkrankheiten. Beide Autoren versuchten vergeblich, sich mit den diktatorischen Regimes ihrer Länder zu arrangieren und erhielten Schreibverbot.
  Hans Carossa, Militärarzt und Internist, ging im Jahr 1933, als jüdische Autorinnen und Autoren wie *Charlotte Wolff, Herta Nathorff, Alfred Döblin* und *Ernst Weiß* aus Deutschland flüchten mussten, in die „Innere Emigration". Er erhielt den Goethepreis 1938.
- *Paul Fleming, John Keats* und *Tobias George Smollet* waren Wundärzte wie *Friedrich Schiller*; auch *Georges Duhamel, Wikenti W. Weressajew, Archibald J. Cronin, Ernst Weiß, Peter Bamm, Gopal Baratham (als Neurochirurg), Richard Selzer und Uwe Tellkamp* sind in der Chirurgie tätig gewesen, nicht zu vergessen *Elizaveta Polonskaja* und *Vera Ignatievna Gedroitz.* Mit klarem diagnostischem Blick deckten sie nicht nur verborgene Krankheitsursachen, sondern auch soziale und politische Missstände auf.
- *Hertha Nathorff, Charlotte Wolff* und *Nawal El Saadawi* gehören als Ärztinnen und Psychotherapeutinnen zu einer großen Gruppe von Neurologen und Psychiatern: *Heinrich Hoffmann, Silas Weir Mitchell, Arthur Schnitzler, Sigmund Freud, Alfred Döblin, Morio Kita, Heinar Kipphardt, Antonio Lobo Antunes, Ernst Augustin,*

Rainald Goetz, Jakob Hein, und *Oliver Sacks.* Diese Nervenärztinnen und Nervenärzte berücksichtigen besonders die psychosomatischen Aspekte der Literatur und schildern innere wie äußere Widerstände in Biographie und Zeitgeschichte. Einige Arztdichter kamen von der Berliner Charité: *Döblin, Benn, Bamm, Kipphardt, Augustin, Hein.* Dort schloss auch die Dichterin *Charlotte Wolff* ihr Medizinstudium ab.
Hochschullehrer waren: *Otto Heurnius* in Leiden, *Johann Friedrich Albrecht* in Erfurt, *Friedrich Schiller* in Weimar, *Georg Büchner* in Zürich, *Albert Schweitzer* in Straßburg, *Friedrich Wolf* in Potsdam, *Richard Selzer* in New Haven, *Jon Mukand* in Boston, *Oliver Sacks* in New York. *Vera Ignatievna Gedroitz* wurde zur Professorin an der Medizinischen Hochschule in Kiew berufen.

- *Tobias George Smollet* eröffnete in London eine Praxis als Wundarzt und Geburtshelfer, fand aber weit größere Anerkennung als Verfasser von Abenteuerromanen.
  Archibald J. Cronin betrieb ebenfalls in London eine Arztpraxis. Er schilderte sein Leben nicht ohne Pathos wie ein *Abenteuer in zwei Welten.* Anders als die von ihm geliebte ärztliche Tätigkeit sei die Schriftstellerei für ihn eine „Höllenqual" gewesen.[5]
  Anton Tschechow praktizierte in Moskau, zeitweilig auch auf dem Land. Nach einem medizinischen Misserfolg entfernte er sein Praxisschild. Mit seinen Erzählungen und Theaterstücken wurde er zu einem der erfolgreichsten Dichter der Moderne.
- Relativ hoch ist der Anteil der in Afrika tätigen Ärztinnen und Ärzte: *Harriet Straub, Nawal El Saadawi, Arthur Conan Doyle, Albert Schweitzer, Francis Brett Young, Jan Jakob Slauerhoff, Louis Ferdinand Céline, Antonio Lobo Antunes,* ferner *Bernhard Kouchner, Alain Dubos* und weitere *Ärzte und Ärztinnen ohne Grenzen.* Vor allem Ärztinnen in Afrika gaben den Anstoß zu interkulturellen Diskursen und Gender-Studien in der postkolonialen Literatur.
- Zwei Ärzte, Dichter und Rebellen wurden hingerichtet: *Francisco Maldenado da Silva* und *José Rizal.* Die beiden Ärzte, Schriftsteller und Revolutionäre *Jean Paul Marat* und *Ernesto Guevara* wurden ermordet.
  Der Arzt und Schriftsteller *Jan Korczak* betreute die Kinder des Waisenhauses von Warschau bis zum gemeinsamen Tod in der Gaskammer von Treblinka.

---

[5] Archibald J. Cronin: *Abenteuer in* zwei Welten. Mein Leben als Arzt und Schriftsteller. Bern 1952. S.a. *Cronin.* Der Spiegel 15 vom 9.4.1952.

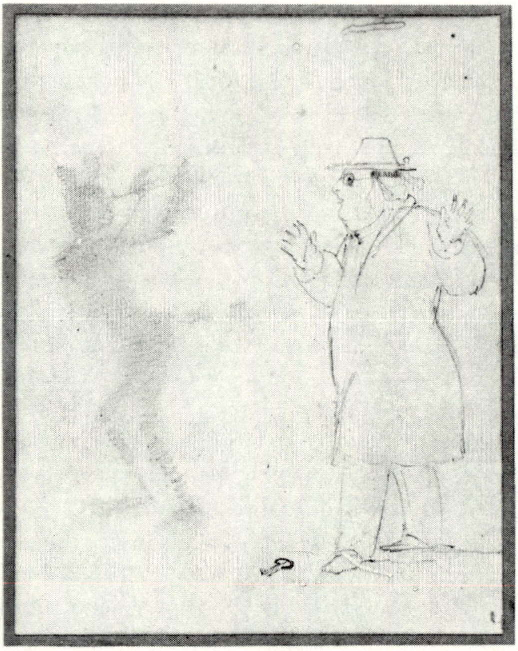

Abb. 41: Justinus Kerner wird beim Maultrommelspiel von einer Erscheinung überrascht. Bleistiftzeichnung von Justinus Kerner

Bei dem Vergleich der Lebensdaten zeichnete sich zwar ein Vorteil der knappen Darstellungen gegenüber umfangreichen Memoiren und (Auto-) Biographien ab, soweit dies die biographisch-bibliographischen Quellen hergaben und daraus genaue Angaben zu den Lebensläufen der Ärzte, Dichter und Rebellen zu gewinnen waren. Wo dies nicht möglich war, sollten ergänzende biographische Episoden zur Korrektur früherer Urteile über das Wirken dieser Autorinnen und Autoren beitragen, um einige Ungereimtheiten in ihren Lebensläufen zu klären:

- *Justinus Kerner*, der Dichter und Oberamtsarzt von Weinsberg, nach dem eine süße Weintraube benannt worden ist, war ein ebenso beliebter wie beleibter Patriarch. In der Jugend soll er aber an Magersucht gelitten haben[6] und zur Zeit der Revolution von 1848 ein Rebell gewesen sein. Sein Widerspruchsgeist wurde nur von der radikal-demokratischen Haltung seines Bruders *Georg* und seines Sohns *Theobald* übertroffen. Schließlich zog er sich aus dem politischen Streit zurück, schrieb aber umso mehr romantische Gedichte. Gelegentlich machte er seine Hausbesuche gemeinsam mit dem Totengräber, einem begabten Poeten.

6 Otto-Joachim Grüsser: *Justinus Kerner 1786–1862.* Heidelberg 1987, S. 19f.

Er wurde auch als „Geisterseher von Weinsberg“ bekannt.[7] *Kerner* war kein Einzelfall:

- Der romantische Arztdichter *David Koreff* pflegte eifrig den Geisterglauben seiner Zeit. *Hildegard von Bingen* wurde im Mittelalter als *„teutonische Seherin“* gerühmt.[8] *Friedrich Schiller* verfasste den Schauerroman *Geisterseher*, *Kobo Abe* und *Morio Kita* erfanden durchaus glaubhafte Geistergeschichten. Die junge Ärztin *Charlotte Wolff* widmete sich der Handlesekunst, der alte Kriminalschriftsteller *Arthur Conan Doyle* dem Spiritismus. Während der Geist *Mephistos* dem fabulierenden *Axel Munthe* nur im Traum erschienen war, soll der Neurologe und Erstbeschreiber des *Mitchell*-Syndroms[9] tatsächlich einem Geist begegnet sein.[10]
- *Silas Weir Mitchell* wollte ursprünglich Chirurg werden. Er beschrieb angeblich seine ärztlichen Erfahrungen während des *Civil War* nicht mit Tinte, sondern mit Blut, fiel aber als Operateur beim Anblick von Blut regelmäßig in Ohnmacht. Als Nervenspezialist war er erfolgreich und schließlich berühmt geworden.
- *Axel Munthe* hat wie *Mitchell* versucht, seine wechselnde Einstellung zu armen und reichen Kranken, zum Gelderwerb des Arztes und zur Quacksalberei zu rechtfertigen. Er ließ sich als Arzt im Haus von *John Keats* an der Piazza di Spagna in Rom nieder und heilte nach eigenen Angaben sogleich seine erste Patientin, eine querschnittsgelähmte Bankiersfrau, die ihm von Professor *Charcot,* dem „Meister der Salpêtrière“, überwiesen worden sei; nach dieser „Wunderkur“ behandelte er viele „verlebte Millionäre nebst ihren nervenschwachen Frauen“, die ihm der renommierte Professor *Mitchell* geschickt habe.[11] *Das Buch von San Michele* ist nach neueren Analysen keine Autobiographie, sondern eher eine Autofiktion. In diesem Arztroman stellt der Autor neben seinen Heilerfolgen als Modearzt, Masseur und Hypnotiseur zuletzt auch eigene Leiden dar. Aus diesen Gründen ist sein Name von der „Liste der Berühmten“ entfernt worden.
- Auch die Lyriker *Radovan Karadzic* und *Werner Catel* werden den Arztdichtern nicht zugerechnet, sondern lediglich als Kontrastfiguren zu den hier vorgestellten Autorinnen und Autoren erwähnt, weil sie sich in Kriegszeiten als Mediziner disqualifiziert

---

7 Vgl. Kapitel 8: *Lied und Leid.*

8 Kay Peter Jankrift: *Die großen Ärzte im Porträt.* Wiesbaden 2007, S. 61.

9 S.W. Mitchell (1872): *Clinical lecture on certain painful affections of the feet.* Phil. Med.Times 3: 81–82, 113.

10 http://anomalyinfo.com/Stories/18481900-dr-s-weir-mitchells-strange-encounter.

11 Axel Munthe: *Das Buch von San Michele.* Berlin 1931, S. 376f.

hatten. Der Politiker und Psychiater *Karadzic* wurde als Kriegsverbrecher verurteilt, während der NS-„Euthanasie"-Gutachter *Catel* unbehelligt blieb.[12]

Abgesehen von den Ungereimtheiten und Untaten solch dubioser Literaten, die zugleich Mediziner waren, nehmen die Texte der Arzt-Schriftsteller einen beachtlichen kulturellen Raum ein: Auf der Suche nach frühen Zeugnissen der Psychosomatik in der Literatur des 18. und 19. Jahrhunderts finden sich Dramen und Prosatexte der Rebellen *Friedrich Schiller* und *Georg Büchner*, die ebenso wie *Arthur Schnitzlers* Erzählungen und Theaterstücke – an der Wende zum 20. Jahrhundert – bis heute sichtbare Spuren in der Wissenschaft und Weltliteratur hinterlassen haben. *Schnitzler* war ein Arzt, Dichter und Rebell, der sich der hypnotischen und suggestiven Wirkung der Sprache nicht nur in der Psychotherapie, sondern auch in der Poesie bewusst war. Als Meister der Satire kritisierte er allerdings mit leichtem Spott eine Verallgemeinerung des Suggestionsbegriffs:

> Die Pädagogik ist Suggestion, die großen Männer waren eigentlich Suggerenten, die Religionsstifter haben suggerirt [...], und wenn wir uns vornehmen, um fünf Uhr Früh aufzustehen und uns thatsächlich nicht verschlafen, so haben wir eine Autosuggestion ausgeführt.[13]

Als *Freud* die psychoanalytischen Grundlagen der biographischen Medizin entwickelte, führte *Schnitzler* den inneren Monolog in die deutsche Sprache ein. Es waren revolutionäre Prozesse, die sowohl die Poetik als auch die Psychologie, die Psychosomatik und die geisteswissenschaftlich fundierte Biographik verändern sollten. Psychosomatische Aspekte konnten nun in den literarischen Texten, die von Konflikten und Krankheiten der Protagonisten handelten, ebenso anschaulich wie empathisch, dabei aber auch distanziert beschrieben werden, ohne dass die Autorinnen und Autoren Einblicke in eigene Krisen gaben. Ihre Tagebuchnotizen und Briefe sprechen freilich dafür, dass nicht alle psychosomatischen Episoden frei erfunden, sondern einige von ihnen selbst erlebt und in Literatur verwandelt worden sind: erlebte und erzählte Geschichten.

- Autobiographische Hinweise auf Lebenskrisen gaben schon die Lyriker *Paul Fleming* und *Johann Christian Günther* in ihren Gedichten und Briefen.
  Jean Paul Marat, der Schriftsteller und Arzt, war nicht nur ein Anführer, sondern auch ein Opfer der Französischen Revolution – und zugleich seiner quälenden Hautkrankheit, die er im Bad kurieren wollte –, als er von einer 22-jährigen Attentäterin,

[12] Vgl. 1. Kapitel: *Dichtung ohne Grenzen*, S. 24.

[13] Arthur Schnitzler (1889): *Über funktionelle Aphonie und deren Behandlung durch Hypnose und Suggestion.* Wien, S. 3f.

die er privatim empfangen hatte, in der Wanne erdolcht wurde.
William Somerset Maugham, *Georges Duhamel*, *Michail Bulgakow* und *Gottfried Benn* nutzten die neuen Erkenntnisse der psychologischen Medizin und beobachteten auch eigene Krisensymptome.
Friedrich Wolf und *Ernesto Guevara* berichteten in Tagebuchform über ihre Atemnotkrisen, wie schon *Friedrich Schiller* und vor allem der Arztsohn *Marcel Proust*, der seine Asthmaanfälle auch in Romanform geschildert hatte.

Doch über diese von den Betroffenen selbst diagnostizierten Stimmungsschwankungen, Krisen und Krankheiten ging die Etikettierung der Arztdichter von *Büchner* bis *Benn* als psychisch auffällige „Geniale" weit hinaus und entsprach damit der Tendenz, jeden Schriftsteller, der fähig war, mit einem satirischen Geistesblitz den politischen Horizont seiner Zeit auszuleuchten, für psychisch gestört und potenziell gefährlich zu halten. Der Geniebegriff stand stets auch dem Fortschritt der psychiatrischen Forschung im Weg, wenn sich „die Interessenten in dem Problem Genie und Irrsinn verhakten."[14] Viele Künstler-Pathographien wirken heute entweder wie vergilbte Porträts eines Poesiealbums oder Klischees eines Schauerromans.[15]

Alfred Döblin definierte sein poetisches „Genie" über einen Vokalwechsel:

> Wie mich meine eigenen Bücher vom Regal angähnen! Und die Klassiker gähnen mit, und endlich versteht man das Wort „gähnial".[16]

Döblin und *Schnitzler* bedienten sich, wie weitere Nervenärzte, die Schriftsteller waren, nur selten der psychiatrischen Terminologie, ob sie die psychologischen und psychosomatischen Aspekte eines Textes beschrieben oder Kultur- und Gesellschaftskritik übten. *Friedrich Wolf* räumte einmal in seinem Dialog mit *Berthold Brecht* ein, dass es sinnlos sei, an einem Kunstwerk „herumzudoktern".[17] Nützlicher schien diesem Schriftsteller wie den übrigen Autorinnen und Autoren der transdiziplinäre Dialog über Kunst, Kultur und Gesellschaft zu sein. Erst wenn sie sich mit Feder und Skalpell nicht nur gegen die Unbeständigkeit des Daseins auflehnen, sondern auch gegen Widerstände in der Medizin und Gesellschaft rebellieren, nehmen sie wahr, was Menschen in ihren Konflikten und Krisen betrifft, worum es in der Medizin und Kunst geht und was sie selbst angeht. Ihre wissenschaftlichen und literarischen Arbeiten sind Bei-

---

[14] Walter Schulte: *Einführung. Der Psychiatrische Roman*. Gerhard Irle (Hg.), S. 7.
[15] Siehe Wilhelm Lange-Eichborn, Wolfram Kurth: *Genie, Irrsinn und Ruhm* 1986.
[16] Christina Althen: *Alfred Döblin.* München 2007, S. 28.
[17] Friedrich Wolf: *Zwiegespräch mit Bertold Brecht.* Berlin 1981, S. 427.

spiele für die Synergie ärztlicher Erfahrung und dichterischer Kräfte, die zahlreiche Berührungspunkte aufweisen und ineinandergreifen. Dieses Zusammenspiel überschreitet den Poesie-Begriff von rein subjektiver Einfühlung und werkimmanenter Interpretation,[18] jenes „Begreifen, was uns ergreift". *Sigmund Freud* meinte, dass „der eigentliche Genuß des Dichtwerkes aus der Befreiung von Spannungen in unserer Seele hervorgeht".[19] Lyrische Verse mögen wie eine berührende Melodie auf die Leserschaft wirken, Geistergeschichten sollen Nervenkitzel und Gruselgefühle hervorrufen, aber die tragischen Momente eines Freiheitsdramas können im Publikum auch latente Ängste auslösen: die unbewusste Furcht vor eigener Unabhängigkeit. In der neueren psychoanalytischen Literatur liest sich die Auffassung von der „Angst vor Autonomie" so:

> Es ist unser Schicksal, dass, wenn wir nie die Chance hatten, uns aufzulehnen, wir die Absurdität durchleben müssen, nie ein eigenes Selbst gelebt zu haben.[20]

Gerade die wechselnden Perspektiven der biographischen Medizin und der vergleichenden Biographik lassen erkennen, dass in der Heilkunde und in der Literatur Ideen angelegt sind, die bei der Analyse ihres Zusammenwirkens spürbaren Widerstand herausfordern. Dies scheint konstitutiv für die Verbindung der Heilkunde mit der Poesie zu sein. Fraglich bleibt, ob das für Kultur, Kreativität und Fortschritt schlechthin gilt, wenn zum Beispiel eine Devise lautete:

> Empört euch! Neues schaffen heißt Widerstand leisten! Widerstand leisten heißt Neues schaffen![21]

Dieser Aufruf ist ein Echo der *Résistance*: Der Urheber der millionenfach verbreiteten Schrift *Empört euch!*[22] entstammt einer Emigranten- und Künstlerfamilie, in die *Charlotte Wolff* aufgenommen wurde, als sie 1933 nach Paris geflohen war.

Nach wie vor ist das Risiko für Autorinnen und Autoren nicht gering, aufgrund eines politischen Protests oder auch nur wegen eines satirischen Gedichts staatlich verfolgt zu werden. Eine rigoros praktizierte Kulturpolitik reduziert den öffentlichen Diskurs auf den Kampf der Si-

---

[18] *Emil Staiger* (1908-1987) wandte sich damit gegen Biographik und Psychologie.

[19] Sigmund Freud (1908): *Der Dichter und das Phantasieren.* Studienausgabe. Bd. X *Bildende Kunst und Literatur*. Frankfurt a.M. 1969, S. 179.

[20] Arno Gruen: *Der Verrat am Selbst. Die Angst vor Autonomie bei Mann und Frau.* München 2009, S. 161.

[21] Stéphane Hessel: *Empört euch!* Berlin 2011.

[22] Stéphane Hessel (1917–2013) war Sohn des Schriftstellerpaars *Helen Grund* (1886–1982) und *Franz Hessel* (1880–1941). Eine Dreiecksbeziehung dieses Paars mit dem Schriftsteller und Kunsthändler *Henri-Pierre Roché* (1879–1959) verfilmte *François Truffaut* (1962) nach *Rochés* gleichnamigem Roman *Jules et Jim* (1953).

cherheitskräfte gegen Freiheitskräfte und steht damit für die Kontinuität historischer Konflikte: Widerstandskämpfer rebellieren gegen Willkürherrschaft und machtbewusste Insider verfolgen intellektuelle Outsider:

- Im Königreich Saudi-Arabien wurde ein Todesurteil wegen „Blasphemie" über den Lyriker *Ashraf Fayadh* verhängt. Er hatte in einem Gedichtband auf „Propheten im Ruhestand" („Prophet have retired") angespielt.[23]
- In der Bundesrepublik Deutschland galt eine Majestätsbeleidigung – noch 100 Jahre nach dem Ende der Monarchie – als Verstoß gegen die „Unverletzlichkeit" des Staatsoberhaupts. Für eine derart traditionsbewusste Haltung der Obrigkeit hatte der japanische Schriftsteller und Psychiater *Morio Kita* eine Standarderklärung parat:

  > Ins Extrem getrieben, nimmt idiotisches Verhalten die Aura der Feierlichkeit an.[24]

  Gegen den Majestätsbeleidigungsparagraphen verstießen sowohl der Dichter *Frank Wedekind* als auch der Satiriker *Jan Böhmermann*, als sie mit ihren Schmähgedichten besonders auf Intelligenzmängel des deutschen Kaisers bzw. des türkischen Präsidenten aufmerksam machen wollten.[25] Dies blieb nicht ohne Folgen:

  - Im Jahr 1899 verfügte der deutsche Kaiser, dass *Wedekind* als Autor des *Simplicissimus* vor Gericht gestellt und zu sechs Monaten Festungshaft verurteilt wurde.
  - Im Jahr 2016 ermächtigte die deutsche Bundeskanzlerin die Staatsanwaltschaft zur Strafverfolgung des Satiremagazin-Moderators *Böhmermann.*[26]
  - Dies war wiederum kein Einzelfall. Ihr Kulturstaatsminister hatte anlässlich der Feierlichkeiten zu *Georg Büchner*s 200. Geburtstag am 17. Oktober 2013 erklärt, der Dichter warte darauf, von der Jugend als „Kultfigur" wiederentdeckt zu werden.

---

[23] Das Todesurteil wurde im Februar 2016 in eine 8j. Haftstrafe plus 800 Peitschenhiebe umgewandelt.

[24] Morio Kita (1964): *Das Haus Nire. Verfall einer Familie.* Berlin 2010, S. 101.

[25] *Frank Wedekind* wurde wegen seiner Satire auf Wilhelm II.: „Es ist eine Schraube los" (1899) verurteilt. Vgl. Kapitel 14: *Arztkinder.* Das Schmähgedicht *An Erdogan* von *Jan Böhmermann* (2016) beginnt mit einer kritischen Beurteilung des türkischen Präsidenten, der anstandslos als „sackdoof, feige und verklemmt" bezeichnet wird.

[26] Damit gab die Kanzlerin dem Strafverlangen des türkischen Präsidenten statt.

Mit dem Grußwort aus dem Bundeskanzlerarmt wurde *Büchner* ein „klarer und durchdringender Verstand" attestiert, der bereits seinen Lehrern aufgefallen sei – und noch mehr:

> Mit dieser Gabe und jugendlichem Ungestüm wurde er der produktive Rebell seiner Zeit, scharfzüngig und leidenschaftlich.[27]

Die Formulierung „der produktive Rebell" konnte allerdings als Contradictio in adiecto – wie ein absichtliches Versehen – verstanden werden, ein feierliches Oxymoron, das eine gewisse Befangenheit des regierungsamtlichen Laudators verriet.

- In der Tat war schon früher einmal dessen Voreingenommenheit gegenüber scharfzüngigen Schriftstellern aufgefallen, hatte er doch politische Verse eines streitbaren Lyrikers und *Büchner*-Preisträgers[28] als so gefährlich eingeschätzt, dass er sich im Parlament zu der Äußerung genötigt sah, diese Gedichte würde er „lieber verbrannt als im Unterricht verwendet sehen".[29]

Daraus ergibt sich eine Antwort auf die eingangs gestellte Frage:
Wie gefährlich ist Poesie?

---

[27] Ralf Beil und Burghard Dedner (Hg.): *Grußwort von Bernd Neumann, Staatsminister bei der Bundeskanzlerin.* In: *Georg Büchner. Revolutionär mit Feder und Skalpell.* Darmstadt 2013.

[28] *Erich Fried* war für Bernd Neumann ein „Stören*fried* ", vgl. Tilman von Brand: *Öffentliche Kontroversen um Erich Fried.* Berlin 2003, S. 13.

[29] *Die Welt* vom 22.11.2006 berichtete: Im „deutschen Herbst" 1977 wollte Neumann Gedichte von Erich Fried lieber verbrannt als im Unterricht verwendet sehen.

Literatur

Abraham, Karl (1911): *Über die determinierende Kraft des Namens.* Psychoanalyt. Studien I. Frankfurt a.M.: S. Fischer-Verlag 1969

Abret, Helga, Keel, Aldo: *Die Majestätsbeleidigungsaffäre des ‚Simplicissimus'-Verlegers Albert Langen: Briefe und Dokumente zu Exil und Begnadigung 1898–1903*. Frankfurt a.M.:Peter Lang Verlag 1985

Albrecht, Johann Friedrich: *Faust der Zweyte.* Nicht Doktor nicht Schwarzkünstler, aber nahe an Beyden. Stettin: *Raffke Verlag* 1782.

Alt, Peter-Andre: *Friedrich Schiller. Leben – Werk – Zeit.* München: Beck Verlag 2000

Althen, Christina (Hg.): Alfred Döblin: *Das gefährlichste Organ des Menschen ist der Kopf.* Lebensweisheiten. München: DTV 2007

Aly, Götz (Hg.): *Reform und Gewissen. „Euthanasie" im Dienst des Fortschritts.* Beiträge zur NS-Gesundheitspolitik 2. Berlin: Rotbuch Verlag 1985

Alaa Al-Aswani: *Der Automobilclub von Kairo.* Frankfurt: Fischer Verlag 2017

Angelus Silesius (1675): Der Cherubinische Wandersman. Sammlung christliche Meister. Einsiedeln: Johannes Verlag 2011

Antunes, Antonio Lobo: *Anweisungen an Krokodile.* München: Luchterhand Verlag1999

Antunes, Antonio Lobo: *Einblick in die Hölle.* München: Luchterhand Verlag 2013

Augustin, Ernst (1962): *Der Kopf.* München: Beck Verlag *2016*

Bachmann-Medick, Doris: *Cultural turns. Neuorientierung in den Kulturwissenschaften*. Reinbek b. Hamburg: Rowohlt Verlag 5. Auflage 2014

Bamm, Peter: *Die unsichtbare Flagge. Ein Bericht.* München: Knaur Verlag 1963

Bamm, Peter: *Glanz und Elend der Diagnose*. In: Werke in Zwei Bänden II, Ex ovo. Zürich: Droemer Verlag 1967

Baratham, Gopal: *The Caning of Michael Fay*. Singapore: KRP Publications 1994

Barthes, Roland: *La mort de l'auteur* 1968 deutsch: *Der Tod des Autors.* In: Roland Barthes: *Das Rauschen der Sprache*. Frankfurt a.M.: Suhrkamp Verlag 2005, S. 57–63

de Beauvoir, Simone: *Der Lauf der Dinge.* Reinbek b Hamburg: Rowohlt Verlag 1970

Beil, Ralf, Dedner, Burghard: *Georg Büchner. Revolutionär mit Feder und Skalpell.* Darmstadt: Hatje Cantz Verlag 2013

Benn, Gottfried: *Gesammelte Gedichte.* Wiesbaden: Limes Verlag 1956.

Benn, Gottfried: *Gesammelte Werke.* Dieter Wellershoff (Hg.) Wiesbaden: Limes Verlag 1968

Benz, Wolfgang (Hg.): *Das Tagebuch der Herta Nathorff. Berlin-New York. Aufzeichnungen von 1933 bis 1945.* Frankfurt a.M.: Fischer Verlag 4. Aufl. 2013

Bernhardt, Oliver: *Alfred Döblin.* München: DTV 2007

Binswanger, Ludwig: *Grundformen und Erkenntnis menschlichen Daseins.* Zürich: Niehans Verlag 1942

Hildegard von Bingen: *Der Weg der Welt* – Kapitel 6, die Die vierte Vision: Von Seele und Leib. Übersetzung: Maria-Louise Lascar, München Oldenbourg Verlag 1929.

Böllhoff, Reiner (Hg.): *Johann Christian Günther. Dichtungen der Schuljahre 1710–1715* Textkritische Werkausgabe Berlin: De Gruyter Verlag 2013

Bourbeau, Philippe, von Freyberg, Thomas et al. (Hg.): *Fit für die Katastrophe? Kritische Anmerkungen zum Resilienzdiskurs im aktuellen Krisenmanagement.* Gießen: Psychosozial Verlag 2017

Bourke, Joanna: *The art of medicine. Silas Weir Mitchell's The Case of George Dedlow. Lancet* 373, 2009, 1332–1333

Bramberger, Andrea: *Die Kindfrau. Lust, Provokation, Spiel.* München: Matthes & Seitz Verlag 2000

von Brand, Tilman: *Öffentliche Kontroversen um Erich Fried.* Berlin: Wissenschaftl. Verlag 2003

Braunwarth, Peter Michael, Lensing, Leo A. (Hg.): *Arthur Schnitzler. Träume. Das Traumtagebuch 1875–1931.* Göttingen: Wallstein Verlag 2012

Brecht, Bertholt: *Hundert Gedichte.* Siegfried Unseld (Hg.), Frankfurt a.M.: Suhrkamp Verlag 1998

Breuer, Josef, Freud, Sigmund: *Studien über Hysterie.* Leipzig: Deuticke Verlag 1895

Bronfen, Elisabeth: *Over her dead Body: Death, Femininity and the Aesthetic.* Manchester: University Press 1992

Brüllmann, Richard (Hg.): *Albert-Schweitzer.* Unveröffentlichte Skizzen und Vorlesungen im Archiv Günsbach zum Thema „Kultur und Ethik in der Weltanschauung der Weltreligionen". In Lexikon der Albert-Schweitzer-Zitate. Hersfeld: Ott Verlag 1986

Buckley, Matthew S.: *Making Wore of Freedom: Büchner's Marion Episode.* Modern Drama 53:2, 2910

Büchner, Georg: *Sämtliche Werke*. Sonderausgabe. Die Tempel-Klassiker. Paul Stapf (Hg.). Wiesbaden: Vollmer Verlag 1959

Büchner, Georg: *Sämtliche Werke.* Sonderausgabe. Wiesbaden: Vollmer Verlag 1959

Büchner, Georg: *Werke und Briefe.* Münchner Ausgabe. DTV 6. Aufl. 1997

Büchner, Georg: Gesammelte *Werke.* Gerhard P. Knapp u. Herbert Wender (Hg). München: Goldmann Verlag 2002

Büchner, Ludwig: *Kraft und Stoff. Empirisch-naturphilosophische Studien. In allgemeinverständlicher Darstellung.* Frankfurt a.M.: Meidinger Verlag 1855

Bursk, Christopher: Amer. Poetry Rev. 11, 1982, S. 31

Campion, Jane: *Bright Star. Die Geschichte von John Keats und Fanny Brawne.* Gedichte in englischer Übersetzung von Marie Gothein. Frankfurt a.M.: Insel Verlag 2009

Cacciari, Massimo: *Der Tod der Zeit.* In: Dietmar Camper, Christoph Wulf (Hg.): *Die sterbende Zeit.* Neuwied: Luchterhand Verlag 1987, S. 13–22

Carroll, Lewis (1865): *Alice im Wunderland. Alice hinter den Spiegeln.* Christian Enzensberger (Hg.) Frankfurt a.M.: Insel Verlag: 1963.

Carroll, Lewis (1871)*: Hinter den Spiegeln.* 2. Kapitel. Christian Enzensberger (Hg.) Frankfurt a.M. 1963

Céline, Louis-Ferdinand: *Voyage au bout de la nuit.* Paris: Librairie Gallimard 1932

Carossa, Hans: *Geschichte einer Jugend.* Wiesbaden: Insel Verlag 1957

Catani, Damian: *Louis-Ferdinand Céline, literary genius or national pariah? Defining moral parameters for influential cultural figures, post-Charlie Hebdo.* London: Birkbeck College 2016

Colet, Louise (1858): *Lui. Roman contemporain.* Paris: Editions Ligaran 2015

Cronin, Archibald Joseph: *Abenteuer in zwei Welten. Mein Leben als Arzt und Schriftsteller*. Bern: Scherz Verlag 1952

Damásio, António R.: *Descartes Irrtum. Fühlen, Denken und das menschliche Gehirn.* München: List Verlag 2004

Davis, Carolin: *Creating Postcolonial Literature. Afrikan Writers and British Publishers.* New York: Palgrave Macmillan 2013

Decker, Kerstin: *Mein Herz niemandem.* Das Leben der Else Lasker-Schüler. Berlin: Propyläen Verlag 2009

Detlefs, Gerald: *Wilhelm Griesingers Ansätze zur Psychiatriereform.* Pfaffenweiler: Centaurus Verlag 1993

Döblin, Alfred: Die Ermordung einer Butterblume und andere Erzählungen. München: Georg Müller Verlag 1913
Döblin, Alfred: Die drei Sprünge des Wang-lun. Ein chinesischer Roman, Berlin: S. Fischer Verlag 1916
Döblin, Alfred. *Wallenstein.* Berlin: S. Fischer Verlag 1920.
Döblin, Alfred: *November 1918. Eine deutsche Revolution.* Erzählwerk in vier Bänden. Freiburg: Karl Alber Verlag 1949/1950.
Döblin, Alfred: *Schicksalsreise.* Bericht und Bekenntnis. Flucht und Exil 1940–1948. München: Piper Verlag 1986
Doktor, Thomas, Spies, Carla: *Gottfried Benn – Rainald Goetz.* Medium zwischen Poetologie und Pathologie. Wiesbaden: Springer Verlag 1997
Dorfman Davis, Leslie: *Serapion Sister: The Poetry of Elizaveta Polonskaja*, Northwest. Univers. Press 2001
Dostojewski, Fedor M. (1880): *Die Brüder Karamasow.* Frankfurt a.M.: Insel Verlag 2008
van Dovski, Lee: *Genie und Eros.* Frankfurt a.M: Fischer Verlag 1959
Doyle, Arthur Conan: *Bekenntnisse des Stark Munro* (1894) In: Ausgewählte Werke. Olaf R. Spittel (Hg.) Barnstorf: Verlag 28 Eichen 2009
Doyle, Arthur Conan: *Memories and adventures* (1924). Cambridge University Press 2012
Duhamel, Georges: *La Pierre d'Horeb.* Paris: Mercure de France 1926
Duhamel, Georges: *Trost der Musik.* München: Langen und Müller Verlag 1955

Easmon, Raymond Sarif: *Dear Parent and Ogre.* Oxford University Press: Three Crowns Book 1964
Einstein, Albert: *Geometrie und Erfahrung.* Springer Verlag: Berlin 1921
von Engelhardt Dietrich, Hartmann, Fritz (Hg): *Klassiker der Medizin II, von Philippe Pinel bis Viktor von Weizsäcker.* München: Beck Verlag 1991
von Engelhardt, Dietrich: *Justinus Kerner – Arzt, Dichter, Musiker.* In: Harald Salfellner (Hg.): *Mit Feder und Skalpell. Grenzgänger zwischen Literatur und Medizin.* Prag: Vitalis Verlag 2014, S. 77–93
Enzensberger, Christian (Hg.): *Lewis Carroll: Alice im Wunderland. Alice hinter den Spiegeln.* 2. Kapitel. Frankfurt a.M.: Insel Verlag 1963
Ertel, Anna Alissa: *Körper, Gehirne, Gene:* Lyrik und Naturwissenschaft bei Ulrike Draesner und Durs Grünbein. Berlin: de Gruyter Verlag 2011

Etzemüller, Thomas: *Biographien. Lesen–erforschen–erzählen*. Frankfurt a.M.: Campus Verlag 2012

Finckenstein, Raphael: *Dichter und Aerzte. Ein Beitrag zur Geschichte der Literatur und zur Geschichte der Medicin. Mit poetischen Proben und gelehrten Anmerkungen ausgestattet.* Breslau: Verlag Maruschke und Berendt 1864

Fink, Gerhard (Hg.): *Spötter, Götter und Verrückte. Antike Anekdoten.* Frankfurt a.M.: Insel Verlag:1995

Fischer, Gottfried: *Von den Dichtern lernen. Kunstpsychologie und dialektische Psychoanalyse.* Würzburg: Königshausen & Neumann 2005

Fitzgerald, Michael: *The Genesis of Artistic Creativity. Asperger's Syndrome and the Arts.* Kingsley Publishers: London 2005

Fleming, Paul: *Deutsche Gedichte.* Volker Meid (Hg.), Stuttgart: Reclam Verlag 2008

Foucault, Michel: *Überwachen und Strafen.* Frankfurt a.M.: Suhrkamp Verlag 1977

Foucault, Michel: *Qu'est-ce qu'un auteur?* (1969), deutsch: *Was ist ein Autor?* In: Michel Foucault (Hg.): *Schriften zur Literatur*. Frankfurt a.M. 1988. S. 7–31

Freud, Sigmund: *Studienausgabe. Conditio humana.* Alexander Mitscherlich, James Strachey (Hg.). Frankfurt a.M.: Fischer Verlag 3. Aufl. 1969–1975

Freud, Sigmund: *Dostojewski und die Vatertötung*. Studienausgabe. Bd. X *Bildende Kunst und Literatur*. S. 267-286. Alexander Mitscherlich, James Strachey (Hg.). Frankfurt a. M.: Fischer Verlag 1969

Freud, Sigmund: *Bruchstück einer Hysterie-Analyse.* Studienausgabe. Bd. IV *Hysterie und Angst.* S. 83–177. Alexander Mitscherlich, Angela Richards, James Strachey (Hg.). Frankfurt a.M.: Fischer Verlag 1971

Freud, Sigmund: *Das Unbehagen in der Kultur.* Studienausgabe. Bd. IX *Fragen der Gesellschaft, Ursprünge der Religion.*, S. 191–270. Alexander Mitscherlich, Angela Richards, James Strachey (Hg.). Frankfurt a.M.: Fischer Verlag 1974

Fromm, Erich (1974): *Anatomie der menschlichen Destruktivität.* Reinbek b. Hamburg: Rowohlt Verlag 2015

Frühwald, Wolfgang, Jauß, Hans Robert, Koselleck, Reinhart, Mittelstraß, Jürgen, Steinwachs, Burghart (Hg.): *Geisteswissenschaften heute. Eine Denkschrift.* Frankfurt a.M. 1991

Garrod, H.W. (Ed.): *Keat's Poetical Works.* Oxford University Press 1966

Gernhardt, Robert: *Schlafenszeit. Im Glück und anderswo.* Gedichte. Frankfurt a.M.: Fischer Verlag 2002

Goddemeier, Christof: *Peter Bamm: Der Konflikt zwischen ärztlichem und militärischem Ethos.* Dtsch. Ärztebl. 2014; 111(10)

Goethe, Johann Wolfgang (1782): *Der Erlkönig*. Weitra: Bibliothek der Provinz 2007

Goethe, Johann Wolfgang: *Faust. Ein Fragment.* Leipzig: Göschen Verlag 1790

Goetz, Rainald: *Irre*. Frankfurt a.M.: Suhrkamp Verlag 1983

Goetz, Rainald: *Hirn.* Frankfurt a.M.: Suhrkamp Verlag 1986

Gomringer, Eugen: *Worte sind Schatten. Die Konstellationen 1951-1968.* Reinbek b. Hamburg: Rowohlt Verlag 1969

Gordon, Douglas. *Play Dead Real Time.* Three-channel video (color, silent), two projectors, two screens, monitor. Duration: 19:11 minutes, 14:44 minutes (on large screens), 21:58 minutes (on monitor). Minimum room size: 24.8 m× 13.07 m. The Museum of Modern Art, New York. Griesinger 2003

Grass, Günter: *Ein weites Feld.* Göttingen: Steidl Verlag 1995

Grimm, Jacob und Wilhelm (1815): *Doctor Allwissend. Kinder- und Hausmärchen* Bd. II. Köln: Anaconda Verlag 2015

Gruen, Arno: *Der Verrat am Selbst. Die Angst vor Autonomie bei Mann und Frau.* München: DTV, 20. Aufl. 2009

Grünbein, Durs: *Falten und Fallen.* Frankfurt a.M.: Suhrkamp Verlag 2001

Grüsser, Otto-Joachim: *Justinus Kerner 1786-1862*: Arzt-Poet-Geisterseher nebst Anmerkungen zum Uhland-Kerner-Kreis und zur Medizin- und Geistesgeschichte im Zeitalter der Romantik. Heidelberg: Springer Verlag 1987

Guevara, Ernesto Che: *Das magische Gefühl, unverwundbar zu sein.* Das Tagebuch der Lateinamerikareise 1953–1956. Köln: Kiepenheuer & Witsch Verlag. 3. Aufl. 2007

Guevara, Juan Martin, Vincent, Armelle: *Mein Bruder Che.* Stuttgart: Cotta Buchhandlung 2017

von Hagens, Gunther: *Körperwelten. Die Faszination des Echten.* Heidelberg 2000

Hagestedt Lutz, Riedel, Nicolai: *Ernst Augustin*. In Munzinger Online/ KLG – Kritisches Lexikon zur deutschsprachigen Gegenwartsliteratur, http://www.munzinger.de/document/16000000021

Hanna, Christian M., Reents Friedericke (Hg.): *Benn-Handbuch. Leben – Werk – Wirkung.* Stuttgart: Metzler Verlag 2016

Hanuschek, Sven: *Heinar Kipphardt.* Berlin: Morgenbuch Verlag 1996

Hausschild, Jan-Christoph: *Georg Büchner.* Reinbek b. Hamburg: Rowohlt Verlag 1997

Heckmann, Herbert (Hg.): *Johann Christian Günther: Nach der Beichte an seinen Vater. Gesammelte Gedichte.* München: Hanser Verlag 1981

Heimpel, Elisabeth, Roos, Hans (Hg.): *Janusz Korczak. Wie man ein Kind lieben soll.* Göttingen: Vandenhoeck & Ruprecht Verlag 4. Aufl. 1973

Hein, Jakob: *Liebe ist ein hormonell bedingter Zustand.* München: Piper Verlag 2009

Heinroth, Johann Christian August: *Lehrbuch der Störungen des Seelenlebens oder der Seelenstörungen und ihrer Behandlung.* Leipzig: Vogel Verlag 1818

von Heiseler, Bernt (Hg.): *Johann Wolfgang Goethe: Bei Betrachtung von Schillers Schädel In:* Ges. Werke in sieben Bänden. Gütersloh o.J.

Hemingway, Ernest: *Indianerlager.* Reinbek b. Hamburg: Rowohlt Verlag 1969

Heym Georg: *Dichtungen und Schriften* Bd. I Lyrik. Karl L Schneider (Hg.). Hamburg: Ellermann Verlag 1964

Hiebel, Hans: *Das Spektrum der modernen Poesie: Interpretationen deutschsprachiger Lyrik* 1900–2000 im internationalen Kontext der Moderne. Würzburg: Verlag Königshausen & Neumann 2006

Hiebel, Hans: *Interpretieren. Eine Einführung in die literarische Hermeneutik.* Würzburg: Verlag Königshausen & Neumann 2017

Rolf Hochhuth: *Tell gegen Hitler. Historische Studien.* Frankfurt a.M.: Insel Verlag 1992

Hoffmann, E.T.A.: *Die Serapions-Brüder.* Gesammelte Erzählungen und Mährchen. Berlin: Reimer Verlag 1819–1821.

von Hofmannsthal, Hugo: *Schillers Selbstcharakteristik.* Frankfurt a.M.: Fischer Verlag 1955

Hübschmann, Heinrich: *Psyche und Tuberkulose.* Stuttgart: Enke Verlag 1952

Hübschmann, Heinrich: *Krankheit ein Körperstreik.* Freiburg: Herder Verlag 1974

Huchel, Peter: *Ophelia. Gezählte Tage.* Frankfurt a.M.: Suhrkamp Verlag 1996

Hudgins, Andrew: *Playing Dead.* Poetry Magazine Chicago. July 2005

Hugendik, David: *Rainald Goetz: Der Weltabschreiber.* Zeit Online 8. 7. 2015. http://www.zeit.de/kultur/literatur/2015-07/rainald-goetz-buechner-preis-wuerdigung

Huntley, Audrey: *Widerstand schreiben! Entkolonialisierungsprozesse im Schreiben indigener kanadischer Frauen.* Münster: Unrast Verlag 1996

Inamoto, Masako: *Insignificance Given Meaning.* The Literature of Kita Morio. Ohio State University 2010

Irle, Gerhard: *Der Psychiatrische Roman*. Stuttgart: Hippokrates Verlag 1965

Jachertz, Norbert, Klinkhammer, Gisela: Interview mit Uwe Tellkamp, Arzt und Schriftsteller: „Das ganze Thema ist immer noch radioaktiv“. Dtsch Arztebl 2009:106(10) A-453 / B-391 / C-377

Jacobs, Steffen: *Statische Gedichte. Gottfried Benn*. In: *Der Lyrik-TÜV. Ein Jahrhundert deutscher Dichtung wird geprüft*. Frankfurt a. M: Eichborn Verlag 2007, S. 141–178

James, Daniel: *Che Guevara. Mythos und Wahrheit eines Revolutionärs*. München: Heyne Verlag, 13. Aufl. 2007

Jandl, Ernst: *der künstliche baum*. Neuwied: Luchterhand Verlag 1970

Jandl, Ernst: *Das Öffnen und Schließen des Mundes. Frankfurter Poetikvorlesung* Bd. 223. Berlin: Volk und Welt Verlag 1985

Jandl, Ernst: *Das Gedicht zwischen Sprachraum und Autonomie*. In: Ludwig Völker (Hg.): Lyriktheorie. Stuttgart: Reclam Verlag 1990

Jankrift, Kay Peter: *Die großen Ärzte im Porträt*. Wiesbaden: Maris Verlag 2007

Janz, Dieter: *Anmerkungen zu Epilepsiegestalten bei Dostojewski*. In: *„Das ist eine alte Krankheit“*. Dietrich v. Engelhardt, Hansjörg Schneble, Peter Wolf (Hg.). Stuttgart: Schattauer Verlag 2000

Jaspers, Karl: *Psychologie der Weltanschauungen*. Heidelberg: Springer Verlag 1919

Johann, Ernst: *Georg Büchner*. Reinbek b. Hamburg: Rowohlt Verlag 1987

Jung, Richard: *Allgemeine Neurophysiologie: die Tätigkeit des Nervensystems*. Heidelberg: Springer Verlag 1953

Jürgens, Jürgen: *Mit Spöttergeist man Götter speist. Schüttelreime*. Gernsbach: Katz Verlag 1991

Kafka, Franz (1918): *Ein Landarzt*. In: Illustrierte Buchreihe, Karl Menschik (Hg). Berlin: Galiani Verlag 2016

Kahlke, Winfried und Reiter-Theil, Stella (Hg.): *Ethik in der Medizin*. Stuttgart: Enke Verlag 1995

Kahlisch, Raffael: *Der resiliente Mensch: Wie wir Krisen erleben und bewältigen. Neueste Erkenntnisse aus Hirnforschung und Psychologie*. Berlin Verlag 2017

Karasek, Hellmuth: *Aufstand der Biedermänner*. Der Spiegel 14 v. 3.4.1989, S. 237–240

Keats, John: *Werke und Briefe*. Mirko Bonné, Hermann Fischer (Hg.). Stuttgart: Reclam Verlag 1995

Keats, John: *Gedichte*. Übersetzt von Etzel, Gisela. Berlin: Sammlung Hofenberg 2016

Kerner, Dieter: *Arzt-Dichter. Lebensbilder aus fünf Jahrhunderten.* Stuttgart: Schattauer Verlag 1967

Kerner, Justinus: *Das Fettgift oder die Fettsäure zur Erklärung der Vergiftung verdorbener Würste. Stuttgart: Cotta Buchhandlung 1822*

Kerner, Justinus: *Die Dichtungen von Justinus Kerner. Neue vollständige Sammlung in einem Bande.* Stuttgart: Verlag Cotta'sche Buchhandlung 1834

Kerner, Justinus: *Der Zopf im Kopfe.* Deutscher Musenalmanach. Adelbert v. Chamisso und Gustav Schwab (Hg.) Leipzig 1838

Kerner, Justinus: *Die Seherin von Prevorst. Eröffnungen über das innere Leben der Menschen und über das Hineinragen einer Geisteswelt in die unsere.* Stuttgart: Cotta *Buchhandlung* 4. Aufl. 1846

Kerner, Justinus: *Liebesplage. An Sie im Alter.* Morgenblatt für gebildete Leser Nr. 39, 14.2.1850.

Kerner, Justinus: *Franz Anton Mesmer aus Schwaben, Entdecker des thierischen Magnetismus. Erinnerungen an denselben, nebst Nachrichten aus den letzten Jahren seines Lebens zu Meersburg am Bodensee.* Frankfurt a.M.: Literarische Anstalt 1856

Kerner, Theobald (1897): *Das Kernerhaus und seine Gäste. Theobald Kerners Erinnerungen an seinen Vater Justinus Kerner und dessen zahlreiche illustre Gäste in den Jahren 1822-1862*, Neuauflage Weinsberg: Röck Verlag 2005

Kipphardt, Heinar: *März, ein Künstlerleben.* Köln: Kiepenheuer und Witsch Verlag 1980

Kipphardt, Heinar: *Bruder Eichmann - Schauspiel und Materialien.* Reinbek: Rowohlt Verlag, 10. Aufl. 1986

Kipphardt, Heinar: *Umgang mit Paradiesen.* Gesammelte Gedichte. Reinbek: Rowohlt Verlag 1990

Kleinschmidt, Erich (Hg.): *Alfred Döblin: Schriften zur Ästhetik, Poetik und Literatur.* Frankfurt a.M.: Fischer Verlag 2013

Klimpel, Volker: *Schriftsteller-Ärzte. Biographisch-bibliographisches Lexikon von den Anfängen bis zur Gegenwart.* Hürtgenwald: Pressler Verlag 1999

Klimpel, Volker: *Lexikon fremdsprachlicher Schriftstelle-Ärzte*, Frankfurt a.M.: Peter Lang Verlag 2006

Kloos, Gerhard: *Grundriß der Psychiatrie und Neurologie.* München: Müller und Steinicke Verlag 9. Aufl. 1972

Knauss, Sibylle: *Charlotte Corday.* Hamburg: Hoffmann und Campe Verlag 1988

Köpf, Peter: *Karadzic. Die Schande Europas.* Düsseldorf: Econ Verlag 1995

Koreff, David: *Gedichte*. Paris: Didot Verlag 1815

Korzak, Janusz: *Wie man ein Kind lieben soll.* Elisabeth Heimpel und

Hans Roos (Hg.). Göttingen: Vandenhoeck & Ruprecht Verlag, 4. Aufl. 1973

Kortner, Fritz: *Aller Tage Abend.* München: Kindler Verlag 1959

Krämer Sandra: *Friedrich Schiller: Ein Arzt auf Abwegen.* Dtsch. Ärztebl. Juni 2005, Heft 6, S. 259

Krämer Sandra: *Arthur Schnitzler (862-1931). „Es war eine Rieseneselei von mir – Mediziner zu werden"*, Dtsch. Ärztebl. 109 (20) 2012 S. 1024–1026

Kretschmer, Ernst: *Hysterie, Reflex und Instinkt.* Leipzig: Thieme Verlag 1923

Kulessa, Hanne: *Herznaht. Ärzte die Dichter waren – von Benn bis Schnitzler*, Hamburg: Europa Verlag 2001

Kütemeyer, Mechthilde (2008): *Die dissoziative Wunde – ein Erinnerungssyndrom seelischer Traumatisierung.* Z. f. Psychotrauma, Psychotherapie, Psychol. Medizin. 6:4, 27–39

Kütemeyer, Wilhelm: *Die Krankheit in ihrer Menschlichkeit.* Zur Methode der Erschließung und Behandlung körperlicher Erkrankungen. Göttingen: Vandenhoeck & Ruprecht Verlag 1963

Kunert, Günther: *Diesseits des Erinnerns.* Aufsätze. München: Häuser Verlag 1982

Lahrem, Stephan: *Che Guevara – Leben Werk Wirkung*. Frankfurt a.M.: Suhrkamp Verlag 2005

Lamping, Dieter: *Handbuch Lyrik: Theorie, Analyse Geschichte.* Stuttgart: Metzler Verlag, 2. Aufl. 2016

Lang, Hermann: *Der gehemmte Rebell: Struktur, Psychodynamik und Therapie von Menschen mit Zwangsstörungen.* Stuttgart: Klett-Cotta Verlag 2015

Lange-Eichborn, Wilhelm, Kurth, Wolfram: *Genie, Irrsinn und Ruhm.* München: Reinhardt Verlag 1967

Lange-Eichborn, Wilhelm, Kurth, Wolfram: *Genie, Irrsinn und Ruhm* Band 1. *Die Lehre vom Genie*, neubearbeitet von Wolfgang Ritter. 7. Aufl., München: Reinhardt Verlag 1986

Lasker-Schüler, Else: *Giselheer dem Tiger*. Gedichte. Frankfurt a.M.: Suhrkamp Verlag 1997

Lasker-Schüler, Else: *Frühling*. In: *Sämtliche Gedichte.* Frankfurt a.M.: Fischer Verlag 2016

Leibbrand, Annemarie und Werner: *Formen des Eros.* 2 Bände. Freiburg: Alber Verlag 1972

LeDoux Joseph: *Angst.* Wals bei Salzburg: Ecowin Verlag 2016

Lehnert, Gertrud: *Raum und Gefühl. Der Spatial Turn und die neue Emotionsforschung*. Bielefeld: Transcript Verlag 2011

Lenning, Walter: *Gottfried Benn in Selbstzeugnissen und Dokumenten.* Reinbek b. Hamburg: Rowohlt Verlag 1978

Lethen, Helmut: *Der Sound der Väter. Gottfried Benn und seine Zeit.* Berlin: Rowohlt Verlag 2006

Lingeman, Richard R.: *Sinclair Lewis - Rebel from Main Street.* New York: Random House 2002

Lista, Marcella: *Play dead*: Dance, Museums, and the Time- Based-Arts. Dance Research J 46: 2014, 5-23

Löffler, Sigrun: *Antonio Lobo Antunes. Ein Porträt des portugiesischen Schriftstellers und Arztes.* Zeit online 26.9.1997 http://www.zeit.de/1997/40/loboantu.txt.19970926.xml.

Löffler, Sigrun: *Nichts als vergangene Zukunft.* Deutschlandradio Kultur 1.12. 2008

Luther, Martin: *„An seine Mutter"* 20. Mai 1531. In: *Luthers Werke für das christliche Haus.* Bd. VIII, *Lieder, Tischreden, Briefe* (Buchwald, Kawerau, Köstlin, Rade, Schneider (Hg.), S. 422. Braunschweig: Schwetschke Verlag 1892

Lutz, Luise: *Das Schweigen verstehen. Über Aphasie.* Berlin: Springer Verlag 2010

Magen, Antonio: *Ernst Augustin.* Literaturportal Bayern. Bayerische Staatsbibliothek 2016

Márquez, Gabriel García: *Die unglaubliche und traurige Geschichte von der einfältigen Eréndira und ihrer herzlosen Großmutter.* Frankfurt a.M.: Fischer Verlag 2004

Martynkewics, Wolfgang: *Tanz auf dem Pulvervass. Gottfried Benn, die Frauen und die Macht.* Berlin: Aufbau Verlag 2017

Masuhr Karl F.: *Friedrich Schillers Philosophie der Physiologie.* Ref. AGPN-Symposium Zell-Mosel 18. 4. 2009

Masuhr, Karl F.: *Ärzte, Dichter und Rebellen* HÄB 01, 2010, 1:35

Masuhr, Karl F., Masuhr, Florian, Neumann, Marianne: *Duale Reihe Neurologie.* Stuttgart: Thieme Verlag 7. Aufl. 2013

Masuhr, Karl F.: *Die Visite, Satyrspiel in zwei Teilen.* Berlin: Hoof Verlag 2014

Masuhr, Karl F.: *Poets, doctors and rebels. Psychsomatic aspects in their work.* Med intern revuo. 27 (107) 2016

von Matt, Peter: *Das seltsame Brautgeschenk.* FAZ 4.2.2005 http://www.faz.net/aktuell/feuilleton/das-seltsame-brautgeschenk-1211430.html

Mayer, Helmut: *Céline-Neuauflage. Sein Gift war echt.* http://www.faz.net/aktuell/feuilleton/debatten/neuauflage-von-celine-sein-gift-war-echt-15359079-p2.html

Meid, Volker (Hg.): *Paul Fleming. Deutsche Gedichte.* Stuttgart: Reclam Verlag 2008

Mende, Hans-Jürgen: *Im Gespräch Susanne Schädlich.* Alpha-Forum. Bayer. Rundfunk 15.9.2009

Metzl, Jonathan M., Poirier, Suzanne (Ed.): *Difference and Identity: A Special Issue of Literature and Medicine.* Baltimore: Johns Hopkins University Press 2005.

Meyer-Abich, Klaus Michael (1997*): Komplementäre Erfahrung von Ganzheit im Gestaltkreis. Anfänge eines Naturbildes, in dem wir selber vorkommen.* In: Rainer Jacobi (Hg.): *Zwischen Kultur und Natur.* Neue Konturen medizinischen Denkens = Selbstorganisation. Jahrb. F. Komplexität in den Natur-, Sozial- und Geisteswissenschaften, Bd. 7. Berlin: Duncker & Humblot Verlag 1997), 21–39

Miller, Alice: *Die Revolte des Körpers.* Frankfurt a.M.: Suhrkamp Verlag 2005

Milstein, Werner: *Mut zum Widerstand: Sophie Scholl – ein Porträt.* Neukirchener Verlag, Neukirchen-Vluyn, 3. Aufl. 2006

Mitchell, Silas Weir: *The Case of George Dedlow.* Atlantic monthly 18:1-11.1866

Mitchell, Silas Weir: *Injuries of Nerves and Their Consequences.* Philadelphia, Lippincott 1872

Mitscherlich, Alexander: *Auf dem Weg zur vaterlosen Gesellschaft: Ideen zur Sozialpsychologie.* Weinheim: Beltz Verlag 1963

Mitscherlich, Alexander und Margarete: *Die Unfähigkeit zu trauern. Grundlagen kollektiven Verhaltens.* München: Piper Verlag 1967

Molière: *Komödien. Vollständige, illustrierte Ausgabe.* Berlin: Verlag neues Leben 1989

Morio Kita (1964): *Das Haus Hire. Verfall einer Familie.* Japan Edition im Bebra *Verlag:* Berlin 2010

Motion, Andrew*: Keats.* London: Faber & Faber: 1997

Mould, Richard F.: Mould's medical anecdotes. Bristol et al. (ed.), Institute of Physics Publ. 1996

Müller, Henning: *Friedrich Wolf, Weltbürger aus Neuwied.* Neuwied: Kehrein Verlag 1988

Müller, Henning: *„Der jüdische Arzt und Kommunist Dr. Friedrich Wolf". Dokumente des Terrors und der Verfolgung 1931–1944.* Stadt Neuwied (Hg.)1988

Müller, Horst M.: *Psycholinguistik-Neurolinguistik. Die Verarbeitung von Sprache im Gehirn.* Stuttgart: utb Verlag 2013

Müller-Salget, Klaus: *Literatur ist Widerstand. Aufsätze aus drei Jahrzehnten.* Innsbrucker Beiträge zur Kulturwissenschaft. Innsbruck: Germanistische Reihe, Band 6, 2005

Müller, Michael (Hg.): *Franz Kafka: Brief an den Vater.* Stuttgart: Reclam Verlag 1995

Müller-Seidel, Walter: *Friedrich Schiller und die Politik. Nicht das Große, nur das Menschliche geschehe.* München: Beck Verlag 2009

Müller, Wilhelm (Hg.): *Auserlesene Gedichte von Johann Christian Günther.* Bibliothek deutscher Dichter des 17. Jahrhunderts. Brockhaus: Leipzig 1827

Münkler, Herfried: *Die Deutschen und ihre Mythen.* Berlin: Rowohlt Verlag 2009

Muschg, Adolf: *Begreifen, was uns ergreift. Zum Tode von Emil Staiger.* Zeit-Magazin 8.5.1987

Mukand, Jon (Ed.): *The Son: Returning Home. In: Articulations. The Body and Illness in Poetry.* Iowa City: University of Iowa Press 1994

Munthe, Axel: *Das Buch von San Michele.* Berlin: Knaur Verlag 1931

Muray, Philippe: *Céline.* Berlin: Matthes & Seitz Verlag 2012

Musser, Elisabeth: *Der Garten meiner Großmutter.* Marburg: Verlag Francke Buchhandlung 2013

Nasemann, Theodor R.K.: *Deutsche Dichterärzte. Glanz und Elend einer Doppelbegabung.* Stuttgart: Steiner Verlag 1992

Nasemann, Theodor R.K.: *Deutschsprachige Dichterärzte.* Stuttgart: Verlag Vandenhoeck & Ruprecht 1993

Neumann, Alexander: *Arzttum ist immer Kämpfertum: Die Heeressanitätsinspektion und das Amt „Chef des Wehrmachtssanitätswesens" im Zweiten Weltkrieg (1939-1945).* Düsseldorf: Droste Verlag 2005

Neumanns, Gerhard: *Kafka-Lektüren.* Berlin: de Gruyter Verlag 2013.

Nida-Rümelin, Julian: *Humanismus als Leitkultur. Ein Perspektivenwechsel.* München: Beck Verlag 2006

Nietzsche, Friedrich (1882): *Der Tolle Mensch. In: Die fröhliche Wissenschaft.* Friedrich Nietzsche: *Das Hauptwerk* Bd II nach Kröner-Ausgabe (1986), Jost Perfahl (Hg). S. 465–466. München: Nympenburger Verlag 1990

Noack, Bernd: *Theaterskandale. Von Aischylos bis Thomas Bernhard.* St. Pölten: Residenz Verlag 2008

Nünning, Ansgar (Hg.): Metzler Lexikon Literatur- u. Kulturtheorie. Stuttgart 5. Aufl. 2013

Obermüller, Klara: *Der Mensch in seiner ganzen Schwäche. Gedanken zum Verhältnis von Literatur und Medizin.* In: *Literatur und Medizin.* Peter Stulz, Frank Nager, Peter Schulz (Hg.), Zürich: Chronus Verlag 2005

Ohly, Chr. A.: *Der Schwäbische Dichterkreis. Justinus Kerner.* Paderborn: Schöning Verlag 1907

Paul, Jean (1796): *Siebenkäs.* Blumen,- Frucht- und Dornenstücke. Michael Holzinger (Hg.) Berliner Ausgabe 4. Aufl. 2016

Petersen, Jens: *Ein Höchstmaß an Linderung.* Zeit online 16.7.2009 http://www.zeit.de/2009/30/CH-Sterbehilfe

Piritz, Hans: *Paul Flemings Liebeslyrik.* Göttingen: Verlag Vandenhoeck & Ruprecht 1963

Pfäfflin, Friedrich (Hg.): *„Das Schattenspiel kann ich in Wahrheit nicht vollenden…“ Justinus Kerner 1786-1862.* Marbacher Magazin 39, 1968

Raddatz, Fritz: *Gottfried Benn. Leben – Niederer Wahn. Berlin:* Econ Ullstein List Verlage 2001

Rathmayer, Bernhard: *Die Frage nach dem Menschen: Eine historische Anthropologie der Anthropologien. Opladen:* Budrich Verlag 2013

Reich-Ranicki, Marcel: *Sieben Wegbegleiter. Schriftsteller des 20. Jahrhunderts.* Stuttgart: DVA 2002

Reich-Ranicki, Marcel: *Herz, Arzt und Literatur. Zwei Aufsätze.* Zürich: Ammann Verlag, 3. Aufl. 2007

Reich-Ranicki, Marcel, Marcel: *Meine Geschichte der deutschen Literatur: Vom Mittelalter bis zur Gegenwart.* München: DTV 2016

Reich-Ranicki, Marcel: *Meine Geschichte der deutschen Literatur.* München: Pantheon Verlag. 2016

Rilke, Rainer Maria: *Archaïscher Torso Apollos.* In: *Sämtliche Werke.* 1. Bd, Frankfurt a.M.: Insel Verlag 1955

Rimbaud, Arthur: *Ophelia II.* In *Sämtliche Dichtungen.* Zweisprachige Ausgabe: *Gedichte* 1869–1871, München: DTV 2004

Rohde-Dachser, Christa (Hg.): *Beschädigungen.* Göttingen: Vandenhoeck und Ruprecht 1992

Rost, Hendrik: *Das Liebesleben der Stimmen. Gedichte.* Göttingen: Wallstein Verlag 2016

Roth, Gerhard, Strüber, Nicole: *Wie das Gehirn die Seele macht.* Stuttgart: Klett-Cotta Verlag 5. Aufl. 2015

Rothmann, Kurt: *Deutschsprachige Schriftsteller seit 1945.* Stuttgart: Reclam Verlag 1986, S. 216f.

Rühle, Alex: *Bernward Vesper.* Süddeutsche Zeitung 11.5.2010

Rühmkorf, Peter: Dreizehn deutsche Dichter. Reinbek b. Hamburg: Rowohlt Verlag 1989

Rudolf, Gerd: *Psychodynamische Psychotherapie: Die Arbeit an Konflikt, Struktur und Trauma.* Stuttgart: Schattauer Verlag 2. Aufl. 2014

Sacks, Oliver: *Der Mann, der seine Frau mit einem Hut verwechselte.* Reinbek b. Hamburg: Rowohlt Verlag 1985

Sacks, Oliver: *Der Fall Anna H., Dokumente aus dem Tagebuch eines Neurologen Teil* 1. Gehirn & Geist 2, 2003

Sacks, Oliver: *On the move. Mein Leben.* Reinbek b. Hamburg: Rowohlt Verlag 2015

Sacks, Oliver: *The River of Consciousness*. Picador Macmillan NY 2017

Saadawi, Nawal El: *Memoirs of a Woman Doctor: a Novel.* San Francisco: City Lights Books 2001

Saadawi, Nawal El: *Daughter of Isis. The Autobiography of Nawal El Sadaawi.* Zed Book London 1999

Salfellner, Harald (Hg.): *Mit Feder und Skalpell.* Grenzgänger zwischen Medizin und Literatur. Prag: Vitalis Verlag 2014.

Safranski, Rüdiger: *Goethe & Schiller. Geschichte einer Freundschaft.* München: Hanser Verlag 2009

Safranski, Rüdiger: *Schiller-Biographie oder die Erfindung des Deutschen Idealismus.* München: DTV, 3. Aufl. 2009

Schädlich, Hans Joachim: *Versuchte Nähe.* Reinbek b. Hamburg: Rowohlt Verlag 1977

Schädlich Hans Joachim: *Tallhover.* Reinbek b. Hamburg: Rowohlt Verlag 1986

Schädlich Hans Joachim: *Tallhover, ein weites Feld.* Reinbek b. Hamburg: Rowohlt Verlag 2005

Schädlich, Hans Joachim: *Der andere Blick. Aufsätze, Reden, Gespräche.* Reinbek b. Hamburg: Rowohlt Verlag 2005

Schädlich, Hans Joachim: „Unterst Stuf von menschliche Geschlecht". Über Georg Büchners „Woyzeck". In: *Der andere Blick.* Aufsätze, Reden, Gespräche. Reinbek b. Hamburg: Rowohlt Verlag 2005

Schädlich, Susanne: *Immer wieder im September. Der Westen, die Stasi, der Onkel und ich.* München: Knaur Verlag 2014

Schanda, Susanne: *Literatur der Rebellion.* Zürich: Rotpunkt Verlag 2013

Scheck, Frank Rainer: *Anton Cechov.* München: DTV 2004

Schiller, Friedrich: *Die Gesetzgebung des Lykurgus und Solon.* In Thalia 3. Bd. Heft 11. Leipzig: Göschen Verlag 1790

Schiller, Friedrich: *Dramen und Gedichte.* Deutsche Schillergesellschaft (Hg). Stuttgart: Schreiber Graphische Kunstanstalten 1955

Schiller, Friedrich: *Medizinische Schriften.* Deutsche Hoffmann la Roche (Hg.) Basel 1959

Schiller, Friedrich: *Sämtliche Werke in fünf Bänden.* Albert Meier (Hg.). München: DTV 2004

Schiller, Friedrich: *Sämtliche Gedichte und Balladen.* Georg Kurscheidt (Hg.) Frankfurt a.M.: Insel Verlag 2004

Schneider, Peter: *Rebellion und Wahn.* Köln: Kiepenheuer & Witsch Verlag 2010

Schnitzler, Arthur (1889): *Über funktionelle Aphonie und deren Behandlung durch Hypnose und Suggestion*. Wien: Braumüller Verlag
Schnitzler, Arthur: *Der grüne Kakadu. Paracelsus. Die Gefährtin.* Drei Einakter. Berlin: Fischer Verlag 1899
Schnitzler, Arthur: *Buch der Sprüche und Bedenken.* Aphorismen und Fragmente. Wien: Phaidon Verlag 1927
Schnitzler, Arthur (1925): *Traumnovelle.* In: Erotische Literatur (1787-1958): Bernhard Doppler (Hg). Berlin: Verlag Volk und Welt 1990
Schnitzler, Arthur: *Tagebuch 1879–1931.* Wien: Verlag Österr. Akademie der Wissenschaften 2000
Schnitzler, Arthur: *Fräulein Else. Leutnant Gustl.* Köln: Anaconda Verlag 2007
Scholl, Inge: *Die Weiße Rose.* Frankfurt a.M.: Fischer Verlag, 12. Auflage 2006
Schrödinger, Erwin: *Geist und Materie.* Wien: Zsolnay Verlag 1986
Schrott, Raoul, Jakobs, Arthur: *Gehirn und Gedicht*. München: Hanser Verlag 2011
Schubert, Helga: *Judasfrauen: Zehn Fallgeschichten weiblicher Denunziation im Dritten Reich.* München: Luchterhand Literaturverlag 1990
Schultz, Ulrich: *Dichtkunst, Heilkunst Forschung. Der Kinderarzt Werner Catel.* In: Beiträge zur NS-Gesundheits- und Sozialpolitik: 2. Reform und Gewissen. „Euthanasie" im Dienst des Fortschritts. Götz Aly (Hg.), Berlin: Rotbuch Verlag 1985
Schuster, Peter-Klaus (Hg.): *Franz Marc – Else Lasker-Schüler. Der Blaue Reiter präsentiert Eurer Hoheit sein blaues Pferd, Karten und Briefe.* München: Prestel Verlag 1987
Schweitzer, Albert: *Kultur und Ethik.* Kulturphilosophie 2. Teil. München: Beck Verlag 1923
Schweitzer, Albert (1959): *Selbstzeugnisse*. München: Beck Verlag 8. Aufl. 1988
Shakespeare, William: *A Midsummer Night's Dream / Ein Sommernachtstraum.* Stuttgart: Reclam Verlag 1986
Shakespeare, William: *Romeo und Julia.* Zweisprachige Ausgabe, deutsch von Frank Günther. München: DTV 2002
Shakespeare, William: *Hamlet.* Stuttgart: Reclam Verlag 2016
Shields, Nancy: *Fake Fish. The Theater of Kobo Abe. New York: Weatherhill 1996*
Schwab, Gustav: *Der Reiter und der Bodensee. In: Das Badische Sagenbuch I.* August Schnezler (Hg). Karlsruhe: Creuzbauer & Kasper Verlag 1846
Sigerist, Henry E.: Große Ärzte. München: Lehmanns Verlag 1932
Simmenroth-Nayda, Anne, Görlich, Yvonne: *Auswahlverfahren für Me-*

dizinbewerber: sind „Arztkinder" im Vorteil? GMA Jahrestagung v. 31.8.2015 www.egms.de/static/de/meetings/gma2015/15gma048.shtml
Singer, Lea: *Poesie der Hörigkeit.* Hamburg: Hoffmann und Campe Verlag 2017
Sloterdijk, Peter: *Du musst Dein Leben ändern. Über Anthropotechnik.* Frankfurt a. M.: Suhrkamp Verlag 2009.
Sonntag, Susan: *Gegen Interpretation. Kunst und Antikunst. 24 literarische Analysen.* („Against interpretation"). Frankfurt a.M.: Fischer Verlag 9. Aufl. 2009
Steiner, Adolf A. (Hg.): Joseph Victor Scheffel: *Der Trompeter von Säckingen.* In: *Joseph Victor Scheffel*, Werke in zwei Bänden, Bd. 2, Zürich: Staufacher Verlag 1969
Steinfeld, Thomas: *Der Arzt von San Michele. Axel Munthe und die Kunst, dem Leben einen Sinn zu geben.* München: Hanser Verlag 2012
Stöcker, Christian: www.spiegel.de/wissenschaft/mensch/150-jahre-sigmund-freud-der-ueberschaetzte-a-414462.html 05.05.2006
Stöcker, Christian: *Die Ratte in uns.* www.spiegel.de/wissenschaft/mensch/psychologie-woher-der-hass-kommt-kolumne-a-1122055.html 19.11.2016.
Stoffels, Hans: *Gelebtes und ungelebtes Leben.* 2004. http://viktor-von-weizsaecker gesellschaft.de/ textemehr.php? id=13&sID=1
Storch, Maja, Wolfgang Tschacher: *Embodied communication: Kommunikation beginnt im Körper, nicht im Kopf.* Bern: Hans Huber Verlag 2014
Straub, Harriet: *Zerrissene Briefe.* München: Georg Müller Verlag 1912. Neuauflage Freiburg: Kore Verlag 1990
Straub, Harriet: *Mutterseelenallein.* In: *Zerrissene Briefe.* S. 35–48, Freiburg: Kore Verlag 1990
Strobel, Jochen: *Gottfried Benn (1886-1956): Bitte wo –.* S. 206–215. In: Andrea Geier, Jochen Strobel (Hg): *Deutsche Lyrik in 30 Beispielen.* Paderborn: Fink Verlag 2011
Strudthoff, Ingeborg: *Die Rezeption Georg Büchners durch das deutsche Theater.* Berlin: Colloquium Verlag 1957
Strunk, Reiner: *Eduard Mörike. Pfarrer und Poet. Stuttgart:* Calwer Verlag 2004
Suppanz, Frank: *Friedrich Schiller – Wilhelm Tell.* Wirkungsgeschichte. Stuttgart: Reclam 2005
Sulloway, Frank J.: *Der Rebell der Familie.* Geschwisterrivalität, kreatives Denken und Geschichte. Berlin: Siedler Verlag 1997
Svorad, D.: *Animal hypnosis (Totstellreflex) as experimental model for psychiatry; electroencephalographic and evolutionary aspect.* AMA Arch Neur Psych 1957;77(5):533-539

Tellenbach, Hubertus (Hg.): *Das Vaterbild im Abendland.* Rom-frühes Christentum-Mittelalter-Neuzeit-Gegenwart. Stuttgart: Kohlhammer Verlag 1978

Tellkamp, Uwe: *Der Turm. Geschichte aus einem versunkenen Land.* Frankfurt a.M.: Suhrkamp Verlag 2008.

Theopold, Wilhelm: *Doktor und Poet dazu. Dichterärzte aus fünf Jahrhunderten.* Mainz: Kirchheim Verlag 1986

Theunissen. Michael: *Der Andere.* Berlin: De Gruyter Verlag 1965

Thomä, Dieter: *Puer robustus. Eine Philosophie des Störenfrieds.* Berlin: Suhrkamp Verlag 2016

Trapp, Frithjof: *Der Augenzeuge – ein Psychogramm der deutschen Intellektuellen zwischen 1914 und 1936.* Frankfurt a. M.: Büchergilde Gutenberg1986

Traub, Rainer: *Nachwort zu Michail Bulgakow: Der Meister und Margarita.* Hamburg: Spiegel Verlag 2007, S. 489.

Troyat, Henri: *Tschechow. Leben und Werk.* Stuttgart: Deutsche Verlagsanstalt 1987

Tschechow, Anton: *Tragödie auf der Jagd.* Zürich: Zsolny Verlag 1925

Tschechow, Anton: *Drei Schwestern.* Zürich: Diogenes Verlag, 13. Auflage 2000

Tschechow, Anton: *Erzählungen und Dramen in fünf Bänden.* München: DTV 2009

Tschechow, Anton: *Die Dame und das Hündchen.* Berlin: Insel Bücherei 2013

Unterthurner, Gerhard: *Foucaults Archäologie und Kritik der Erfahrung: Wahnsinn – Literatur – Phänomenologie.* Wien: Turia + Kant Verlag 2007

Vesper, Bernward: *Die Reise.* Frankfurt a.M.: März Verlag bei Zweitausendeins 1977

Viehhöfer, Willy, Wehlin, Peter (Hg.): *Entgrenzung der Medizin. Von der Heilkunst zur Verbesserung des Menschen?* Bielefeld: tanscript Verlag 2011

Vogel, Paul (Hg.): *Grundfragen der klinischen Neurologie.* In: *Viktor von Weizsäcker. Arzt im Irrsal der Zeit.* Göttingen: Vandenhoeck & Ruprecht Verlag 1956

Vogel, Paul (Hg.): *Sigmund Freud: Zur Auffassung der Aphasien: Eine kritische Studie.* Frankfurt a.M.: Fischer Verlag 2001

Voß, Henner: *Vor der Reise. Erinnerungen an Bernward Vesper.* Hamburg: Edition Nautilus 2005

Walther von der Vogelweide. *Grosse Heidelberger Liederhandschrift.* Codex Manesse, Zürich um 1300

Walser, Robert: *Büchners Flucht.* Die Schaubühne 8, 2 (1912)

Weber, Bettina: *Die Verurteilung des Krieges. Jean-Paul Sartre: Die Troerinnen* 14.01.2013 http://www.die-deutsche-buehne.de/Schauspiel/Euripides/Jean-Paul+Sartre+Die+Troerinnen/Die+Verurteilung+des+Krieges

Weiß, Ernst (1931): *Georg Letham. Arzt und Mörder*, Frankfurt a.M.: Suhrkamp Verlag 1980.

Weiß, Ernst (1938): *Der Augenzeuge. Frankfurt a.M.:* Büchergilde Gutenberg 1968

von Weizsäcker, Viktor: *Der Gestaltkreis. Theorie der Einheit von Wahrnehmen und Bewegen.* Leipzig: Thieme Verlag 1940

von Weizsäcker, Viktor: *Pathosophie.* Göttingen: Verlag Vandenhoeck & Ruprecht 2. Aufl. 1967

von Weizsäcker, Viktor: Gesammelte Schriften in 10 Bänden. Peter Achilles, Dieter Janz, Martin Schrenk, Carl Friedrich von Weizsäcker (Hg.). Frankfurt a.M.: Suhrkamp Verlag 1986–2005

Welzig, Werner*: Der deutsche Roman im 20. Jahrhundert.* Stuttgart: Kröner Verlag 1967

Williams, William Carlos (1967): *The Autobiography of William Carlos Williams. Die Autobiographie.* Reinbek b. Hamburg: Rowohlt Verlag 1994

Williams, William Carlos: *Gedichte*. München: Hanser Verlag 1999

Williams, William Carlos: *Die Worte, die Worte, die Worte. Gedichte.* Übertragen von Hans Magnus Enzensberger. Frankfurt a.M.: Suhrkamp Verlag 2016

von Wilpert, Gero: *Schiller-Chronik, sein Leben und Schaffen.* Stuttgart: Kröner Verlag 1958

Wißgott, Inga: *Medizinisches & Menschliches.* Gedichte. 2 Bände, Punkersdorf: Pachernegg Verlag 2003

Wißgott, Inga: *Ärztin ohne Grenzen. Als Chirurgin im Einsatz in Afrikas Krisenregionen.* Wien: Molden Verlag 2009

Wittstock, Uwe: www.welt.de/kultur/article557579/Was-Aerzte-und-Schriftsteller-verbindet.html. 12.3.2005

Wolf, Friedrich: *Was taten wir? Zum 9. November 1919 (1920)*. Gedichte. In: Friedrich Wolf: Für unsere Zeit, ein Lesebuch. Berlin: Aufbau Verlag 1981, S. 341

Wolff, Charlotte: *Augenblicke verändern uns mehr als die Zeit.* Eine Autobiographie. Frankfurt a.M.: Fischer Verlag 1990

Wolff, Kurt: *Briefwechsel eines Verlegers* 1911-1963. Bernhard Zeller u. Ellen Otten (Hg.) Frankfurt a.M. 1980

Wolffheim, Elsbeth: *Michail Bulgakow.* Reinbek. b. Hamburg: Rowohlt Verlag 1996

Wulf, Christoph: *Mimesis* In: *Vom Menschen.* Handbuch historische Anthropologie. Christoph Wulf (Hg.) Weinheim: Beltz Verlag 1997

Wynne, *Catherine: Sherlock Holmes and the Problems of War: Traumatic Detections English Literature in Transition* 1880–1920. Literature and Science 3 (1):29-53, 2010

Abbildungsnachweis

1 (S. 12) John Keats. Skizze von J. Severn ca. 1828

2 (S. 14) Justinus Kerner. Bleistiftzeichnung von Carl Alexander Heideloff. Deutsches Literaturarchiv Marbach.

3 (S. 16) Harriet Straub. © Manfred Bosch, Konstanz

4a (S. 27) Ärztin ohne Grenzen © Dr. Inga Wißgott

4b (S. 27) Ärztin ohne Grenzen © Dr. Inga Wißgott

5 (S. 40) Viktor von Weizsächer © Archiv Cora Penselin

6 (S. 48) Friedrich Schiller. Büste im Garten des Museums „Schillers Gartenhaus" in Jena

7 (S. 56) *Georg Büchner.* Nach Porträt (1833/34) von August Hoffmann (Buchumschlag Vorderseite von Georg Büchner: *Danton's Tod* (Titel mit Apostroph). Frankfurt a.M. 8. Auflage 2007

8 (S. 69) Arthur Schnitzler. Bildarchiv ÖNB/Wien, AS 3B Nr. 7263110

9 (S. 70) Anton Tschechow 1889 Photo von Unbekannt – The Great Soviet Encyclopedia

10 a (S. 82) Fanny Brawne. Photographie auf Glas um 1850

10 b (S. 82) John Keats. Zeichnung von Charles Brown 1819

11 a (S. 90) Torso der Venus von Milo (130-100 v.Chr.) Louvre

11 b (S. 90) *Hilda (Rita Hayworth)* in dem gleichnamigen Spielfilm von *Charles Vidor* 1946

12 (S. 103) Dissertation Arthur Schnitzlers. Wien: Braumüller Verlag 1889

13 (S. 104) Graphik aus: Masuhr, K.F., Masuhr, F., Neumann, M.: DUR Neurologie. Stuttgart 2013, S. 94

14 (S. 106) Aphasietestbild. ©Luise Lutz: *Das Schweigen verstehen: Über Aphasie.* Berlin 2010, S. 290

15 (S. 111) Totenmaske des Tutanchamun, Pharao der 18. Dynastie. Ägyptisches Museum Kairo

16 (S. 118) Justinus Kerner. Bleistiftzeichnung von O. Müller

17 (S. 138) Performative Kunstaktion am 5.7.2017 um 13.30 Uhr zum G20-Gipfel in Hamburg. Foto:: Willem Thomson

18 (S. 142) William Carlos Williams https://commons.wikimedia.org/wiki /File:William_Carlos Williams_passportphotograph_1921.jpg

19 (S. 147) Joachim Dyck: *Gottfried Benn.*Würzburg: Königshausen & Neumann 2015

20 (S. 151) Else Lasker-Schüler. *Sämtliche Gedichte.* Frankfurt a.M.: Fischer Verlag 2016
21 (S. 154) Michael Bulgakow. *Hundeherz.* Aionas edition 2017
22 (S. 166) Ferdinand Sauerbruch. Visite in Belgien 1943. Creative-Commons
23 (S. 173) Silas Weir Mitchell. U.S. National Library of Medicine, 8600 Rockville Pike, Bethesda, MD 20894
24 (S. 174) Ernst Ludwig Kirchner: Porträt Alfred Döblin 1912 (repro von art book, gemeinfrei)
25 (S. 178) © Friedrich-Wolf-Gedenkstätte Oranienburg
26 (S. 179) *Charlotte Wolff. Augenblicke verändern uns mehr als die Zeit.* Kranichsteiner Literaturverlag 2003
27 (S. 180) Hainar Kipphardt an der Charité 1950 © Linde Schleinkofer-Kipphardt
28 (S. 181) Szenenbild *Dra Dra Dra* von Wolf Biermann. © Linde Schleinkofer-Kipphardt
29 (S. 185) Antonio Lobo Antunes: Leben, auf Papier beschrieben. *Briefe aus dem Krieg.* München 2003
30 (S. 186) Rainald Goetz © Brigitte Friedrich
31 (S. 191) Necker-Würfel nach *Louis Albert Necker* (1786-1861)
32 (S. 191) Funktionswandel bei Dermolexie
33 (S. 208) Heinrich und Arthur Schnitzler. Bildarchiv ÖNB/Wien, AS 3B Nr. 8082414
34 (S. 210) Hainar Kipphardt © Linde Schleinkofer-Kipphardt
35 (S. 212) © Jon Mukand
36 (S. 228) NS-Plakat um 1938. Deutsches historisches Museum Berlin
37 (S. 230) Alois *Prinz* „Lieber Vater, bitte rede wieder mit mir“. *Die Lebensgeschichte von Bernward Vesper und seinem Vater: Rebellische Söhne.*Weinheim: Gulliver von Beltz & Gelberg 201 6
38 (S. 242) Rainald Goetz. 1983 Lesung „Subito“ in Klagenfurt. Screenshot ORF Kärnten
39 (S. 244) Uwe Tellkamp. © Brigitte Friedrich
40 (S. 249) Nawal El Saadawi: *A Daughter of Isis.* The Autobiography. Zed Books 1999
41 (S. 254) © Kernerverein e.V. Weinsberg.

Register

A

Abe, Kobo 72, 99, 198, 207, 211, 255
Abraham, Karl 100, 242, 261
Affekt 92f., 113, 137
– und Effekt 93, 42, 97, 106, 113
  – Angst 15, 22, 101, 113, 184, 195, 201, 218
  – Attitude, affektgeladen 137
  – Emotionen 101, 105f., 96f., 152
  – Furchtreaktion mit Schreckstarre 135
  – Hass, Wut, Eifersucht, Trauer 113, 150
  – Katharsis 98
  – Lachen und Weinen 114
  – Liebesaffekt, Begehren 97, 113
  – Physiognomik der Empfindungen 96
  – Psychosomatik 11, 40–44, 98, 116, 135
  – Schrecksynkope 48
  – Stimmungen 97
– Transformation in Lyrik 150
– Verkehrung 113
– widerstreitenden Affekte 150
Agnosie 103, 182f.
Aichinger, Ilse 37, 203, 224, 225
Akinese, psychogene 132
Albrecht, Johann Friedrich 35, 205, 253
Alice im Wunderland (flower-bed) 235, 263
Althen, Christina 38, 175, 257, 261
Aly, Götz 228, 229, 261
amnestisches Syndrom 173
Amor 79
Amour fou 113
Amygdala 135
Anamnese, psychosomatische s.a. Oral history 40
Anfälle 41, 48f., 200, 2008, 233f.
– funktionell-psychosomatische 41, 48, 208
  – asthmatische 41,178, 201, 233f., 206, 257
    – E. Guevara 233, 234
    – M. Proust 201, 234
    – F. Wolf 178, 234, 257
  – synkopale, s. Ohnmachten (Synkopen) 86
  – von Medizinern 48f., 208
    – S.W. Mitchell 208
    – F. Schiller 48
– dissoziative, psychogene 113
– epileptische 200
  – G. Flaubert 200
  – F. Dostojewski 200
  – Anfallsbeschreibung in Prosatexten 200
Angst 15, 22, 80, 131, 140, 156, 164, 184, 195
– Daseinsangst 131
– gestaltlose 184
– panische 15, 22, 101
– vor Autonomie 258, 266
Angulus Silesius 99
Anna selbdritt 221, 225, 261
Anthropologie 53, 148, 190
– medizinische 189
– und psychosomatische Medizin 116, 40, 42, 44, 96, 190

Antunes, Antonio Lobo 183–185 (Abb. 29), 198, 211, 215, 224, 227
– *Die Leidenschaften der Seele* (1994)
– *Das Handbuch der Inquisitoren* (1997)
– *Ich gehe wie ein Haus in Flammen* (2017)
Aphasie 103f. (Abb. 13), 278
Aphonie 45, 103 Schnitzlers Dissertation Abb. 12
Apraxie 104
Archaischer Torso Apollos 34
Arzt-Dichter 196, 204–216
– Dichterinnen, die Ärztinnen waren 42, 89, 251f.
  – Gedroitz 163, Nathorff 74, Polonskaja 220, Straub 196, Wolff 179, El Saadawi 48
  – s.a. Hildegard von Bingen 16f., 21, 255
Arztsöhne 17, 199f., 204
– Büchner, Cervantes, Dostojewski, Duhamel, Flaubert, Goetz, Goldoni, Hemingway, Kita, Lewis, Möricke, Mukand, Ogai, Proust, Sacks, Schiller, Schnitzler, Wedekind, Wilde u.a. (Tab. 7 u.8) 199, 204, 211
Ärzte und Ärztinnen ohne Grenzen 21, 27, 28, 164
– Wißgott, Inga 21, 27 (Abb. 4a u. b), 279
Arztroman, s. *Dr. Arrowsmith* (S. Lewis) 202
– Erzähltexte von Ärzten über Ärzte 75, 141f., 212, 221
  – *Das Buch von San Michele* (A. Munthe) 142
  – *Das Haus Nire* (M. Kita) 221
  – *Das Monster von Neuhausen* (E. Augustin) 184
  – *Des Menschen Hörigkeit* (A.S. Maugham) 141
  – *Der Arzt Gion* (H. Carossa) 209
  – *Die Zitadelle* (A. Cronin) 75
  – *Doctor Mambo Kokaiki* (M. Kita) 212
  – *Dr. Gräsler, Badearzt* (A. Schnitzler) 212
  – *Einblick in die Hölle* (A.L. Antunes) 185
  – *The Doctors Stories* (R. Selzer) 213
  – *Irre* (R. Goetz) 241
  – *Reise ans Ende der Nacht (J.F. Céline)*
Attitude passionelle 113, 128
Aufmerksamkeitsdefizitstörung (ADHS) 37
– *Zappel-Philipp-Syndrom* 37
Augustin, Ernst 23, 73, 183f., 253
– *Das Monster von Neuhausen, Der Kopf* 184
Autobiographien 38, 74f., 88, 141, 188, 213, 167
– fiktive, s. Autofiktion 60, 142, 166
– Tagebuch 39, 41, 69f., 74, 234
  – Guevara, E. 234–236, 257
  –Nathorff, H. 17, 74, 252
  – Sacks, O. 182
– El Saadawi, N. 248
– Schnitzler, A. 69, 239
– Tschechow, A. 223
– Weiß, E 167
– Weressajew W.W. 209
– Wolff, Ch. 75
autobiographische Romane 71, 141, 203, 185, 254f.
autobiographisches Gedächtnis 83
Autofiktion 60, 166
– subjektiver Rückblick (Memoiren) 42, 130, 254
– und Trivialliteratur 141
  – F. Sauerbruch 166,
  – A. Munthe 142, 188

Autopsie 501, 175, 226
– Vivisektion 50

B
Bachmann-Medick, Doris 160, 261
Barbie, alias *Altmann*, Klaus (*Adler*) 231f., 2
Bamm, Peter 36, 73–75, 99, 162–165, 229, 252
– *Die unsichtbare Flagge* 75, 164
Batharam, Gopal 72, 211, 252, 261, 224, *s.* Caning 224
Begegnung, Gedicht (F. Schiller) 84
– Liebesbegegnung 81
– Marion-Episode (G. Büchner) 101
– romantische (J. Keats) 80
– spüren, berühren, begegnen 113
Behring, Emil von (Charité) 7
Benn, Gottfried 22, 23, 31, 58, 73–75, 87, 88, 99, 115, 136, 141, 143–160, 16, 165, 171, 172, 176, 177, 189, 190, 202, 214, 216, 241, 242, 252, 253, 257, 262, 266, 270, 271, 274, Abb. 19
– *Blaue Stunde,* Gedicht 147
– *Doppelleben* 146
– *Morgue-Gedichte* 147f.
Bergmann, Ernst von (Charité) 173
Bewegung und Wahrnehmung 40, 44, 103. 116, 192
– intrazerebrale Steuerung durch Gedanken
– *The Man with the Bionic Brain* (J. Mukand) 213
Biermann, Wolf 180 s. Dra-Dra-Drama (Abb. 28)
Binswanger, Ludwig 112, 262
Biographie 31ff., 38, 44
– Daten 162, 240
– Methode 42, 50
– Gruppen- 58
biographisches Schreiben 44
biographischer Kalender 40, 123
Biographisierung und Biographismus 41, 51
biologischer Akt 103, 105f.
– kommunikative Funktion, s. Intersubjektivität 103
Biorhythmen 101
Bioterrorismus 119
Böhmermann, Jan 259
Botulismus 119
Bramberger, Andrea 87, 262
Brawne, Fanny 13, (Abb. 10 a) 82–84
Brecht, Bertold 37, 62, 152, 257
Brentano, Clemens 100, 114, 115
Briefe 17, 35, 41, 46, 81, 83,151, 185, 197, 261
– Abschieds- 167, 236, 226
– an die Mutter 150, 196, 197, 235
– an den Vater 195
– in fiktionalem Stil s. Autofiktion 161
– *Letters to a Young Doctor* 213
– Liebes- 83, 185, 197
Briefroman 12, 161
Bronfen, Elisabeth 152, 262
Büchner, Ernst (Georgs Vater) 55, 205, 263
Büchner, Georg (Abb. 7) 11, 22, 23, 26, 31, 35–36, 43–47, 55–63, 74, 89, 94, 96, 99–102, 120, 131, 151, 177, 204f., 220, 225, 239f., 253, 256, 260
– *Dantons Tod* 62, 99, 101, 131
– *Der Hessische Landbote* 46
– *Lenz* 57, 239–241
– *Leonce und Lena* 62, 99
– *Woyzeck* 35, 57–59
– *Georg Büchner, Revolutionär mit Feder und Skalpell* (*R.* Beil und B. Dedner) 262
Büchner, Ludwig (Georgs Bruder) 55, 206, 220
Büchner, Luise (Georgs Schwester) 205

Büchner-Preis 24, 58, 62, 157, 177, 214, 226, 241, 242, 244, 260
Bulgakow, Michail 63, 73, 74, 155f., 257, 216, 252
– *Der Meister und Margarita* 156
– *Hundeherz* (Abb. 21)

C
Campion, Jane 36, 83, 84, s. *Bright Star* 13, 263
Caning, Prügelstrafe aus pädagogischen Gründen
– in Singapur und Malaysia, s. G. Baratham 224
– autobiographische Berichte aus F. Wolfs 223
F. Schillers und A. Tschechows Kindheit 205
Carossa, Hans 162–164, 209, 221
Céline, Louis-Ferdinand 71, 73–76, 138f., 253
Charcot, Jean Martin 188, 255
Charité 7f., 48, 56, 94, 153, 172, 173, 176, 179, 180 (Abb. 27), 184
Couvade-Syndrom, Männerkindbett 44
Cronin, Archibald Joseph 73, 75, 163, 246, 252f.
– *Abenteuer in zwei Welten,* s. Epilog 251, 253
– *Die Zitadelle* 75, 246,
Cultural turns 160, s. Kulturwissenschaften 169
Cyankali (F. Wolf) 75, 177

D
Damásio, António R. 97, 363
Damaskus-Erlebnis, Konsonantentausch 111
Death feigning, s. Totstellversuch 132
Descartes Irrtum, s. Damásio, António 97
Déjà vu-Erlebnis 81
Delius, Friedrich Christian 243
Depression 12, 49, 50, 57, 143, 162, 203, 212
– bipolare 203, 212
– Suizidalität 12, 57, 133
– *Werther*-Effekt 12
Despoten 48, 53, 63
Despotismus in uns (F. Schiller) 53
Deskriptive Psychopathologie 40
Determinismus 97, 100
Der Arzt und die Literatur (M. Reich-Ranicki) 22
Der diagnostische Blick 41, 252
Der Geisterseher Justinus Kerner 37, 121, 122, 255
Der Gestaltkreis (V. v. Weizsäcker) 40, 44, 105
Der Hessische Landbote (G. Büchner) 46
Dichterdoktor Benn 158
Dichtkunst und Heilkunst 16, 23, 45, 190
– Symbiose 23
Dichtung, körperbetont 88
Die Krankheit in ihrer Menschlichkeit (Kütemeyer, W.) 190
Die Weiße Rose 25
– Gedankenfreiheit 26, 49
– Widerstand 19, 25, 165
Dissoziative Störungen 43, 87, 103, 128, 149f.
– Anfälle, psychogene 113
– funktionelle Aphonie (A. Schnitzler) 103
– Hysterie 43, 87, 113 (Konversion)
– psychogene Sehstörungen 150
  – Hitlers Blindheit, *s. Der Augenzeuge* (E. Weiß) 167
Distanz des Arztes und Dichters 83

Döblin, Alfred 7, 22, 23, 38, 45, 58, 74–75, 93, 99, 109, 150, 257, 163, 172–176, 186, 252f., 257, 261f. Abb. 24
  - *Berlin Alexanderplatz* 174
  - *Gedächtnisstörungen bei der Korsakowschen Psychose* 172
  - *November 1918. Eine deutsche Revolution* 175

Doctor Allwissend und Doctor Eisenbarth 166
Doktorspiel 80
Doppel-
- Begabung 26, 126
  - doppelte 151
- Beruf 212, *s.a. Abenteuer in zwei Welten* 251
- Biographie 156
- gängerspiel 201
- Leben 15, 41, 141, 142, 199, 214, 199, 229, 247
  - (G. Benn) 146, 157
  - und Doppellieben 41,160
- Monarchie 47
- Moral 67, 87
- Perspektive 120
- Rolle als Arzt-Dichter 86, 166
- Studium 142

Dostojewski, Fjodor M.,
- Arztsohn und Rebell, 199f.

Dovsky, Lee van 51, 86, 264
Doyle, Arthur Conan 28, 71–75, 161–164, 253, 255
- *Sherlock Holmes* und Doktor John Watson 161
- *Memories and Aventures* 264

Dramendichter
- (G. Büchner) 35, 94, 100, 131
- (M. Bulgakow) 155
- (H. Kipphardt) 75
- (F. Schiller) 47
- (A. Schnitzler) 221
- (A. Tschechow) 71
- (F. Wolf) 75

Drehbühne, virtuelle 55ff., 159f.
Drehtürprinzip 44
Duhamel, Georges 73, 128f. 129, 163, 207, 210, 252, 257
- *Chronik der Familie Pasquier* 210
- *Vie des Martyrs et Civilisation* 210

Dylan, Bob *The Times They are A-Changin‘* 11

E

Ebert, Friedrich, Reichspräsident 202
Eco, Umberto 161
Paul Ehrlich (Charité) 7
Einstein, Albert 189, 264
Eisberg-Poetik (E. Hemingway) 144
Embodiment-Theorie 96
Emigration 74, 75, 157, 167, 252
- aristokratische Form 165
- innere 165, 252

Emotionen 101, 105, 106, 96, 97, 152, s.a. Affekte
- emotionale
  - Begegnung, Begehren, Eifersucht 101, 113
  - Blindheit 234
  - Distanz 247, 144
  - Krise 113

Engelhardt, Dietrich von 120, 264
Enzensberger, Hans Magnus 226, 264
Erlebte Rede 174, s.a. innerer Monolog 68, 86
Eros und Amor 22, 79, 82f., 86
- erotische Momente und poetische Passionen 85
- Nebenwirkungen der Poesie 82f., 97
- Verse 83

Ethos 26
- und Widerstand 19, 25, 165
- Medizinethik 26

Etzemüller, Thomas 44, 265
Eugenik 173, s.a. NS-Zeit 159, 156, 202 (Abb. 36)

Expressionismus 63, 150, 190

F
Finckenstein, Raphael 34, 251, 265
Fleming, Paul 31–33, 74. 79, 97, 216, 265
– *Als Echo ward zu einem Schalle* 79
– Poeta laureatus 32
Frank, Caroline 193, 346
Freiheitsdramen 12, 47, 50, 53, 156, 258
Fried, Erich 260
Freud, Sigmund 38, 41, 56, 68, 69, 112, 113, 130, 175, 176, 187–189, 205, 222, 236, 253, 258, 278
– *Das Unbehagen in der Kultur* 265
– *Dostojewski und die Vatertötung* 265
– *Zur Auffassung der Aphasien* 278
frozen moment 82, 144
Funktionswandel 171, 191 (Abb. 32)
– Flip-Flop-Phänomen 190
– Necker-Würfel 191 (Abb. 31)
Furchtreaktion (flight) 135 21
– s. Totstellversuche 127f.

G
Gedächtnis,
– autobiographisches 83
– semantisches 104
– Störung bei Korsakow-Psychose (Döblin) 172
Gedankenflüge 11, 97
Gedankenfreiheit 25, 26, 49
  – F. Schiller 25
  – A. und M. Mitscherlich 26
  – *Die Weiße Rose* 25
Gedankenlyrik 84f.
Gender 102, 178, 249
– Differenzen 114
– Rollen 151
– Studien 28, 178, 253
– Sexualwissenschaft 74f., 90, 102
Geniebegriff 43, 52f., 158
– Ahnengalerie der Genialen 52
– Genie und Eros 86
– *Genie, Irrsinn und Ruhm* 43
  – Nachruhm 38, 52
Genietum 53
– und Genieproblem 158
– Antihelden 53,139, 174
Genitalverstümmelung 249
Gefühl s. Emotionen 101, 105–106. 96–97, 152
– Gruselgefühl und Nervenkitzel 258
Geschwister-Rivalität 217f.
Goethe, Johann Wolfgang 12, 35, 49, 51, 118, 131, 140, 175, 266
Goetz, Rainald 24, 127–128, 140, 186, 211, 214, 240–243, 253, (Abb. 30 u. 38)
– *Reaktionszeit-Paradigma in der Kinderpsychiatrie* (Dissertation) 186 und *Irre* (Debutroman) 241, zahlreiche Prosatexte, auch gedruckte Webblogs.
Griesinger, Wilhelm (Charité) 56
Gruen, Arno 258, 266
Grünbein, Durs 95, 266
Grüsser, Otto J. 121, 122, 254, 266
Guevara, Ernesto 26, 72f., 76, 99, 232–239, 253
– *Das magische Gefühl, unverwundbar zu sein.*
– *Tagebuch der Lateinamerikareise 1953–1956.*
Günther, Johann Christian 31–33, 80, 204–205, 257
– *Brüder lasst uns lustig sein: Gaudeamus igitur* 33
– *Nach der Beichte an seinen Vater,* s. F. Kafka 195
Grabinschriften von Arztdichtern 32, 36, 50

H
Handschuh- Symbol 83f., 89f., 105, 244
– Definition, deutsch und englisch 181, 183
– in der Medizin
– Operations- (Abb. 4a)
  – neuropsychologisches Testwort 105
  – Agnosie-Test (O. Sacks) 182
– Spiel (Abb. 11b) 90
– Poetik 89
– Symbolik und Metaphorik 79f., 86, 89f., 192, 244
  – *An eine Dame* (J. Keats) 82
  – *Als du mich verlassen hast und meinen Handschuh geküsst* (E. Polonskaja) 89
  – *A Song About my self* (Fisch) (J. Keats) 83
  – *Der Handschuh* (F. Schiller) 84f.
  – *Ein Heiratsantrag* (A. Tschechow) 86
  – *Ich sah von Hügelhöh ins Land hinein* (J. Keats) 83
  – *O, wär' ich nur der Handschuh dieser Hand* (W. Shakespeare) 79, 89
Heidelberger Schule der Psychosomatik 40, 190
Hiebel, Hans 82, 91, 94, 98, 143–145, 267
Heurnius Otto 72, 204, 253
Hölderlin, Friedrich 117, 216, 267
Hoffmann, Heinrich 37, 43, 93
– *Struwwelpeter* 37, 93, 244
– *Zappel-Philipp-Syndrom,* s. ADHS 37
Hübschmann, Heinrich 52, 234, 267
Hut-Symbol 51f.
– behüten 182
– *Der Mann, der seine Frau mit einem Hut verwechselte* (O. Sacks) 181
– Herrscherhut (*Wilhelm Tell*) u. Kaiserkrönung 51
Hysterie 43, 87, 128

I
Ibsen, Henrik 37
Ich
– lyrisches 16, 87, 115, 146, 153
– und Umwelt 40
Indifferenz 113
Infektionsrisiko 60
Innen-Außen-Verhältnis von Ich und Umwelt 40
Intersubjektivität 88, 103

J
Jachertz, Norbert 39, 247, 268
Jacobs, Steffen 158f., 268
James, Daniel 167, 133, 234, 235, 268
Jandl, Ernst 83, 108, 268
Jankrift, Kay Peter 31, 255, 268
Janz, Dieter 200, 268
Jaspers, Karl 22, 112, 268

K
Kafka, Franz 146, 195f., 189
– *Brief an den Vater* 195
– *Ein Landarzt* 146
Kafka, Hermann (Vater Franz Kafkas) 195f.
Kalender, subjektiver biographischer 40, 117, 123, 127, 129, 242, 236
Kalisch, Raffael 135, 192, 268
Kahlke, Winfried 26, 268
Keats, John 12, 13, 22, 31, 35, 36, 71, 73, 80–84, 252, 255, Abb. 1 u. 10 (s.a. Fanny Brawne 82)
  – Gedichte 81, 84, 263
  – *A Song About myself* 83, *Bright Star* 13, 263, *Endymion 13, 83,* 84, *To a Lady seen for a few Moments at Vauxhall* 81
Kerner, Dieter 21, 23, 36, 269

Kerner, Justinus 15, 33, 37, 43, 112, 117–123, 131, 133, 200, 206, 251, 251, 254, Abb. 2 u. 16
– *Das Fettgift oder die Fettsäure zur Erklärung der Vergiftung* (heute: Botulismus) 118
– *Die Seherin von Prevorst* (J. Kerner) 122, 137
– *Der Zopf im Kopfe* 120
Kerner, Theobald 11, 37, 72, 74, 121, 221
– *Das Kernerhaus* 121, 127, 131, 204, 206, 221
– Kerner-Traube 73
Kipphardt, Hainar 34, 74, 75, 172, 180, 181, 207, 210, 235, 240, 253, Abb. 27 und 34
– *Bruder Eichmann, Drama* 75
– *Der Hund des Generals* 181, 211
– *In der Sache J. Robert Oppenheimer* 75
Kita, Morio 73, 99, 211f., 253, 255, 259
– *Das Haus Nire. Verfall einer Familie* 212
– *Doctor Mambo Kokaiki* 212
Klimpel, Volker 31, 36f., 72, 76, 89, 163f., 188, 204, 207, 208, 251, 269
Koch, Robert (Charité) 7, 51, 71, Jan 76, 166, 167, 269
– *Das Recht des Kindes auf Achtung* 167
Koreff, David 119, 120, 269
Körperlichkeit von Sprache 88, 96, 213
Konfabulation 173 s. amnestisches Syndrom, Korsakow-Psychose 172
Konflikt 42, 55, 133, 195f.
– affektgeladen 42
– familialer 133
– innerer und äußerer 55
– lebensgeschichtlicher 26, 42, 150, 195
– Vater-Sohn-Konflikt, s. Briefe 195f., 206
– bei Benn 136, 150
– bei Büchner 206
– bei Günther 195f.
– bei Kafka 195
– bei Schiller 205
– verdrängter 42, 132
– poetisch ausgestalteter 158
– in Dramen von Schiller 205
– *Die Räuber* 205
– *Don Carlos* 219
– *Kabale und Liebe* 219
s.a. Vater-Gedichte 136f., 158, 196, 214
– Diagnose des Konflikts 53
Konformismus 24, 26 151, 162, 198
– Uniformität und Konformität 162
Kouchner, Bernard 28
Krankengeschichten 67
Krankheit ein Körperstreik 234
Kreativität 104 (Abb. 13), 13,142, 143, 173
– Funktion neuronaler Netze 104
– Krise 13
– Kritik 158
– Lebensgefühl 39
– Lust 97
– Phase 13
– Prozess 173
– Wortspiel (Anagramm) 248
Kretschmer, Ernst 132, 270
Krise, biographische 22, 41, 52, 67, 69, 128
– familiale 69, 136
Kütemeyer, Mechthilde 150, 270
Kütemeyer, Wilhelm 190, 270
Kulessa, Hanne 23, 86, 145f., 162, 270
Kunst 86, 91, 138
– und Antikunst 91
– des Krankseins und des Sterbens 120
– des Widerstands 58

– Erlebnis 98
– Erotik der Kunst 91
– Freiheit der Kunst 86
– Heilkunst, Medizin als Kunst 143
– Heil- und Dichtkunst 16
  – heilsame Wirkung der Dichtkunst 190
– und Liebeskunst 80
– und Macht 177
– Miterleben 98
– Performance 96, 138 (Abb. 17), 242
– des Weglassens 15, 62, 229
Kurzbiographien 32
Kurzgeschichten, satirische 70
– S.W. Mitchell 171
– R. Selzer 213
– A. Tschechow 67

L
Lang, Hermann 202, 270
Lange-Eichborn, Wilhelm 31, 43, 52, 58, 257, 270
Lasker-Schüler, Else 87, 88, 115f., 151f., 270
Lautgedicht 108 s.a. konkrete Poesie 94
Lautwechsel 93f.
– biopoetisch 96
– Test 108
Lebenserwartung 32, 35, 70
lebensgeschichtliche Konflikte 6, 39, 42, 150, 195
LeDoux, Joseph 135, 270
Lehnert, Gertrud 96, 270
Leib-Seele-Problem 44, 45, 97, 189
Lem, Stanislaw 37, 203,
Lenau, Nikolaus 117, 122, 127, 131
Lenz, Jacob Michael Reinhold 57, 59, 239
Limbisches System 176
– *Die Seele sitzt im limbischen System* 176
– *The Exact Location of the Soul* (R. Selzer) 213
Literatur- und Kulturwissenschaften 69
Lolita (V. Nabokov) 95, 262, s.a. *Die Kindfrau* 87
– *Schöne Jugend, femme fragile, Ophelia* 152
Luther, Martin 197, 271
Lutz, Luise 102, 106, 271
Lyrik,
– berührende Melodie 258
– medizinische 148
Lyrik- Doktor 158f.
Lyrisches Ich 16, 87, 115, 146, 153

M
Magnetismus
– *animalischer (Mesmerismus)* 119
Majestätsbeleidigungsparagraph 259
Marat, Jean-Paul 76, 93, 99, 128, 129, 237, 253
Marc, Franz 151 Abb. 24 (Porträt A. Döblin)
Martynkewics, Wolfgang 150, 160, 271
Maugham, Archibald Somerset 141, 257
Medizin,
– anthropologische 44
– naturwissenschaftliche 56,112, 155, 189, 228
– romantische 120
– und Literatur als *combined power* (R. Selzer) 212
– Poesie und Politik 14, 24, 61, 83, 120
Medizinische Schriften (F. Schiller) 45
Medizinisches & Menschliches (I. Wißgott) 27
Militärmediziner und Schriftsteller 162, 171, 252
– Frontoffiziere 162

– Kriegsberichterstatter (P. Bamm, A. Doyle) 162
– Symbiose von Arzt und Offizier 162
Mimesis 98
– mimetische Momente im Kinderlied 93
Mitchell, Silas Weir 73, 62, 163, 171, Abb. 23
Molière
– *Le malade imaginaire* 130
– Totstellversuch 127f.
– *Sklaverei der Frömmler* (M. Bulgakow) 163
Momente 81f., 85, 93
– der Wahrhaftigkeit 7
– erotischer Parabeln 85
– Flugzeug, in der Luft stillstehend 235
– frozen moment 82
– mimetische, im Kinderlied 14, 93
– *To a Lady seen for a few Moments at Vauxhall* 81
– tragische, latente Ängste auslösend 258
Monolog 102, 175, 190
– innerer Monolog 11, 68, 86, 175, 190, 213
– *Marion*-Monolog (G. Büchner) 102
Morgue-Gedichte (G. Benn) 147f.
Müller, Henning 178, 223, 224, 272
Müller-Salget, Klaus 18, 59, 174, 272
Mukand, Jon 211–214, Abb. 35
– *Articulations: The Body and Illness in Poetry* 213
– *The Man with the Bionic Brain And Other Victories over Paralysis* 213

N

Nathorff, Herta 17, 74, 252
– *Das Tagebuch der Herta Nathorff* 74
Negative Capability (J. Keats) 81, s. Distanz
Nervenheilkunde und Neurowissenschaft 238
– schreibende Nervenärzte 175, 253
Nervenfieber 49
Nervenkitzel 258
Neumann, Alexander 273
Neumann, Marianne 271
Neurobiologie 51, 95, 97, 135, 136, 176, 191
Neurophysiologie 34
Neuropoetik 95
Neuropsychologie 103, 181 191
– Teilleistungsstörungen 181
– Wahrnehmungsphänomene 192
Nietzsche, Friedrich 139, 216, 273
NS-Zeit 53, 159, 156f., 165f.
– Aufruf *An die Ärzteschaft der Welt* (1933) 166
  – F. Sauerbruch (1943) Abb. 22
– Eugenik (Abb. 36: Plakat 1938)
– Euthanasie und Willkür in der NS-Zeit 228f., 261
– Kontinuum des NS 231
  – K. Barbie 231, W. Catel 24, 228, G. Kloos 229,
  – W. Vesper 231
– Widerstand 190, 258
– Willkür 25, 62, 76, 99, 156f., 165f.

O

Obermüller, Klara 23, 142, 273
Ödipus 137, 150, 218, 221
Ogai, Mori 71, 163, 208
– *Das Ballettmädchen Maihime, eine Berliner Novelle* 208
– *Die Wildgans* 208
Ohnmacht 48f., 86, 208, s. Schreck-Synkope 48
– des Arztes 48, 208

– des Dichters, s. Anfälle 49
– des Protagonisten auf der Bühne 48
– zu zweit, s. *Ein Heiratsantrag* (A. Tschechow) 86
– Ophelia, *femme fragile* 87, 152
– *s.a. Schöne Jugend, Morgue*-Gedicht (G. Benn) 152
– und *Die Kindfrau* 87
Oxymora in Poesie, Psychologie, und Politik 15, 80, 120, 202, 260, 270

P

Pantomimik 102, 134
– Psychologie (Ch. Wolff) 102
Paradoxien, Ziele der Arztdichter 154
– in Psychosomatik und Poetik 116
Paralogismus 160
Paraphasien, semantische 112
Pathische Kategorien 116, 249
Pathologische Anatomie (Pathologie) 89, 189
pathophysiologischer Akt 96
Persönlichkeitsstörung 159
Petrarca, Francesco 94, 243
Pfäfflin, Friedrich 121, 122, 274
Phantomerlebnisse 171
Phänomenologie 22, 107, 211
– des Anderen 112
– und Psychoanalyse 95
Philosophie 22, 42, 45, 98, 107
– aristotelische 98
– der Physiologie 45, 47- 48
– existentialistische 107
– phänomenologische 22, 107, 211
– platonische 98
– poststrukturalistische 42
Phthise, Schwindsucht, Tuberkulose, Morbus Koch 28, 35, 51, Tab. 4a
Physiognomik der Empfindungen 96
physiologischer Effekt des Liebesaffekts 97
– Sprechen (Artikulation) 105, 107
Playing dead 127, 13
Play Possum, Totstellversuch 134
Poesie 57, 60, 139, 143–146, 155, 162, 173
– konkrete 94
Poeta doctus 146
Poeta laureatus
– P. Fleming 32
– J.C. Günther 33
Poeta medicus 97
Poetik 45, 96, 113, 116
– Eisberg- s. W.C. Williams 144
– und Medizin 21–23, 36, 96, 116
– Neurologie 26
– Neuropoetik 95
– Psychosomatik 14
– und Politik 83, 120, 159
Poempictures und Picturepoems 143
Polonskaja, Elizaveta 89, 99, 163, 220, 252, 264
– avantgardistische Lyrik (1935–1960) 89
– Erzählungen und Märchen (1922–1923) 89
postkoloniale Literatur 28, 164, 213, 253, 267
Posttraumatische Belastungsstörungen (PTBS) 236
Prävalenz psychosomatischer Störungen 43
Problempatienten 39
Proust-Effekt 201, 234
Pseudologia phantastica 109
Psychoanalyse 40, 56, 68, 113, 189, 201
– biographische Methode 189
Psychodynamik 42, 189
Psychogene Störungen 45
Psychologie der Pantomimik (Ch. Wolff) 102

Psychopathogramme, erbbiologische 43
Psychopathologie,
- allgemeine (K. Jaspers) 112
- deskriptive 40
Psychosomatik 40–44, 135
- Heidelberger Schule 190
- pathische Kategorien 116
- und Poetik 14, 96, 98, 113
- psychosomatisch Kranke 28, 39, 41, 121, 150
- Theorie 103
- Therapie 39
- Vorreiter 44, 48, 55, 63, 256
  - G. Büchner 44
  - F. Schiller 48
  - A. Schnitzler 44
- Vorstudien 96
- Vorstufen 171
  - *animalischer Magnetismus* (Mesmerismus) 119
  - *Rest Cure-Therapy* (S.W. Mitchell) 171
psychosomatische Aspekte
- der Literatur 60, 95, 98 187, 256–257
  - Redewendungen 192
    - sehnsuchtskrank (Th. Kerner) 120
    - sterbenskrank (J.P. Marat) 128
- der Biographie 87
Psychotherapie 39, 103, 113
- ärztliche 189
- körperlicher Erkrankungen 190

R
Rabelais, Francois 21, 31, 32, 99
- *Plaisanterie rabelaisienne (satirischer Wortwitz)* 21
Raddatz, Fritz Joachim 147, 159, 274
Radisch, Iris 37, 225, 274
Rathmayer, Bernhard 97, 274
- Dichter und Dichterinnen, Ärzte und Ärztinnen 43, 251f. Rebellen und Rebellinnen 38, 43, 47, 251–256
- Ärzte, Dichter und Rebellen 53, 58, 60, 61, 72,
  - 74, 76, 97, 98, 111
  - von Schiller bis Che Guevara 130
  - der gehemmte Rebell 202, 270
  - paranoider Rebell 67
  - prämorbid rebellierender Persönlichkeitstyp 52
  - produktiver Rebell 260
- Freiheitskämpfer 39, 76, 232
  - Kultfigur 259
  - rebellierender Außenseiter 17
  - rebellierender Sohn 73
- 1848er Generation 201
Rebellion 21f., 29, 60, 197, 238f., 249,
- durch das geschriebene Wort 29, 249
- 68er Revolte 238
- gegen die Vergänglichkeit 21f.
- gegen mediale Kultur 241
- und Wahn 197, 239, 275
  - Wechselwirkung 240
- und *Die Revolte des Körpers (*A. Miller) 201, 234
- *Krankheit ein Körperstreik* (H. Hübschmann) 234
- Literatur der Rebellion 275
Reich-Ranicki, Marcel 22, 23, 58, 63, 274
Resilienz 72, 192, 238
Revolution 35, 50, 55, 76, 120, 141, 245
- (1848) 117, 131
- auf der Theaterbühne 50
Revolutionsjahre (mit der Ziffer 9)
- (1689) Glorious Revolution 245
- (1789) Französische Revolution 35
- (1959) Kubanische Revolution 245

– (1979) Sandinistische Revolution 245
– (1989) Deutsche Wende 245
Rilke, Rainer Maria 34, 62, 242, 274
Rizal, José y Alonso 76, 77, 253, Tab. 5
Rezeption 50, 97, 156 s. Wirkungsästhetik 52, 156
Rühmkorf, Peter 157, 274

S
Saadawi, El Nawal *29*, 248, 252, Abb. 40
– *Memoirs of a Women Doctor* 249
Sacks, Oliver 17, 103, 181f., 186, 192, 211f.
– *Der Mann, der seine Frau mit einem Hut verwechselte* 181f.
– *The River of Consciousness* 275
Safranski, Rüdiger 49, 50, 275
Salfellner, Harald 46, 275
Sartre, Jean-Paul 107, 111, 275
Satyrspiel s. *Leonce und Lena* 100
Schädlich, Hans Joachim 18, 42, 63, 247f., 275
Scheffler, Johannes (Angelus Silesius) 31–33, 99, 261
– *Der Cherubinische Wandersmann (Epigramme) 33*
Schiller, Friedrich 11, 12, 22–26, 31–35, 38, 44–53, 71, 74, 75, 84, 85, 89, 96, 99 117, 130, 148, 155, 163, 195, 200, 204–205, 219–221, 244–245, 251–257
– Freiheitsdramen
  – *Die Räuber* 46, 48
  – *Don Karlos* 25, 49
  – *Wilhelm Tell* 50–53, 155, 245
– Gedankenlyrik 84f.
  – *Begegnung* 84
  – *Der Handschuh* 84f.
– Medicus poeta und flüchtender Rebell 22
– Medizinische Schriften 45
  – Psychosomatik 48, 52
– Nationaldichter 34
  – und Citoyen francais 49, 52
– Romanfragment *Der Geisterseher* 75, 255
Schillers Schädel 34, 51, 176, 267
Schillers Schwester Christophine 220
Schmerz, körperlicher 150, 192, 205, 211
– seelischer 150
– Stimulation im Laborexperiment 192, 195
– Stressreaktion auf Schmerzreize 192
Schneider, Peter 197, 239, 275
Schnitzler, Arthur 11, 22–23, 31, 44–47, 58, 67f., 72, 86–89, 96, 99, 102–103, 132–133, 37, 141, 150, 175, 207–208, 221, 225, 236, 253, 256, Abb. 8. 12 u. 33
  – *Fräulein Else* 132–133, 137, 225
  – *Liebelei* 86
  – *Lieutenant Gustl* 46, 67–69, 236
  – *Reigen* 86
  – *Über funktionelle Aphonie* 103
Schweitzer, Albert 21, 27, 28, 32, 38, 71, 252, 253
– *Kultur und Ethik. Kulturphilosophie* 276
– Selbstzeugnisse 276
Schultz, Ulrich 228, 276
Selzer, Richard 75, 213, 252, 253
– *Letters to a Young Doctor* 213
Shakespeare, William 79, 82, 144, 152, 276
da Silva, Francisco Maldenado 76, 99, 204, 218
Slauerhoff, Jan Jakob 28, 71
Smollet, Tobias George 252, 253
Sonntag, Susan 91, 277
Straub, Harriet 16, 17, 28, 71, 196, 277, Abb. 3

– *Aus Anette Drostes Leiden* 17
– *Zerrissene Briefe* 17, 151, 196, 277
Schöne Jugend. Morgue-Gedicht (G. Benn) 152
Schrödinger, Erwin 190, 276
Schwäbische Dichterschule 117, 121
Selbstbehauptung 174
Selbstbewegung 44, 135
Selbstblendung, symbolische 150
Selbstdestruktionstendenz 52
Selbstwahrnehmung 106, 112
Selbstzensur 52
Selbstzeugnisse (A. Schweitzer) 38, 41
Serapion-Brüder 120
Serapion Sister 89
Sexualität, weibliche 102, 249, s. Genderstudien 178
Sexualwissenschaft 74, 75, 90, 102
Spiritismus 13, 122, 162
Sprache 94f.
– Spracherwerb, früher 94
– Sprachregion 104
– Sprachspiele 115
– Sprachtherapie, zugleich Psychotherapie 103
Sprechakt, sensomotorischer 107
Steinfeld, Thomas 142, 187, 188, 277
Stream of conciousness 174
– bewusste und vorbewusste Vorgänge 68
Stressreaktion 192
Strindberg, August 37, 150
Sturm und Drang 34
Subjekt
– als Verhältnis von Ich und Umwelt 96
– im Innen-Außenverhältnis von Ich und Umwelt 40
– und lyrisches Ich 16, 87
– und Intersubjektivität 44, 88, 103
  – kommunikative Funktion 103
– s.a. *Subjekt Woyzeck* 59
subjektive
– Lesart 115
– Sicht 102
– Merkmale (symptoms) 150
– Überzeugung 189
subjektiver biographischer Kalender 40, 117, 123, 127, 129, 242, 236
– Rückblick (Memoiren) 42
subjektivierender Romanstil 184
subjektives Laborwissen der Ratte 135
Sulloway, Frank J. 217, 219, 277
Suizid 69, 76, 167, 175, 176
Suizidalität 12, 57, 133
– Werther-Effekt 12
Suggestion 47
Surrealismus 37, 63
Symbole und Metaphern 183, 246
– *Die unsichtbare Flagge* (P. Bamm) 194
– Fisch, s. Handschuh 83
– Handschuh 83f.
– Hut 51
– Schmerz 192
– Turm 75, 151, 245, 246
  – architektonisches Titelsymbol 246, s.a.
  – *Der Kopf*, Teil III *Der Turm* (E. Augustin) 184
  – *Der Turm* (Tellkamp) 245
  – *Die Zitadelle* (A. Cronin) 75
– *Turm der blauen Pferde* (F. Marc) 151
symbolische Selbstblendung 150
Synästhesien 89, 201, 229

T

Tagebuchaufzeichnungen der Autorinnen und Autoren 39, 41, 62, 69f., 74f., 167, 209, 223, 234f., 239–240, 243, 248, 256f., s. Autobiographien

Täterbiographie 230
Telegrammstil 104
- bei Aphasie 104
- in der Lyrik (G. Benn) 148
Tellenbach, Hubertus 218, 278
Tellkamp, Uwe 184, 193, 211, 214, 245–247, 252
Terror 55
Terrortäter 137
Theopold, Wilhelm 37, 119, 278
Theorie der Einheit von Wahrnehmung und Bewegung 40
Theunissen, Michael 112, 278
Thomä, Dieter 55, 244, 278
Torso 34, 90, 171
- *Archaischer Torso Apollos* 34, 274
- Phantomglied 171, Abb. 28
- *The Case of George Dedlow* (Mitchell) 171
  - Verlust der vier Extremitäten
- weiblicher Torso 90 (Abb. 11 a und b)
Totstellversuch 127f.
- Totstellreflex 132
Traum 11, 47, 48, 89ff.
- Albtraum 236
- Deutung 68
- synästhetischer Traum 89
- traumartige Gedankenflüge 11, 97
- *Traumnovelle* (A. Schnitzler) 89
Traumatisierung 150 s. PTBS 236
Troyat, Henri 71, 223, 278
Tschechow, Anton 31, 41, 51, 67, 70–72, 75, 76, 86, 127, 128, 133, 137, 223, 235, Abb. 9
- *Der Kirschgarten* 71
- *Die Dame und das Hündchen* 41
- *Drei Schwestern* 41, 86, 127, 223
- *Ein Heiratsantrag* (A. Tschechow) 86
- *Krankenzimmer Nr. 6*, 67
- *Tragödie auf der Jagd* 71, 75, 127
Turm der blauen Pferde (F. Marc) 15
Turm-Symbol 75, 151, 245, 246
- Schuldturm 33, 204

U
Ultrakurzbiographien 37 s. Struwwelpeter 37
Unabhängigkeit, Freiheit und Autonomie 97
- Verordnung von Freiheit 49
- zur Freiheit verurteilt 139
Unfähigkeit zur Selbstwahrnehmung 189
Uniformität, Konformität und Lebenserwartung 162
Untote 140

V
Vanitas, s. Vergänglichkeit 148
Vater-Sohn-Beziehung
- Briefe (Günther, Kafka, Büchner) 195f., 206
- Konflikte 150, 195f., 206, 215
Vater-Gedichte 136f., 158, 196, 214
- *Nach der Beichte an seinen Vater* (Günther) 196
- *Pastorensohn* (Benn) 136
- *Playing Dead* (Bursk) und (Hudgins) 137
- *The Son: Returning Home* (Mukand) 214
Veränderung und Veranderung 112
Vergänglichkeit 13, 21, 22, 38, 148, 188, 227
- der Schönheit 13, 38
- *Rebellion gegen die Vergänglichkeit* 21
  - J. Keats: *A thing of beauty is a joy forever* 84
- S. Freud: Vergänglichkeit als *Wertsteigerung* 38
Verhaltenstherapie 57
Virchow, Rudolf (Charité) 173

Vogel, Paul 67, 176, 278
Vokalwechsel 93f., 97, 105, 149
– Flip-Flop-Phänomen 190
– Hand und Hund 93–108, (R. Gernhardt) 105
– Hat – Hut 183
– Lautwechseltest 94, 108, 120
– Leben zum Lieben (E. Lasker-Schüler) 116
– Lied und Leid 118f.
– *love me or leave me* 113
– Minimalpaare 94, 107
– urbi et orbi 111
– Wunde und Wende (G. Benn) 149
Voß, Henner 231, 278

W

Wahrnehmung 103, 106, 112, 192f.
– räumliche 192
– visuell-räumliche 192
  – der Figur eines Erzähltextes 193
– in der Romanliteratur 192
– in der Scheitel- und Schläfenregion
– synästhetische Wahrnehmung 89
Weber, Bernd 48, 53
Wedekind, Frank und Tilly 202, 259
Weiß, Ernst 76, 166f., 252, 279
– *Der Augenzeuge* 167
Weizsäcker, Viktor von (Abb. 5) 40, 44, 105, 116
  – Selbstwahrnehmung 106, 112
  – und Bewegung 40, 103, 191, 250, 279
– *Der Gestaltkreis* 44, 105
– *Funktionswandel* 171, 191 (Abb. 32)
– *Pathosophie* 116, 250
Weressajew, Wikenti W. 163, 207, 209, 252
– *Notizen eines Doktors* 209
– Biographien über *Puschkin* und *Gogol* 209
Widerstand 42, 46, 120, 135, 189
– hypothetisch 155
– innerer und äußerer 46
– revolutionärer 120
– und Literatur 42
– und Wissenschaft 45
  – Psychosomatik 189
Widerstandsfähigkeit 52 s. Resilienz 72, 238
Widerstandsaktion (fight) 135
Widerstandskämpfer 258
– *Die Weiße Rose* 25
Widerstandsrecht 53
Williams, William Carlos 73, 75, 88, 114, 116, 143–145, 148, 150, 162, 224, 226, 252, Abb. 18
– *Between walls,* Gedicht 145
  – Eisberg-Poetik 144
  – *Young Women at a Window* 144
Wilpert, Gero von 50, 52, 279
Wirkungsästhetik 156
Wirkungsgeschichte 52
Wißgott, Inga 21 (Abb. 4a u. b), 279
Wittstock, Uwe 31, 279
Wolf, Friedrich 75, 102, 162–164, 177–179, 223, 234, 257, (Abb. 25)
– *Cyankali* 75, 17
– *Multiple Sklerose im Kindesalter* 177
– Professor Mamlock 178
– *Was taten wir?* Gedichte 164, 257
Wolff, Charlotte 17, 74f., 99, 102, 142, 178f., 186, 240, 252f., 255, 258, Abb. 26
– *A psychology of gesture* 75 *Augenblicke verändern uns mehr als die Zeit* 75
Wulf, Christoph 98, 134, 280
Wundheilungsstörung, s. Wunde und Wende 149f.

– *Ich trage Dich wie eine Wunde* (G. Benn) 149
Woyzeck 35, 57–59

Y
Francis Brett Young 28, 71, 72, 162, 253
Young Women at a Window (W.C. Williams) 144

Z
Zappel-Philipp-Syndrom, ADHS 37
Zeitalter der Restauration 55
Zeller, Albert 122
Zensur 52, 150, 155, 220
– Selbst- 52
– und Schreibverbot 48, 177, 252
Zirkumzision 204, 248

Dank

Herrn Professor Dr. *Karl Max Einhäupl* danke ich für das Geleitwort, in dem er besonders die Wirkung ärztlichen Erlebens auf das literarische Engagement der Protagonisten hervorhebt. Wenn nun dieses Wirken in ihren Werken zu beobachten ist, werden auch psychosomatische Aspekte ihrer Biographien sichtbar.

Ein früherer Mitarbeiter der Zeller Neurologie, Herr Dr. *Christoph Klawe*, ebenso wie zwei Mitstreiter aus Neuwieder Zeiten, *Henner Voß* und *Christoph Henn*, ermunterten mich zur Publikation des vorliegenden Essays. So gelangte das Projekt von Zell an der Mosel über Hamburg, Innsbruck und Salzburg nach Würzburg:

Herr Professor Dr. *Winfried Kahlke* lud mich zum Vortrag in das interdisziplinäre Medizinethik-Seminar der Universität Hamburg ein. Dankbar erinnere ich mich auch an ein Gespräch mit Herrn Professor Dr. *Klaus Müller-Salget*, der in Innsbruck über die Arztdichter *Georg Büchner* und *Alfred Döblin* forschte („Literatur ist Widerstand"). Der Professorin Frau Dr. *Andrea Bramberger*, Magistra und Universitätsdozentin in Salzburg („Poesie ist Widerstand"), gilt mein besonderer Dank für die Unterstützung bei der bibliographischen Recherche und für die lektorierende Begleitung dieses Projekts. Frau *Anne Rauen* vom Studienseminar Mainz, einer Kennerin der spätromantischen Literatur, danke ich ebenso herzlich für ihre wertvollen Anregungen und die sorgfältige Durchsicht des Umbruchs. Frau *Petra Schimpchen* aus Zell habe ich wieder sehr für die Schreibarbeiten zu danken, die sie immer gut gelaunt, gründlich und perfekt erledigt. Auch bei dem Leiter des Thieme-Verlags, Herr Dr. Albrecht Hauff, sowie den Herausgebern der Dualen Reihe Neurologie bei Thieme, den Doctores *Alexander* und *Konstantin Bob*, bedanke ich mich recht herzlich für beste editorische Ratschläge. Dem Verlag Königshausen & Neumann in Würzburg bin ich für die Gelassenheit bei der Herstellung und die schöne Ausstattung des Buchs zu Dank verpflichtet. *Willem Thomson* stellte mir dankenswerterweise ein Foto von der Performativen Kunstaktion in Hamburg 2017 zur Verfügung. Frau Dr. *Inga Wißgott* aus Wien, einer *Ärztin ohne Grenzen*, verdanke ich zwei Abbildungen von ihrer Arbeit in Afrika und der Fotografin Frau *Linde Scheinkofer-Kipphardt*, einer Tochter des Arztes, Dichters und Rebellen *Hainar Kipphardt*, drei weitere Abbildungen. Dem Arzt und Lyriker *Jon A. Mukand* aus Providence, Rhode Island, bin ich sehr dankbar dafür, dass er mir sein Porträt und ein Vater – Gedicht überlassen hat.

Karl F. Masuhr, Zell im Mai 2018